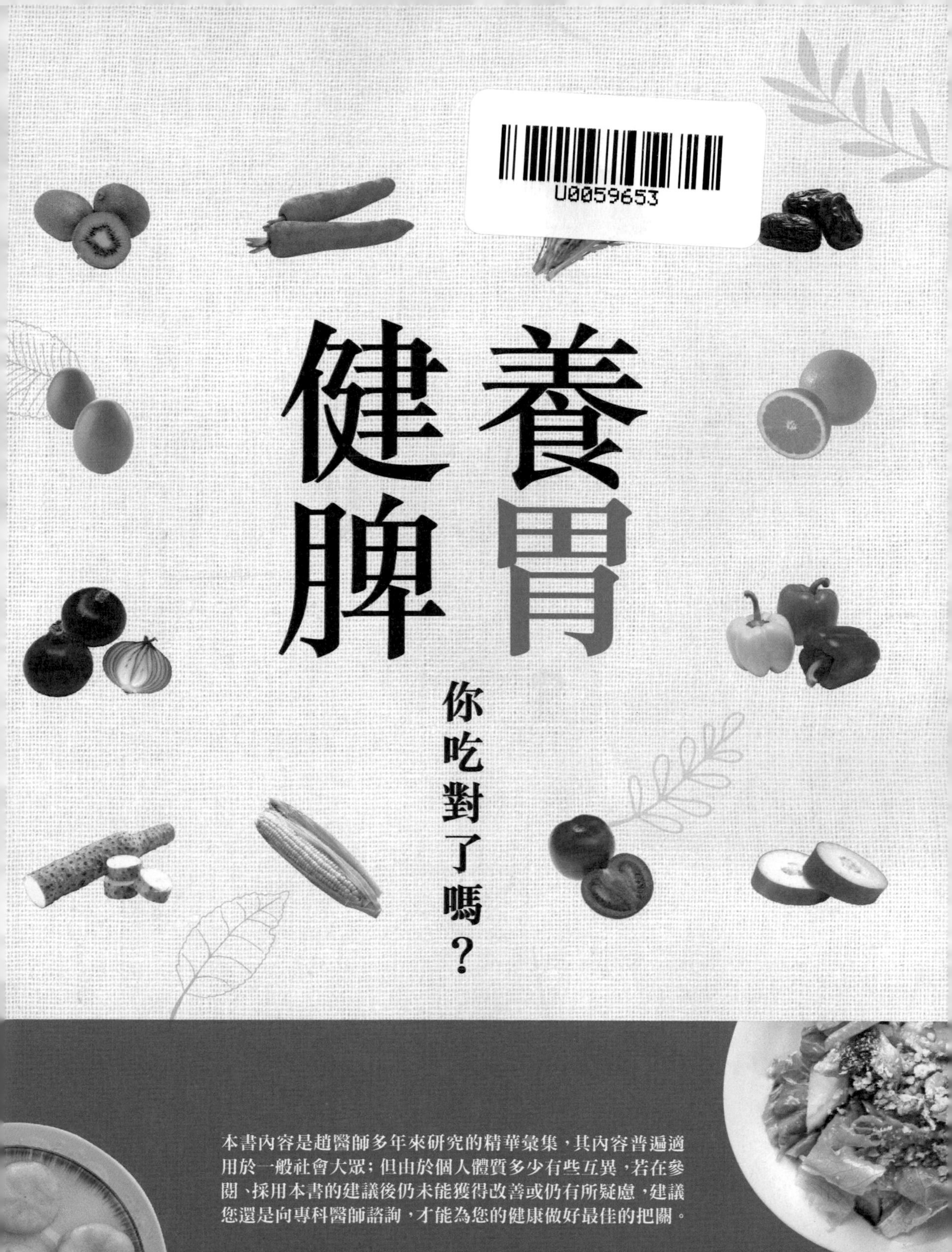
養胃
健脾
你吃對了嗎？
本書內容是趙醫師多年來研究的精華彙集，其內容普遍適用於一般社會大眾；但由於個人體質多少有些互異，若在參閱、採用本書的建議後仍未能獲得改善或仍有所疑慮，建議您還是向專科醫師諮詢，才能為您的健康做好最佳的把關。

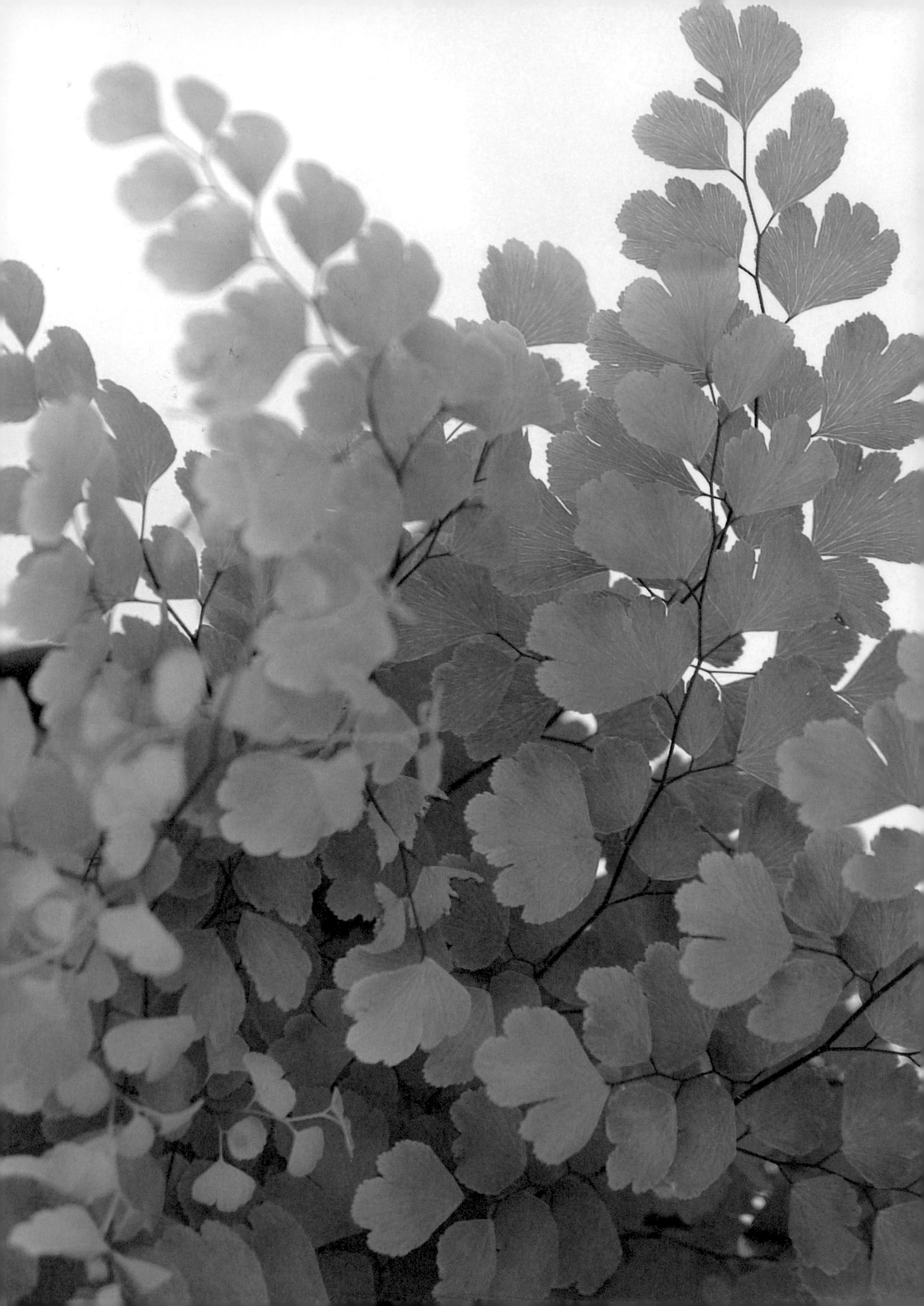

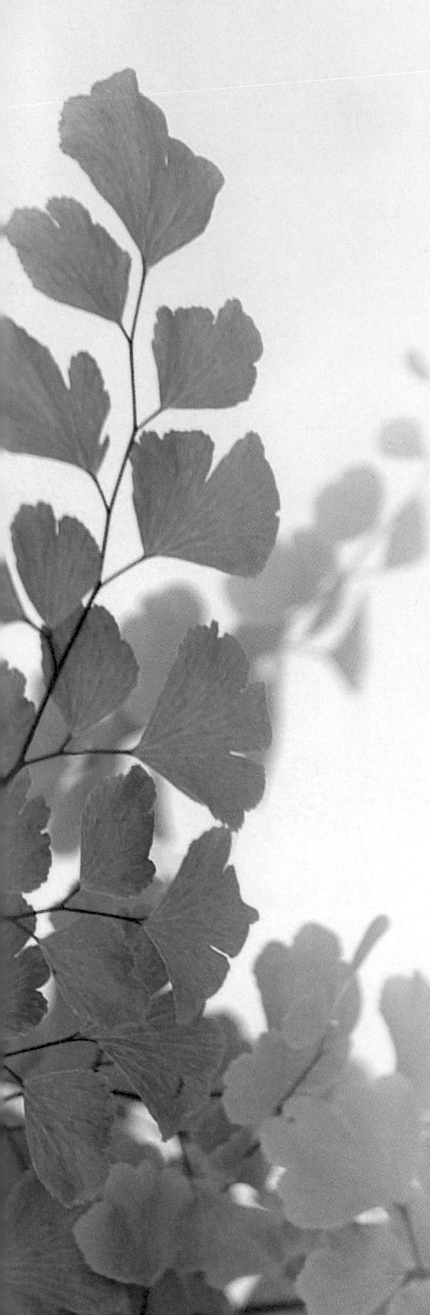

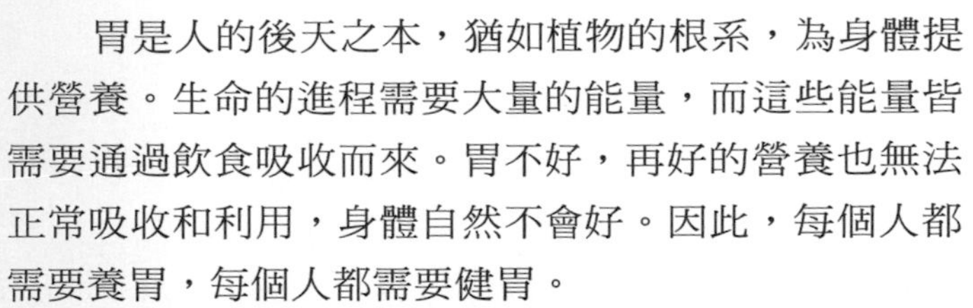

前言

胃是人的後天之本，猶如植物的根系，為身體提供營養。生命的進程需要大量的能量，而這些能量皆需要通過飲食吸收而來。胃不好，再好的營養也無法正常吸收和利用，身體自然不會好。因此，每個人都需要養胃，每個人都需要健胃。

可是，到底該如何養護我們嬌嫩的胃呢？

養胃有 12 種最益胃的習慣，你有幾個呢？另外，在 12 種最傷胃的習慣中，你又有幾個呢？可別小看這些生活中的小習慣，傷胃還是益胃，影響可大著呢！

吃什麼益胃？吃什麼傷胃？本書介紹 64 種益於養胃的健康食材、30 種養胃護胃的中草藥，以及 28 種傷胃的食材和中藥，還有百餘款益胃養胃的粥、湯、茶、菜——讓你一目了然。

好胃要從出生開始養，無論是嬰幼兒、少兒、孕產婦、上班族、更年期男女還是老年人，都要一粥一飯，關愛全家人的胃。

本書還提供特別的關愛和護理，針對不同的胃部疾患——急慢性胃炎、胃、十二指腸潰瘍、消化不良——讓你對症養胃，及時調理。

另外，心情也會影響到胃的好壞，雖然好心情不一定會有好腸胃，但壞心情一定會讓你的胃跟著不舒服，而這就是情緒養胃的關鍵所在。

本書最後還特別提供了不同胃部疾患常用的按摩方法，讓你找到胃經上的常用穴位，揉揉按按就能調理出好腸胃。

吃出一個好胃，養出一個鐵胃，才能擁有健康的身體。

中醫推薦養胃粥

枸杞粥

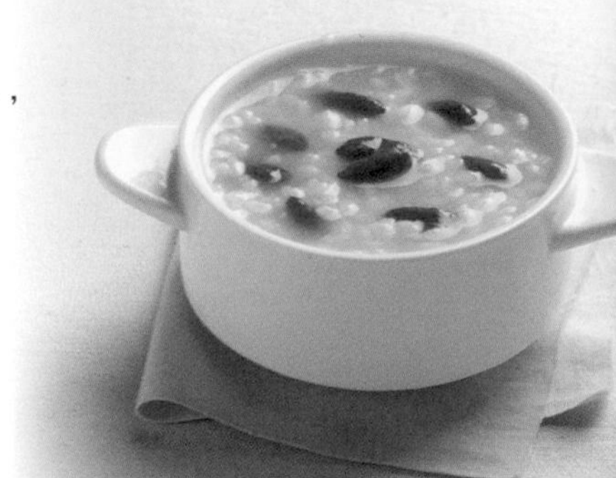

材料　枸杞子 30 克，白米 60 克。
做法　先將白米煮成半熟，然後加入枸杞子，煮熟即可食用。
吃法　佐餐食用。
功效　保肝護肝，清肝和胃。
主治　胃寒、胃脹、噯氣等。

梅花粥

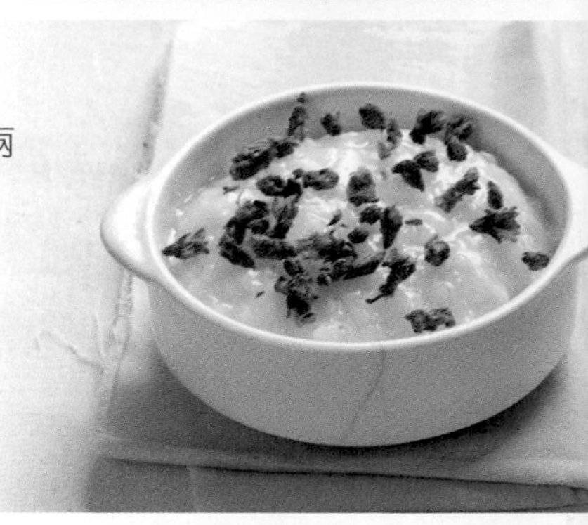

材料　白梅花 5 克，白米 80 克。
做法　將白米煮成粥，再加入白梅花，煮沸兩三分鐘即可。
吃法　每餐吃 1 碗，可連續吃 3 ～ 5 天。
功效　疏肝理氣，促進食慾。
主治　肝鬱氣滯型食慾不振等。

西瓜皮粥

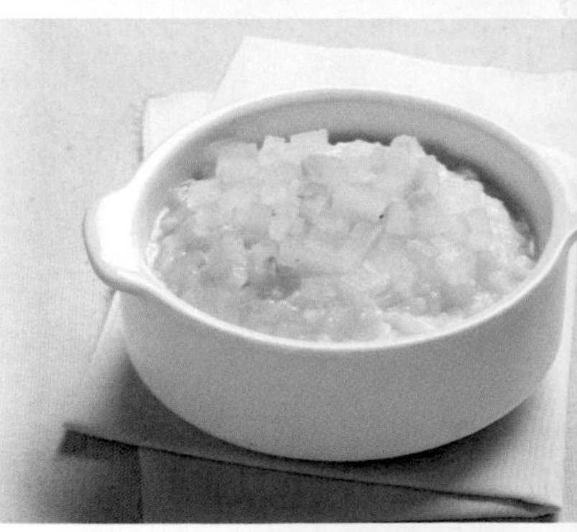

材料　鮮西瓜皮 200 克，白米 100 克，白糖 30 克。
做法　將西瓜皮削去硬皮，切成丁。鍋上火，倒入清水，加入白米、西瓜皮丁，大火煮沸，改小火煮至粥成，調入白糖即成。
吃法　每日早晚分食。
功效　清熱解暑，利尿消腫。
主治　對因胃火上炎引起的口腔潰瘍、消化不良有一定療效。

栗子粥

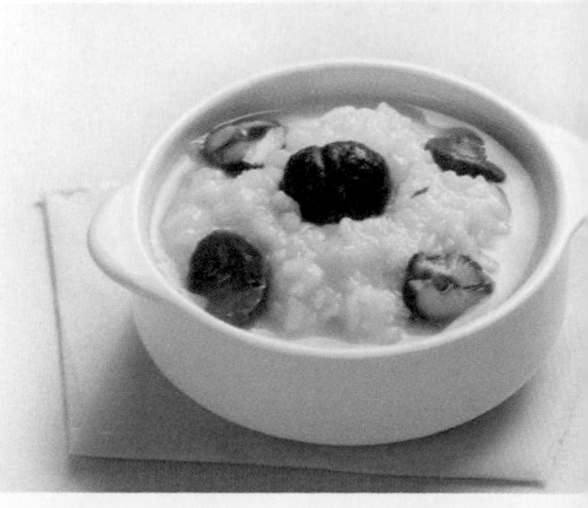

材料　栗子 50 克，白米 100 克。
做法　將栗子和白米放入鍋中，加適量水煮成粥即可。
吃法　佐餐食用。
功效　養胃健脾，補腎強筋。
主治　對因血瘀阻絡、肝胃鬱熱引起的胃潰瘍有一定效果。

絲瓜白米粥

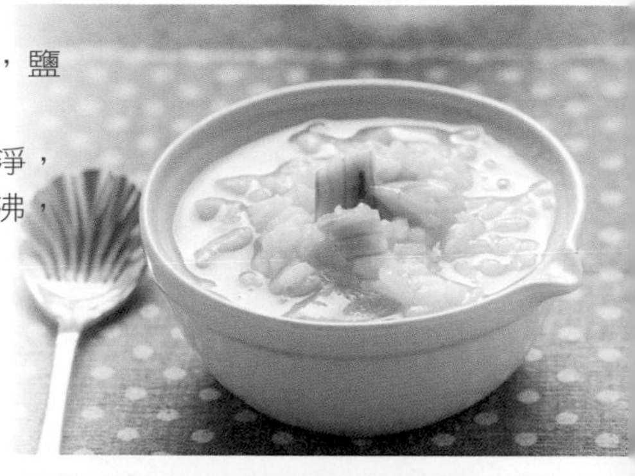

材料　絲瓜500克，白米、山藥各200克，鹽適量。

做法　將絲瓜、山藥洗淨，切塊。將白米淘淨，與山藥同放入鍋中，加清水適量煮沸，加入絲瓜和鹽煮成粥後即可。

吃法　每日1劑，分早晚食完，連食7日。

功效　健脾養血，涼血止血。

主治　脾胃虛弱。

芡實扁豆粥

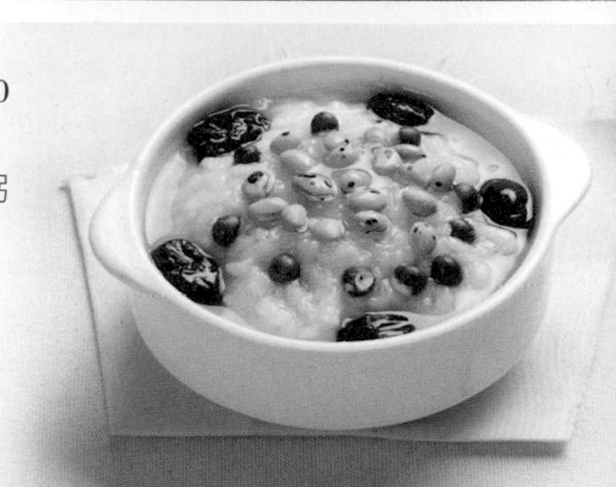

材料　炒芡實30克，炒扁豆20克，紅棗10枚，糯米100克。

做法　將上述食材放入鍋中，加水煮成粥即可。

吃法　佐餐食用，每日1次。

功效　健脾止瀉。

主治　老人脾胃虛弱、腹瀉便溏等。

大麥紅棗粥

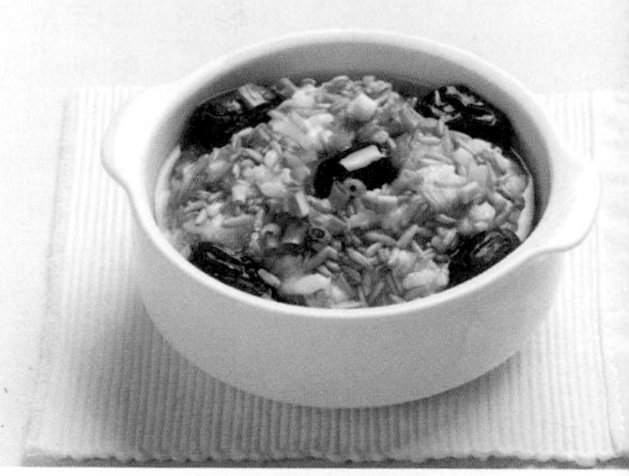

材料　大麥仁60克，紅棗10枚，白米100克。

做法　將大麥仁洗淨後加水煮熟，再放入淘洗乾淨的白米、紅棗煮沸，改小火煮成粥。

吃法　每日早晚分食。

功效　健脾和胃，消脹除煩。

主治　對脾胃不和所致的萎縮性胃炎、十二指腸炎、貧血、營養不良性水腫有一定療效。

香菇牛肉粥

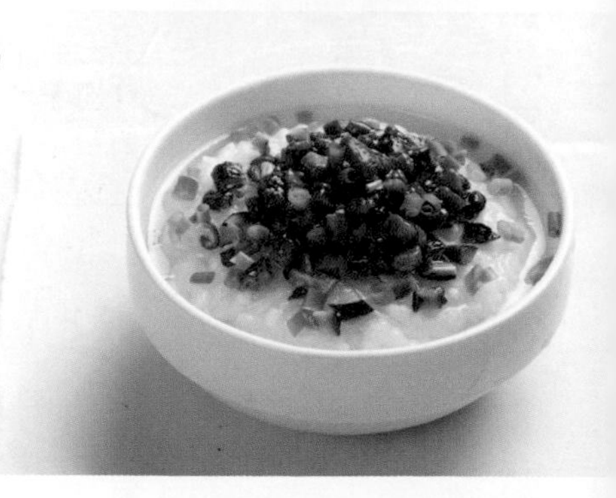

材料　香菇、牛肉、白米各100克，蔥花10克，生薑末5克，鹽2克。

做法　牛肉煮熟切成薄片，與香菇、白米加水煮粥，半熟時調入蔥、生薑末、鹽，煮至粥成。

吃法　日服1劑，早晚分食。

功效　和胃調中，理氣止痛。

主治　肝胃不和型胃炎。

黨參焦米粥

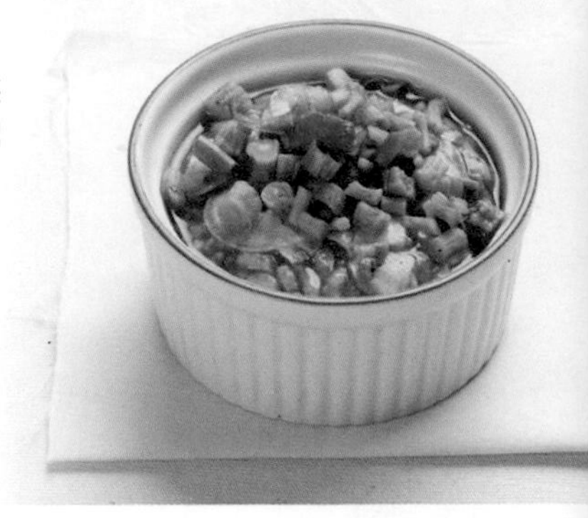

材料　黨參 25 克，白米 50 克。

做法　將白米淘洗乾淨，瀝乾，炒至焦黃；然後與黨參一同加水 1,000 毫升，煮至粥成即可。可加少許蔥花、枸杞子點綴。

吃法　隔日 1 劑，可連續食用。

功效　補中益氣，除煩渴，止泄瀉。

主治　胃脘痛等。

栗子白芨粥

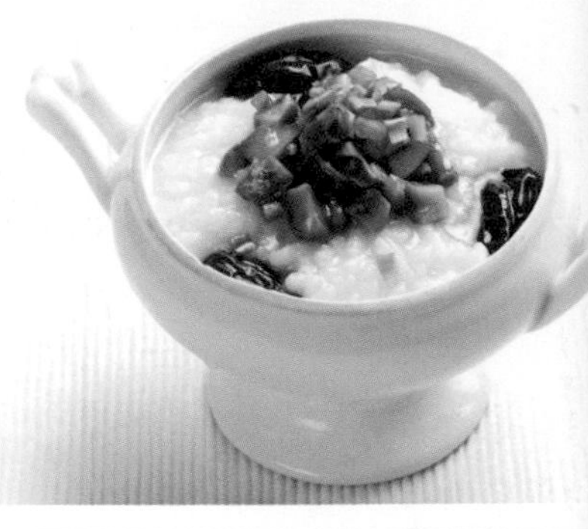

材料　白芨粉 15 克，栗子肉 50 克，糯米 100 克，紅棗 5 枚，蜂蜜適量。

做法　將栗子肉、糯米、紅棗一同入鍋，加水煮至粥將熟時，將白芨粉加入粥中，改小火稍煮片刻，待粥湯黏稠，調入蜂蜜即成。

吃法　每日 2 劑，溫熱食用，10 日為 1 個療程。

功效　補肺止血，養胃生肌。

主治　脾胃正氣不足引起的胃潰瘍。

白芍豬腰子粥

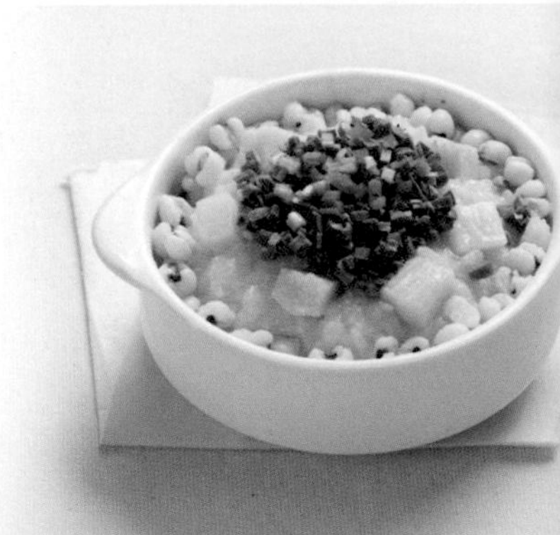

材料　白芍 15 克，豬腰子 50 克，當歸 10 克，蔥白 3 莖，白米 100 克，黃酒、鹽、生薑各適量。

做法　將白芍、當歸煎煮取汁。豬腰子洗淨，去腰臊後切細，與白米、蔥白、黃酒、生薑煮至粥將成時對入白芍當歸汁、鹽，拌勻即成。

吃法　早晚分服。

功效　補氣養血。

主治　胃緩，即胃下垂。

橘皮菊花粥

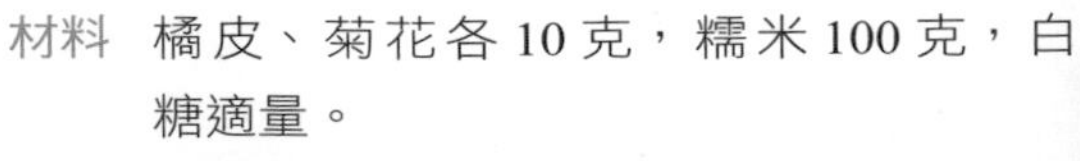

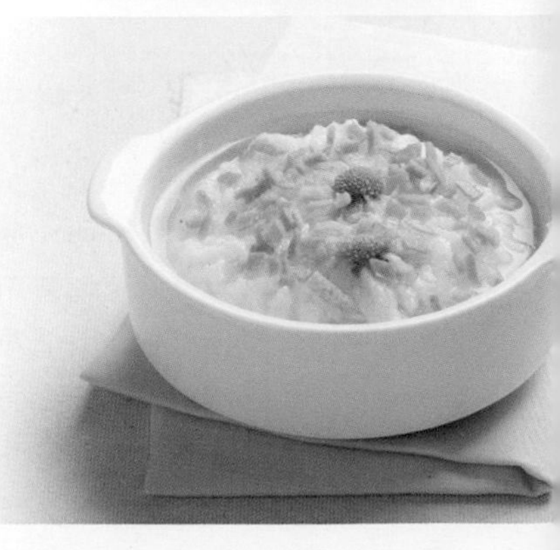

材料　橘皮、菊花各 10 克，糯米 100 克，白糖適量。

做法　將橘皮洗淨，切碎備用，再將糯米洗淨，放入砂鍋中，加適量清水，先用大火煮沸，再用小火煮至米爛，放入橘皮、菊花後再煮 15 分鐘，調入白糖即成。

吃法　早晚餐分食。

功效　理氣健脾，和胃止嘔。

主治　肝鬱脾虛型脾胃虛弱、食慾減退。

豬腰子山藥粥

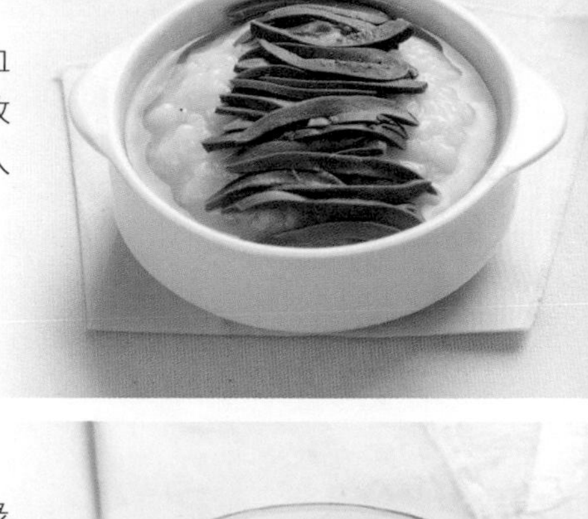

材料　豬腰子 1 對，山藥 100 克，薏米 50 克，白米 60 克，鹽適量。

做法　將豬腰子去筋膜和臊腺，切碎，燙去血水，與洗淨的山藥、薏米、白米一同放入砂鍋中，加清水適量，煮成粥，加入鹽調味即成。

吃法　早晚餐服食。

功效　益腎補血，增進食慾。

主治　脾胃臟腑功能失調。

楊梅糯米粥

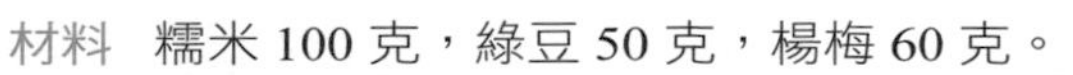

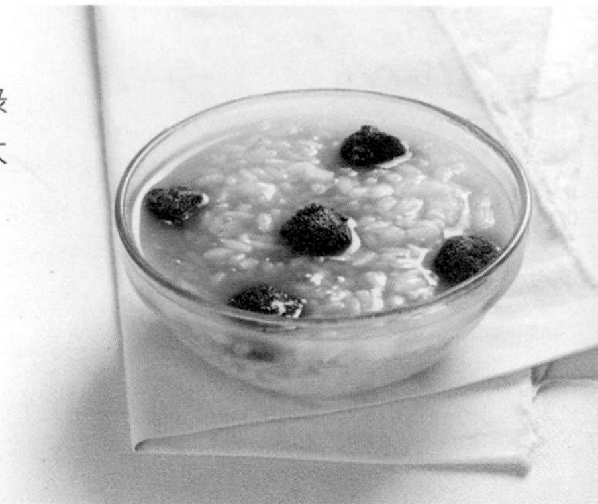

材料　糯米 100 克，綠豆 50 克，楊梅 60 克。

做法　綠豆清水浸泡 4 小時。糯米與泡好的綠豆一併放入鍋內，加入適量清水，用大火燒開，轉小火熬至米開花、豆爛時，加入楊梅攪勻即成。

吃法　每日早晚分食。

功效　健脾消食，生津解渴。

主治　胃脘脹痛，食後加重等。

靈芝佛手花粥

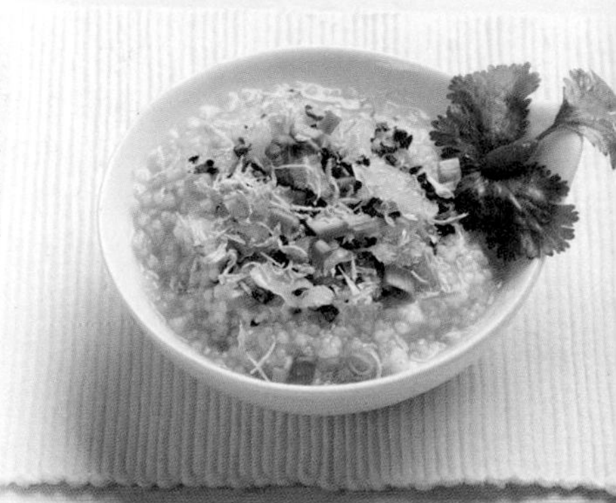

材料　靈芝、佛手花各 10 克，小米 150 克。

做法　靈芝、佛手花洗淨切碎。小米在涼水中浸泡 1 小時，放入鍋中，加適量水，大火煮沸後，倒入切碎的靈芝、佛手花碎末，攪勻，改中火煮 30 分鐘。可加少許蔥花點綴。

吃法　早晚分食。

功效　益氣健脾養胃，行氣化滯和中。

主治　脾胃虛弱，氣滯不暢，胸脘痞悶等症。

栗子羊肉粥

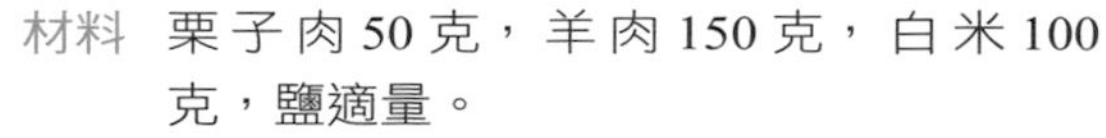

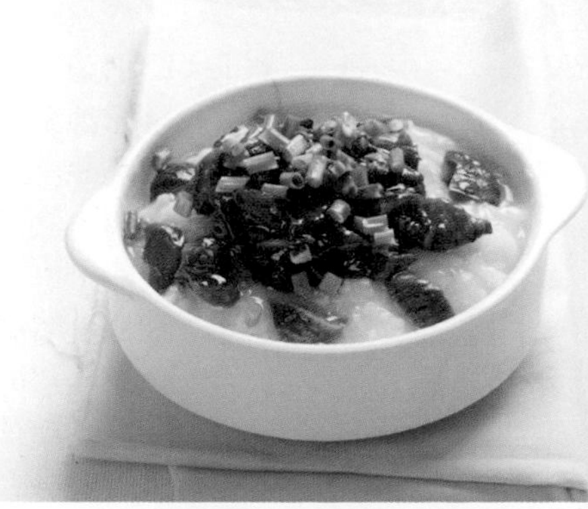

材料　栗子肉 50 克，羊肉 150 克，白米 100 克，鹽適量。

做法　將羊肉洗淨，切碎，與洗淨的栗子肉、白米一同下鍋，加水適量，煮成粥，調入鹽，攪勻。可加少許蔥花點綴。

吃法　空腹食用，每日 1 次。

功效　補中益氣，溫腎助陽。

主治　肝胃氣滯型胃炎等。

中醫推薦養胃茶

枸杞紅糖茶

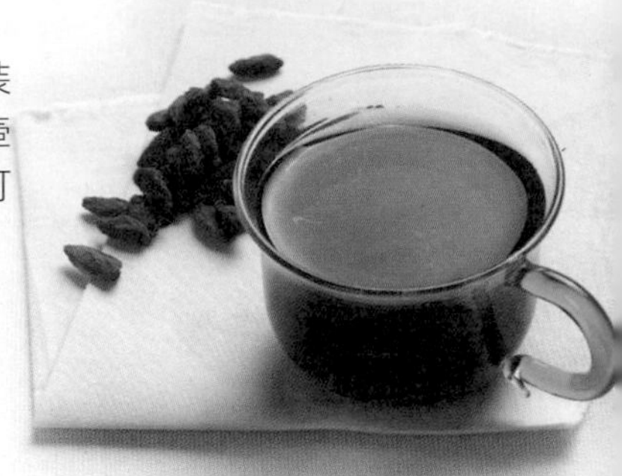

材料　枸杞子、紅糖各 30 克。

做法　枸杞子與紅糖拌和均匀，一分為二，裝入綿紙袋中，飲用時取 1 袋，放入茶壺中，用沸水沖泡，加蓋焖 15 分鐘即可飲用。

吃法　代茶飲用，每日 2 次。

功效　益氣養血，補養肝腎。

主治　脾胃虛寒、胃脘冷痛等。

二花砂仁茶

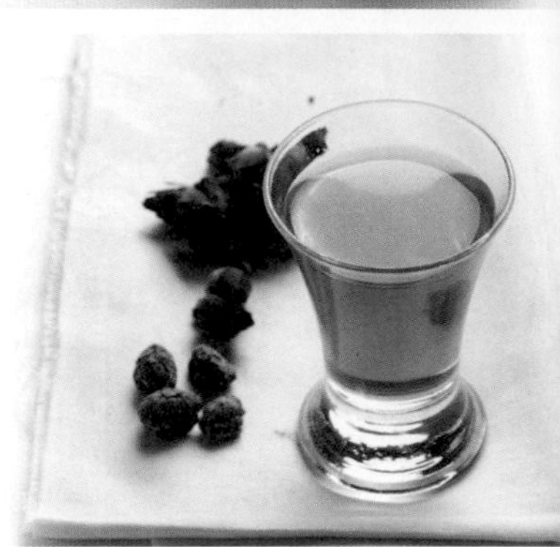

材料　玫瑰花、合歡花各 5 克，砂仁 3 克。

做法　將玫瑰花、合歡花、砂仁同放入有蓋杯中，用沸水沖泡，加蓋焖 3 分鐘即成。

吃法　每日 1 劑，當茶頻頻飲用，一般可連續沖泡 3 ～ 5 次。

功效　疏肝理氣，和胃消食。

主治　肝胃不和型胃脘痛。

玫瑰花茶

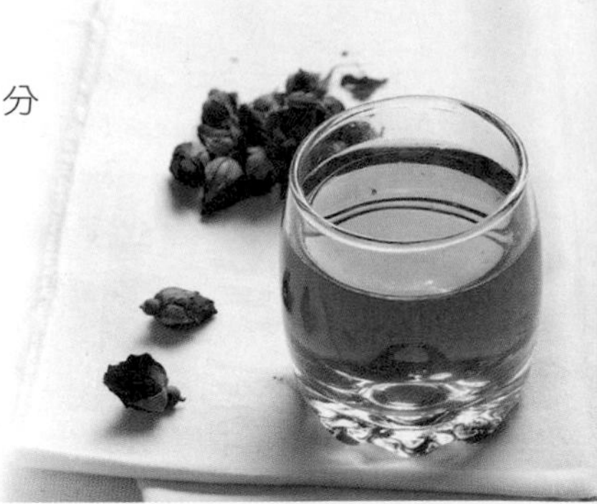

材料　玫瑰花 10 克。

做法　將玫瑰花放入茶壺中，加沸水浸泡 5 分鐘即成。

吃法　代茶飲服。

功效　理氣解疏，和血散瘀。

主治　氣滯血瘀導致的胃痛。

麥芽枳殼茶

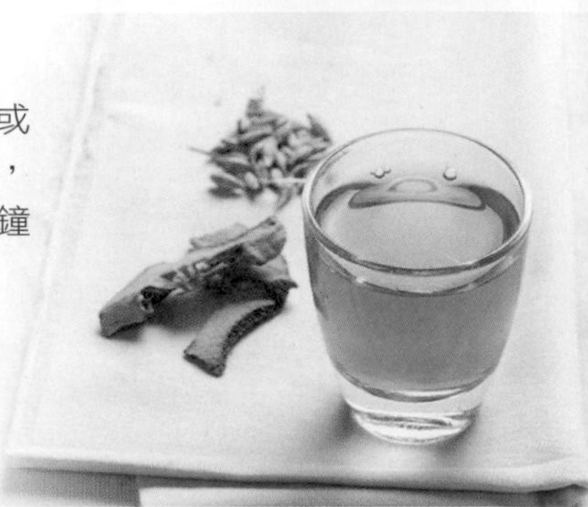

材料　麥芽 15 克，枳殼 6 克。

做法　將麥芽、枳殼分別揀雜，洗淨，晒乾或烘乾，研碎或研成粗末，同放入大杯中，用剛煮沸的開水沖泡，加蓋焖 10 分鐘即可。

吃法　代茶飲，一般可連續沖泡 3 ～ 5 次。

功效　消食化積，行滯消脹。

主治　食滯不化、胃脘脹滿。

佛手厚朴綠茶

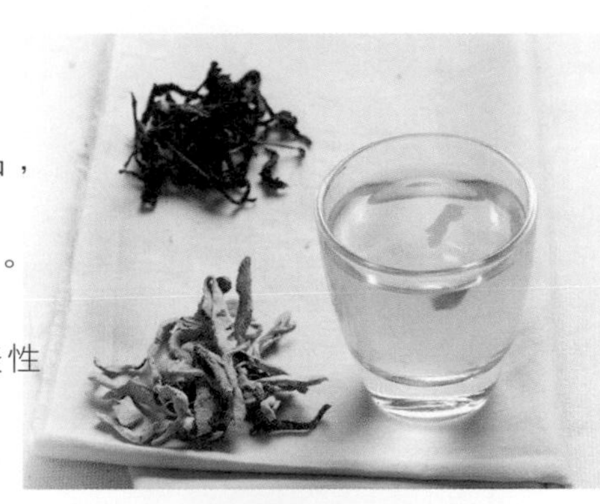

材料　佛手花 4 克，厚朴花、綠茶各 3 克。
做法　將佛手花撕碎，與綠茶同放入大杯中，用滾水沖泡，加蓋，燜 10 分鐘即成。
吃法　代茶頻頻飲用，一般可沖泡 3 ～ 5 次。
功效　行氣解鬱，疏肝和胃。
主治　肝氣犯胃之胃脘痛，也稱慢性淺表性胃炎。

陳皮菊花茶

材料　陳皮 6 克，白菊花、綠茶各 3 克，紅糖適量。
做法　將陳皮、白菊花洗淨晒乾，切成絲，與綠茶同放入大杯中，用剛煮沸的開水沖泡，加蓋燜 10 分鐘，調入少許紅糖，拌勻即成。
吃法　代茶，頻頻飲用，一般可連續沖泡 3 ～ 5 次。
功效　行氣消脹，和中開胃。
主治　納食減退。

參七袋泡茶

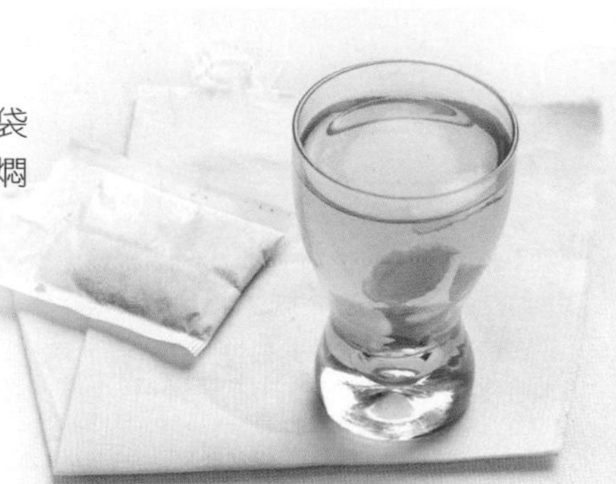

材料　西洋參 2 克，三七 1 克。
做法　將西洋參、三七研成細粉，裝入綿紙袋中，放入茶杯中，用沸水沖泡，加蓋燜 10 分鐘即可飲用。
吃法　代茶頻飲。一般每袋可沖泡 3 ～ 5 次。
功效　補氣養陰，活血化瘀。
主治　脾胃虛弱、胃失和降。

甘草茶

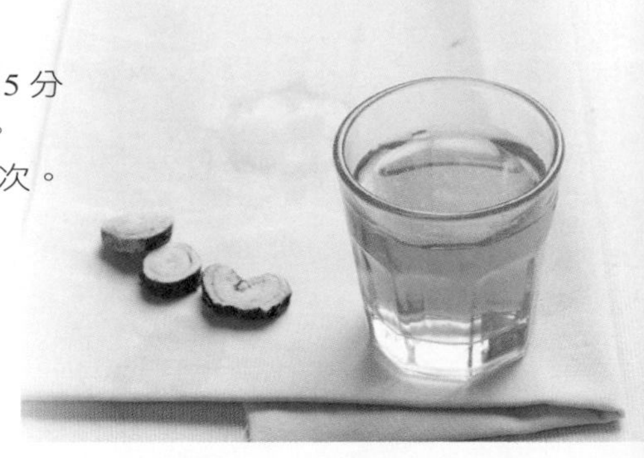

材料　炙甘草 10 克。
做法　將炙甘草用滾開水沖泡，加蓋燜 15 分鐘即可飲用，一般可沖泡 3 ～ 5 次。
吃法　代茶，每日 1 劑，可連續沖泡 3 ～ 5 次。
功效　補益心脾，潤肺止咳，緩急止痛。
主治　脾胃虛弱等病症。

葡萄薑汁茶

材料　鮮葡萄 50 克，嫩薑 10 克，綠茶 5 克。
做法　鮮葡萄、嫩薑榨取新鮮的葡萄汁、薑汁，待用。綠茶用剛煮沸的開水沖泡，加蓋燜 10 分鐘，加入鮮葡萄汁、嫩薑汁，拌勻即成。
吃法　代茶頻頻飲用。
功效　益胃養陰，和中開胃。
主治　陰虛型胃酸缺乏。

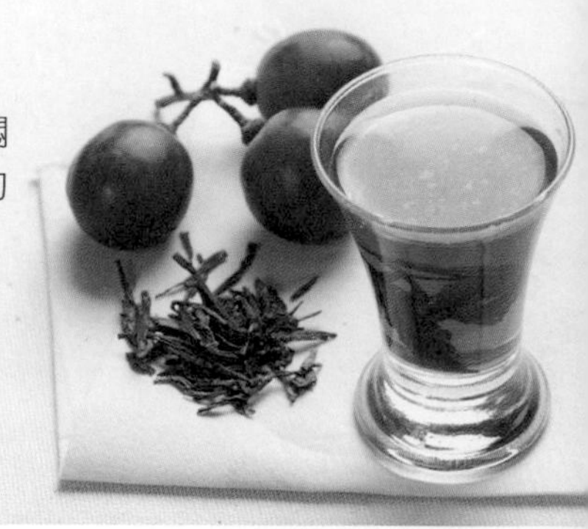

黃耆桂圓茶

材料　黃耆 5 克，桂圓肉 10 克，紅糖 3 克。
做法　將黃耆、桂圓肉分別揀洗乾淨，晒乾，黃耆切成飲片，與桂圓肉一起用開水沖泡，加蓋燜 20 分鐘，加入紅糖，拌和均勻即成。
吃法　代茶服之，一般可連續沖泡 3 ～ 5 次。
功效　益氣養胃。
主治　脾胃虛寒。

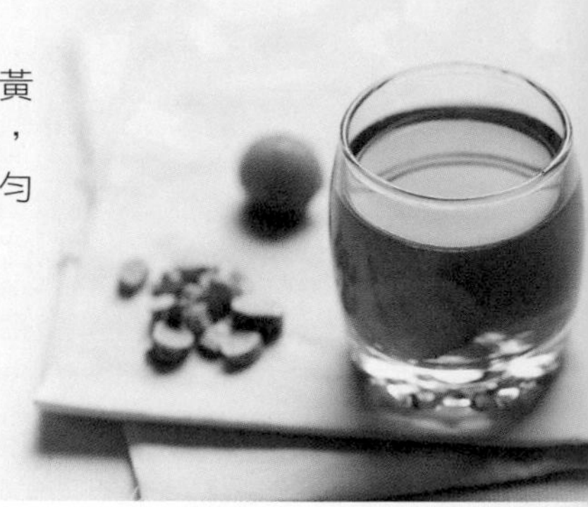

橘皮紅棗茶

材料　橘皮 10 克，紅棗 15 克。
做法　將橘皮切絲，紅棗炒焦，以上 2 味一同放入茶杯中，加入沸水沖泡。
吃法　代茶頻飲。
功效　理氣調中，燥濕化痰。
主治　肝胃氣滯型胃潰瘍。

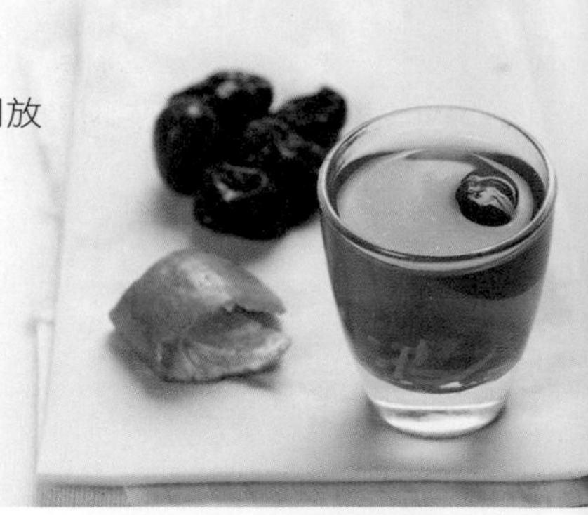

代代花甘草茶

材料　代代花 5 克，砂仁、炙甘草各 3 克。
做法　將代代花、砂仁、炙甘草去雜質洗淨，放入大茶杯中，加沸水沖泡，加蓋燜 10 分鐘即成。
吃法　代茶頻頻飲用，一般沖泡 3 ～ 5 次。
功效　肝疏理氣，行氣寬胸，開胃止嘔。
主治　肝氣犯胃。

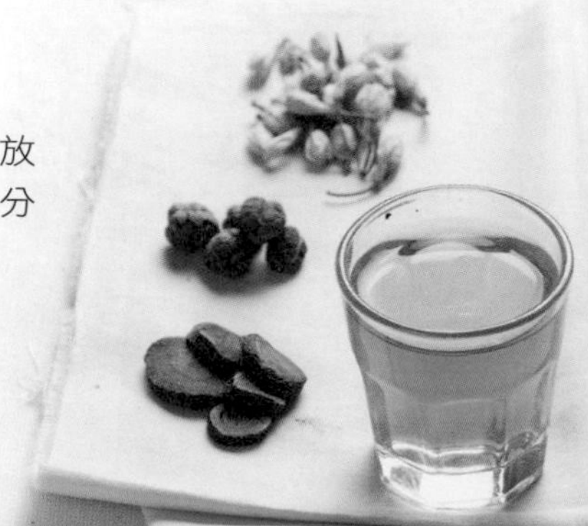

三花茶

材料　金銀花 10 克，佛手花、代代花各 5 克。
做法　三花去雜質、洗淨、晾乾，放入大茶杯中，加沸水沖泡，加蓋燜 10 分鐘即成。
吃法　代茶頻頻飲用，一般可沖泡 3 ～ 5 次。
功效　清胃理氣。
主治　胃熱熾盛，對兼有氣滯者尤為適宜。

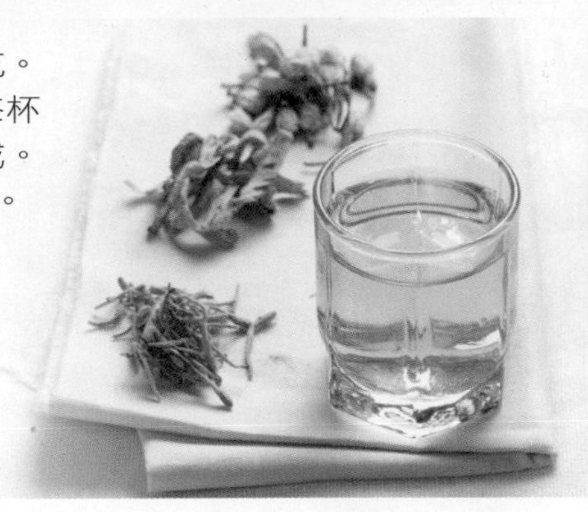

參苓茶

材料　南沙參、茯苓各 10 克。
做法　將南沙參、茯苓分別揀雜，洗淨，切成薄片，同放入大杯中，用剛煮沸的開水沖泡，加蓋燜 15 分鐘即成。
吃法　代茶飲，一般可連續沖泡 3 ～ 5 次。
功效　益氣養陰，健脾和胃。
主治　氣陰兩虛導致的胃脘疼痛。

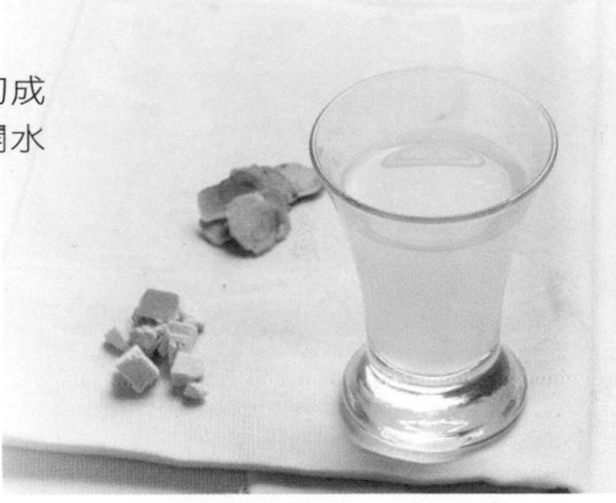

蘇葉砂仁茶

材料　蘇葉 5 克，砂仁、紅茶各 2 克。
做法　將蘇葉、砂仁晒乾，共研成粗末，與紅茶用開水沖泡，加蓋燜 15 分鐘即可。
吃法　當茶，頻頻飲服，一般可連續沖泡 3 ～ 5 次。
功效　溫胃散寒，調氣和中。
主治　胃寒氣滯。

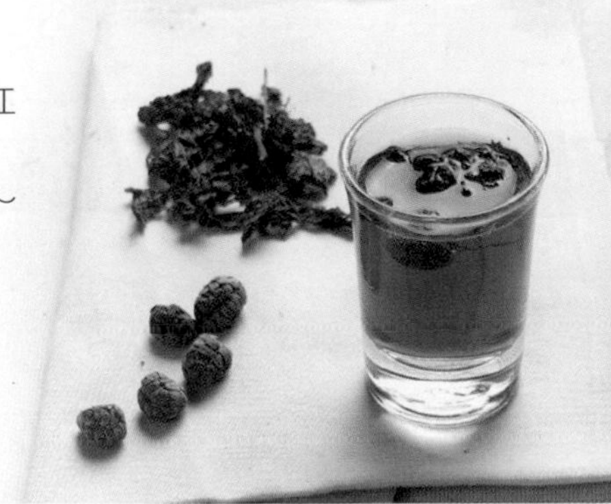

麥門冬二參茶

材料　麥門冬、黨參、北沙參、玉竹、天花粉各 10 克，烏梅、知母、甘草各 5 克。
做法　將麥門冬、黨參、北沙參、玉竹、天花粉、烏梅、知母、甘草共研粗末，放入茶杯中，加入沸水沖泡，加蓋稍燜即成。
吃法　代茶飲，每日 1 劑。
功效　滋補胃陰。
主治　肝胃鬱熱。

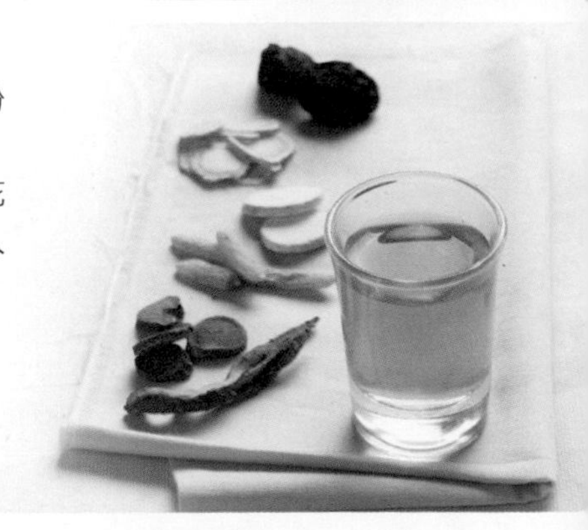

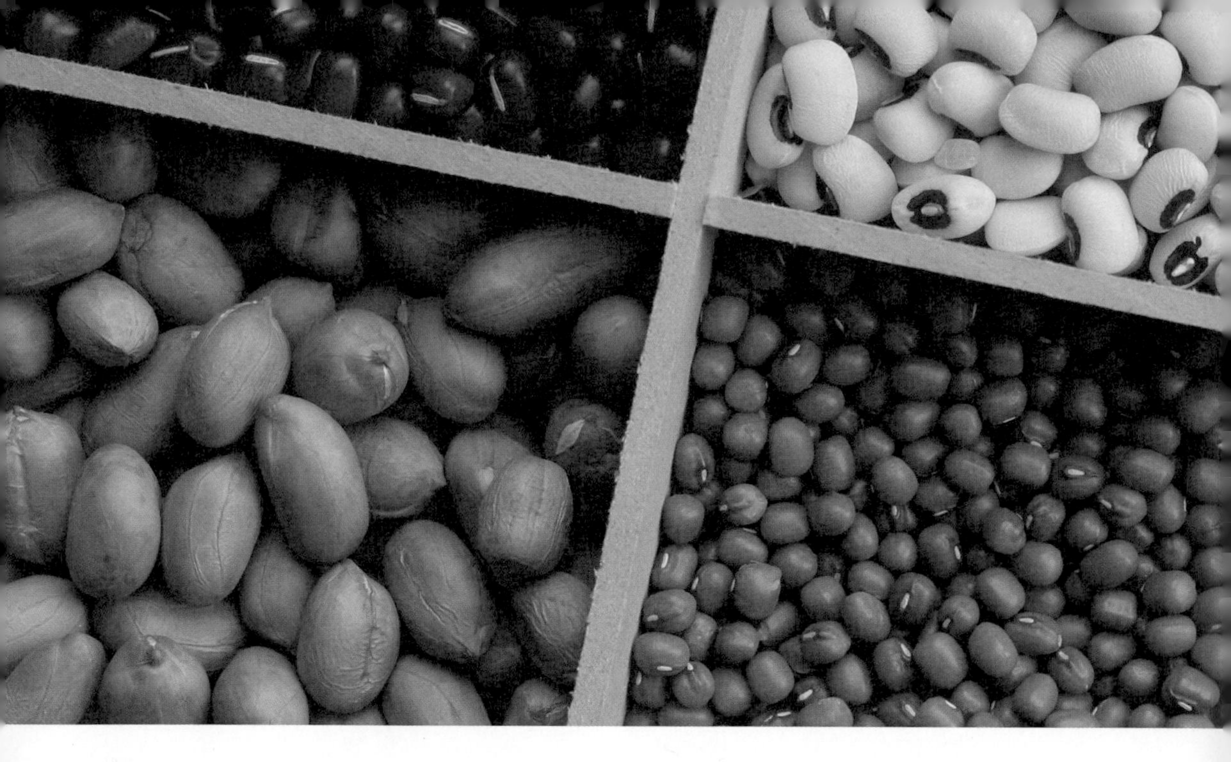

第一章　養胃要先養成飲食好習慣

12 個傷胃的生活習慣

12 個益胃的生活習慣

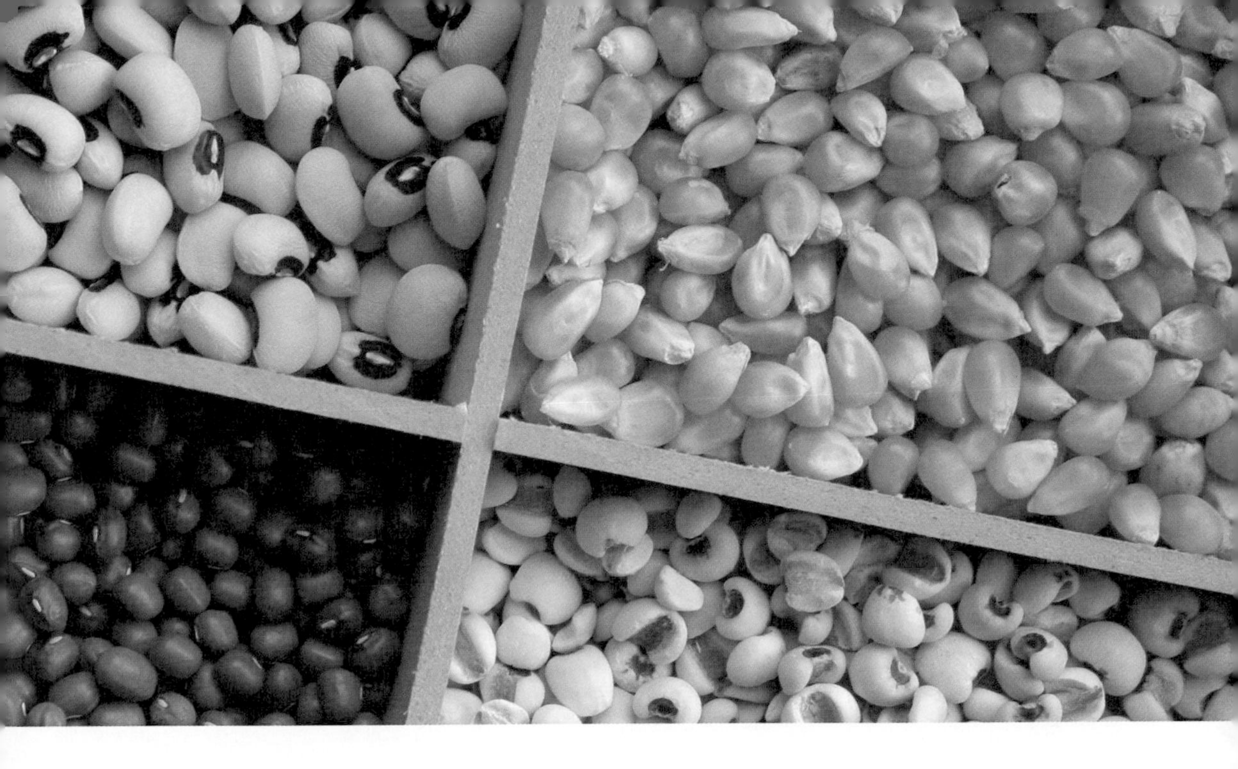

第二章　養胃食材宜忌

五穀雜糧類

蔬菜類

水果乾果類

肉蛋奶類

海鮮水產類

其他

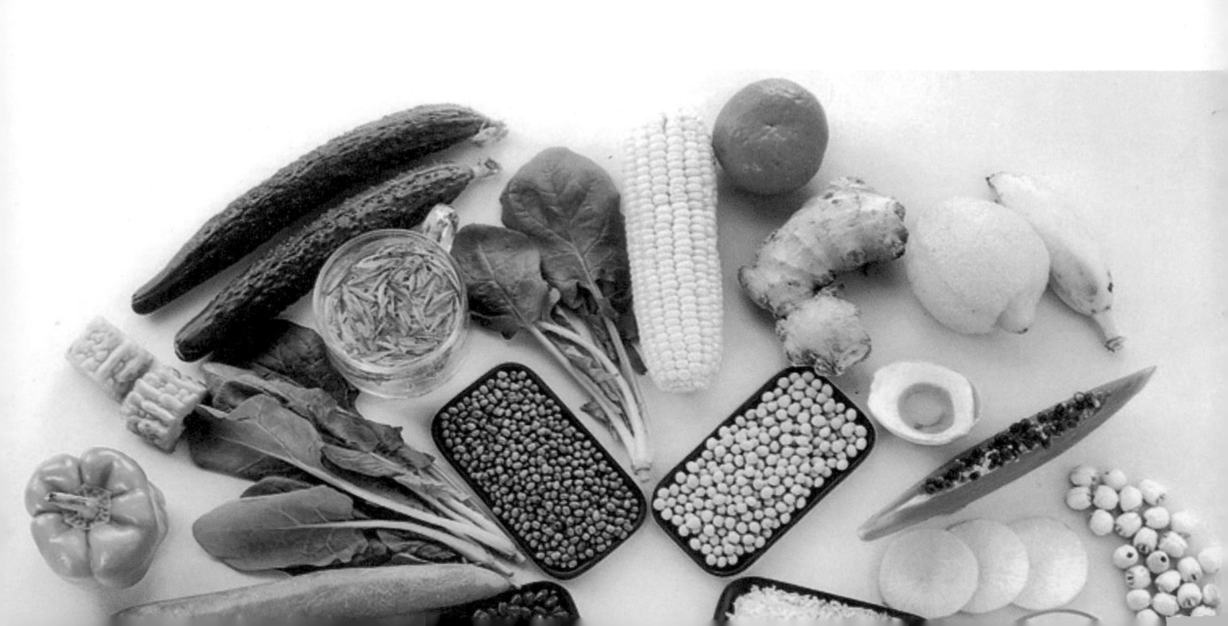

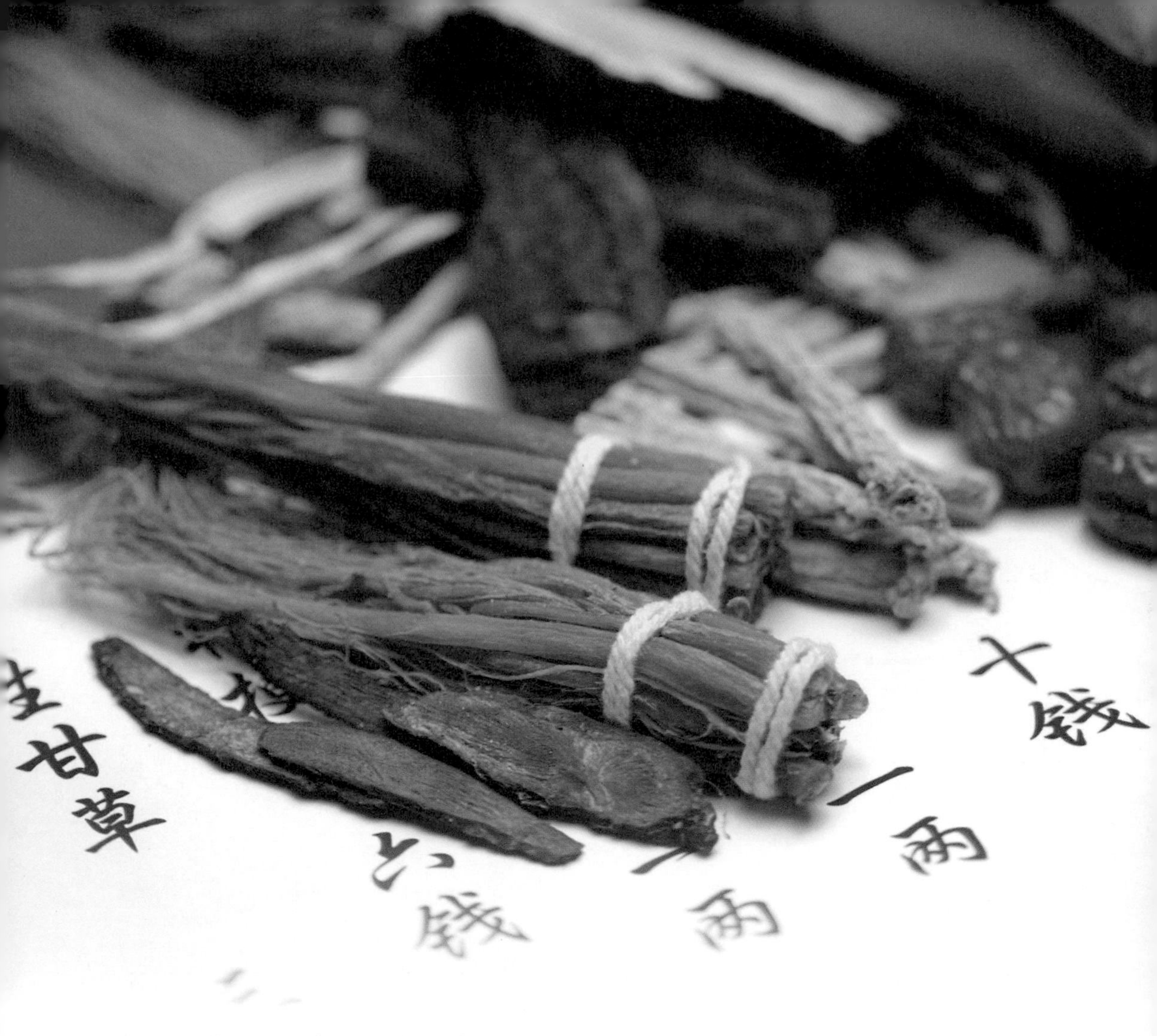

第三章　養胃中藥辨證吃

第四章　養胃人群大不同

嬰幼兒：好胃從出生開始養

少兒：胃好才能長得高

孕產婦：養胃又助產

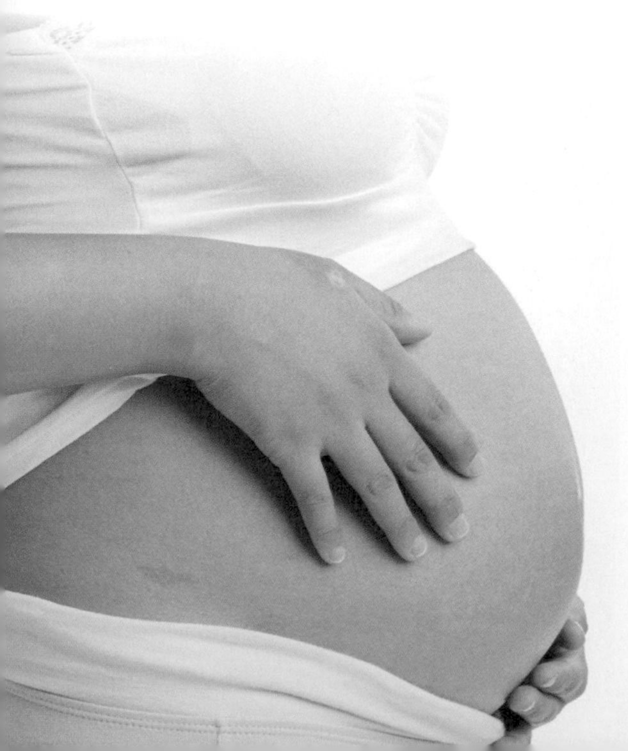

上班族：再忙也要按時吃飯

更年期：胃功能紊亂別心慌

老年人：清淡飲食莫貪嘴

第五章　對症飲食調養宜忌

第六章　養胃也要好心情

第七章　養胃在日常，沒事常按摩

常按足陽明胃經上的穴位

對症按摩見療效

附錄：四季養胃

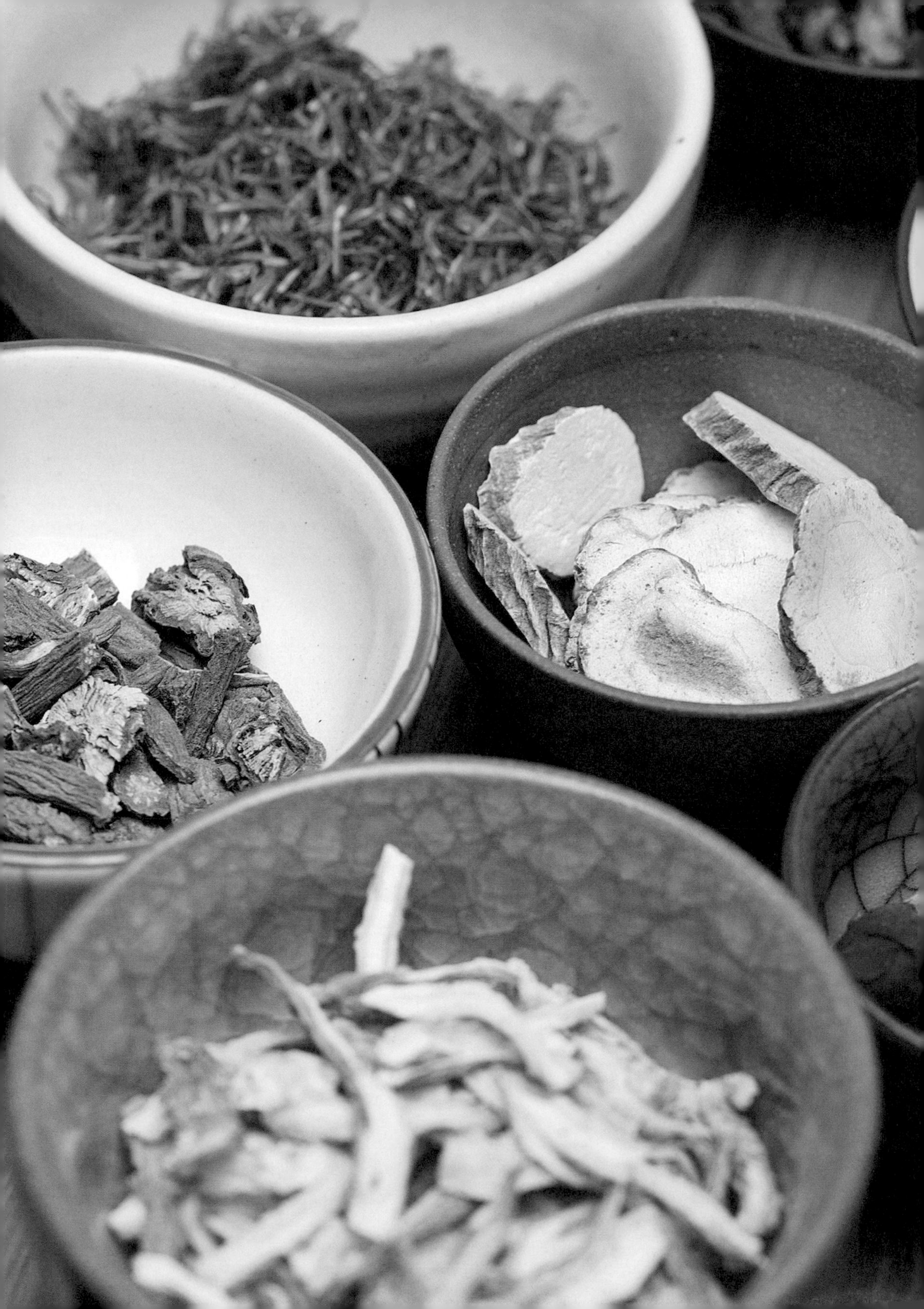

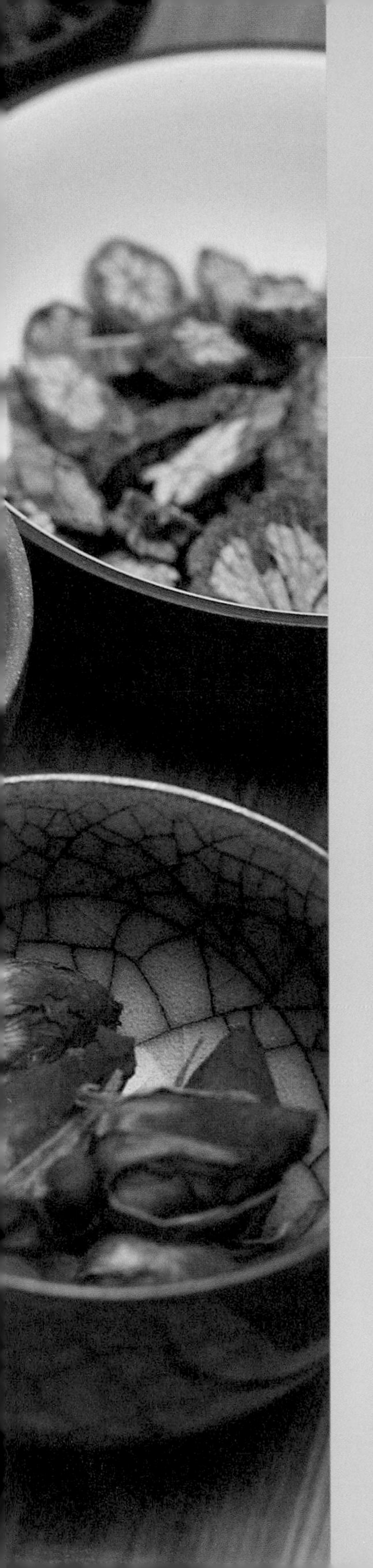

第一章

養胃要先養成飲食好習慣

你的胃好嗎？不妨先看看你是否擁有益胃養胃的飲食習慣！是的，不要小看一頓不起眼的早餐，也不要用各種理由為抽菸嗜酒找藉口，更不要想著忙呀，我就可以邊工作邊吃飯……正是這些在你眼中無所謂的小習慣，決定了你的胃和你的健康。

12 個傷胃的生活習慣

食用煎炸燻烤的食物

煎、炸、燻、烤的食物一直備受大家喜愛，尤其是路邊攤，總是圍著很多焦急等待的食客。這些人被食物的美味所吸引，卻忘記在一飽口福的同時，不知道吃進了多少致病細菌，又給胃腸帶來了多大的傷害。

富含不飽和脂肪酸的油脂，實際上不能耐受長時間的加熱。很多餐飲店中反覆加熱的油，都對胃腸十分有害。研究證明，這種油與慢性的腸道炎症和腸躁症等慢性的消化系統疾病有所關聯。所以，胃腸不好的人更要節制自己的不良嗜好，儘量不吃煎炸燻烤類的食物，少吃那些口感油膩的炒菜，以及各種不知放了什麼油的攤販麵點。

此外，在烹調方法上，要儘量採用蒸、煮、燉等手法，不要過於擔心加熱到軟會破壞營養素，因為即便損失一點維他命，也比吃了不消化要好。維他命可以用豐富食物種類的方法來彌補。在消化道康復期間，適當補充維他命也是明智的。

飲食冷熱交替

一到夏天，很多美食就成了人們的最愛，麻辣燙、燒烤、火鍋，不辣不燙不過癮，再配著一杯冷飲或冰鎮啤酒，那才叫爽快。殊不知，當你把這些冷冷熱熱的食物全部吞下肚，一股腦地交給胃腸時，胃腸可真是苦不堪言！

胃就像人一樣，需要在一個恆溫環境中工作，不能忽冷忽熱。過熱的食物會導致氣血過度活躍，胃腸道內血管擴張，對胃腸產生刺激；而過涼的食物則會損傷胃絡，導致氣滯血瘀、瘀血阻絡。冷熱交替進食會損傷胃腸，還容易導致消化不良，甚至腹脹、腹痛、腹瀉等症，久而久之就會患上胃病。

所以，為了胃腸健康，吃東西時要冷熱分開，不可交替進食。如果胃腸功能較弱，還要注意不要吃過熱或過涼的食物。

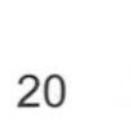

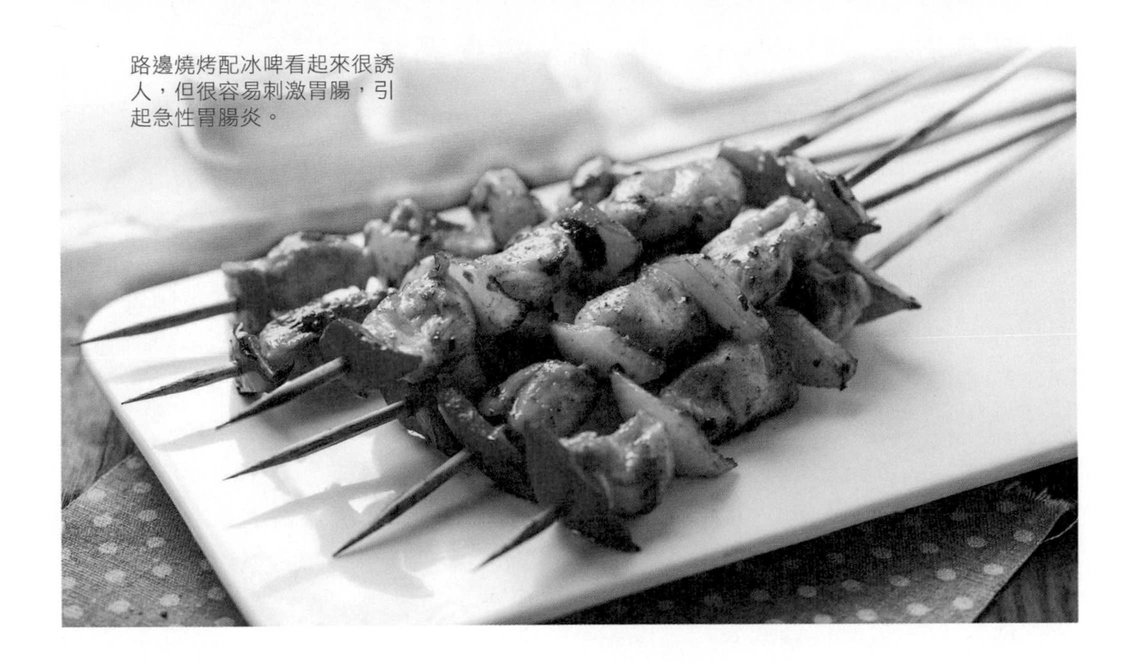
路邊燒烤配冰啤看起來很誘人，但很容易刺激胃腸，引起急性胃腸炎。

暴飲暴食

中醫認為「飲食自倍，脾胃乃傷」，說的是飲食一旦超過正常食量的一倍，必然會損傷胃腸的正常消化吸收功能。

暴飲暴食，會使胃、腸等消化系統時時處於緊張狀態，沒有時間休息。胃黏膜的上皮細胞壽命都比較短，通常每兩三天就需要修復一次。胃腸如果得不到休息，就會使胃黏膜受損，從此引發胃腸炎。

另外，暴飲暴食會使大量食物突然進入胃腔，使胃容量在短時間內迅速擴大，加重胃的負擔，損害胃腸功能，嚴重時甚至誘發急性胃擴張或急性胰腺炎，極重時還會危及生命。

吃路邊攤

很多人習慣在路邊買早餐，午餐也在路邊攤隨便對付一下，晚飯與友相聚，燒烤加啤酒更是常態，甚至對路邊攤「流連忘返」。路邊攤人流眾多，可胃卻遭殃了。究其原因，無外乎「衛生問題」。

路邊攤的食品品質沒保證，為了追求利益最大化，有的甚至用地溝油，造成食物變質，如果沒有完全煮熟，其中的有害物質便會殘留更多，很容易引起急性胃腸炎，出現胃痛、胃脹、嘔吐和腹瀉等症狀。

有人認為「不乾不淨吃了沒病」，但若是不注意飲食衛生，病菌，尤其是幽門螺旋桿菌，便會隨著食物進入胃腸，擾亂胃腸氣機，影響脾胃的消化吸收功能，引起食物中毒。

無辣不歡

水煮魚、麻辣香鍋、香辣烤魚……有很多人總是無辣不歡。

誠然，辣椒、大蒜、生薑等辛辣食物，少食有開胃、助消化的作用，還可以增加胃黏膜血流量，加快胃黏膜代謝。但是，食用過多辛辣食物，則會刺激腸胃黏膜，使黏膜充血、水腫、發炎、潰瘍、穿孔，進而誘發各種腸胃疾病，甚至癌變。

吃辣過多會傷胃，主要是因為辛辣食物會導致胃酸分泌過多，讓胃局部的黏膜產生損傷，進而造成潰瘍病的發生。另外，過辣飲食還會讓腸胃產生灼燒感，導致胃食道逆流或便祕、大便乾燥等問題。患有胃潰瘍、痔瘡的人食用過多辣椒更會使病情雪上加霜。在辣椒素的刺激下，痔瘡甚至可能惡化為肛門膿腫。

因此，正常人食用辛辣食物要注意控制好量，而有胃病的人更應該忌食辛辣食物。

肉食過多

俗話說「八分飽，腸胃好」，日常飲食宜避免吃得過飽，吃肉的時候更應該如此。即便你是無肉不歡的肉食主義者，有各種理由需要吃肉進補，但每一餐所吃的肉食量還是應當有限制。一天最好只有一頓有肉食，肉食最好只占每餐的 1/3 到 1/2，其餘的菜品，應當以蔬菜為主。

肉類含有較高的飽和脂肪酸和膽固醇，過量食用會給消化系統帶來極大負擔，造成積滯、不消化的出現。另外，只吃肉不吃素會造成營養攝取的不均衡。因此，要及時補充蔬菜水果、薯類等素食。

蔬菜水果是維他命、礦物質、膳食纖維和植物化學物質的重要來源，水分多、能量低。薯類含有豐富的澱粉、膳食纖維以及多種維他命和礦物質。葷素合理搭配，才能保證腸道功能正常，提高免疫力，降低患肥胖、糖尿病、高血壓等慢性疾病的風險。

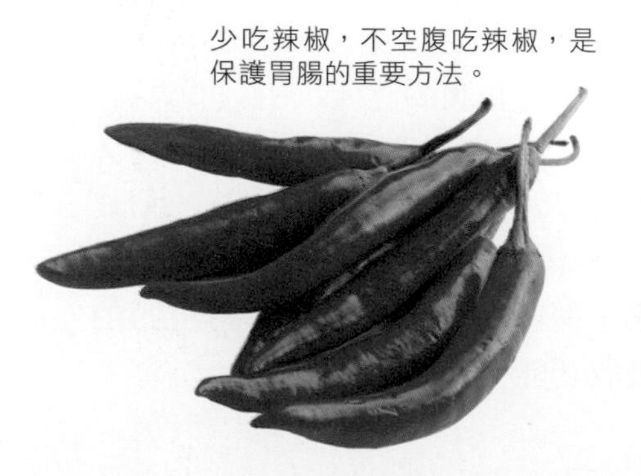

少吃辣椒，不空腹吃辣椒，是保護胃腸的重要方法。

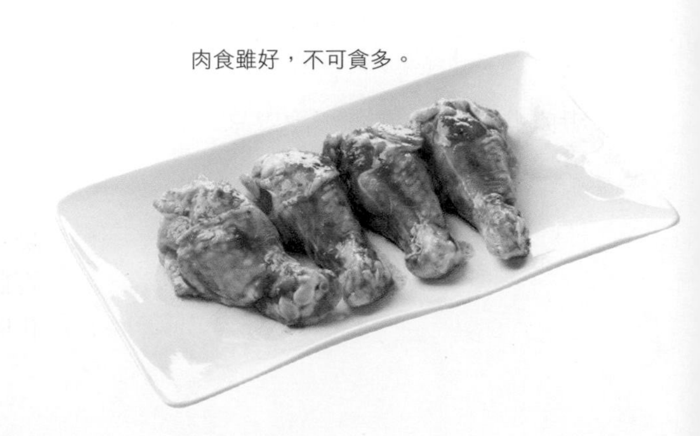

肉食雖好，不可貪多。

飲酒過量

有的人在一頓豪飲後，胃痛不止。還有的人則直接導致了胃出血。由此可見，飲酒確實會傷脾胃。酒精對胃黏膜有損害作用，會導致胃炎發生。飲酒還不利於胃潰瘍的好轉，甚至引起潰瘍出血或穿孔。

醫學研究證明，酒精對胃黏膜有較大損傷並會損害小腸超微結構，影響吸收功能，導致營養不良。尤其是烈性酒（即市售大於 60° 的高純度酒），會強烈刺激胃黏膜，可使胃黏膜充血、水腫、糜爛、潰瘍，甚至出血。同時，飲酒會影響正常食慾，尤其嗜酒，導致營養缺乏，長期酗酒還會損害肝臟與胰腺，更加重對胃的損害。

過量飲酒無益，但適當飲酒能助氣健胃、消除疲勞、促進睡眠。一般來說，男性每日白酒的飲用量不宜超過 100 毫升，啤酒 1 瓶比較合適。女性的飲酒量可較男性減半為宜。

此外，飲酒時注意一些小細節也能減少酒精對胃腸的刺激。如不要空腹飲酒，飲酒前適當吃點肉，或者喝杯牛奶，其中的脂肪會保護胃黏膜，減少刺激。飲酒後適當喝些熱湯，或者吃些水果，也有解酒效果，減輕酒精對胃黏膜的傷害。

常吃火鍋

火鍋是不少人偏愛的美味，尤其是冬季天氣寒冷時，人們吃火鍋的頻率更是大大增加。

這些刺激性食物雖然能使人一飽口福，卻會在不經意間破壞腸胃的健康。

吃火鍋時，口味不知不覺就會變重，尤其喜歡吃麻辣火鍋、咖哩火鍋的人，感覺辣才過癮，不自覺就會攝入很多辣椒，對胃腸黏膜造成刺激。而且吃火鍋時，熱烈的氣氛也很容易令人吃進燙的食物，或者沒有等到肉燙熟就吃，這對胃腸也是一種刺激，久而久之也易引發胃病。

另外，吃火鍋時頻頻蘸取調料，食物入口時不僅溫度過高而且偏辣偏鹹，這不僅會損傷胃黏膜，還會破壞胃腸道的正常活動。因此，經常吃火鍋容易引發胃炎、胃潰瘍等疾病，增加胃癌的患病機率。

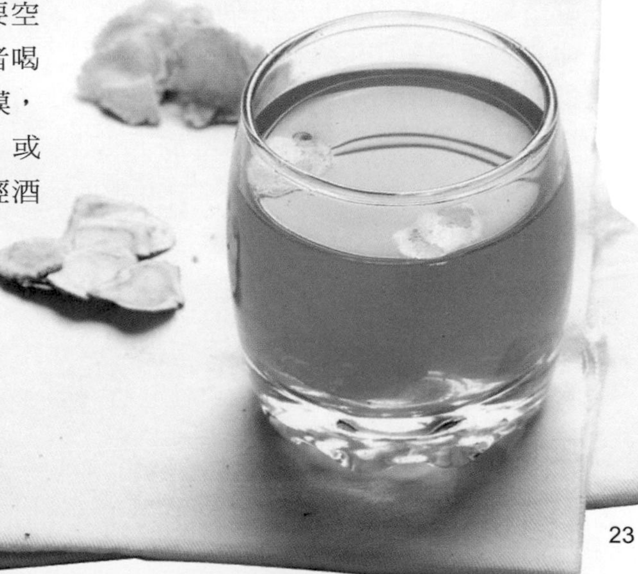

飯後吸菸

「飯後一支菸，賽過活神仙」，殊不知，這所謂的「活神仙」其實是一道「催命符」，因為真實的情況是「飯後吸菸，危害立增十倍」。

菸草中的尼古丁對胃黏膜有明顯的刺激，可使胃酸分泌過多。菸草中的菸鹼還會刺激中樞神經，引起噁心嘔吐或食慾下降，影響人體對營養物質的吸收。此外，吸菸還會使胃黏膜血管收縮，減少黏膜的血流量，影響胃的功能。吸菸尤其是嗜菸還會使膽汁逆流入胃，改變胃液的性質，破壞胃黏膜對胃的保護功能。

剛剛吃飯後，胃腸蠕動增加，血液循環加快，吸收煙霧的能力最強。此時吸一支菸，菸中的有害物質比平時更容易進入血液，中毒量大於平時吸 10 支菸的總和。飯後吸菸，其對胃腸的傷害也就會立增十倍。

其實，吸菸有害健康，最好是戒掉，如果戒不掉，要減少吸菸量，生活中還要多吃些新鮮的蔬菜水果。新鮮蔬果中含有豐富的維他命 C 和維他命 B 群，這對消除人體內的尼古丁，提高細胞的抵抗力，保護胃腸黏膜有很大作用。平常可以適當多吃橘子、番茄、鮮棗、黃瓜、小白菜、綠花椰菜、蘿蔔等。

熬夜

經常熬夜的人，不僅會傷身，還會傷及到胃，甚至引發胃炎或者胃潰瘍。因為在熬夜的時候，胃部屬於空腹狀態，已經超過晚飯 6 個小時以上，胃酸分泌過多，易導致胃炎或胃潰瘍症狀。

另外，在熬夜期間，身體所有的分泌系統很容易被打亂。晚上不睡覺時，人體的其他器官還在運動，這需要消耗一定能量，這時就要需要食物來補充，所以在熬夜期間會有飢餓感，若沒有吃東西，會導致胃酸直接刺激胃黏膜，引起胃痛。

此外，熬夜的時候，身體的器官還處於消耗能量的狀態，時間長了，打亂了正常的生活規律，身體會受不了。而且，經常熬夜會讓身體的內分泌紊亂，讓夜晚的寒氣入侵到身體中，導致抵抗力下降，引起胃痛。

因此，最好不要經常熬夜，保證在 23 點以前入睡。若熬夜也不要讓肚子空腹，喝杯熱牛奶，吃兩塊蘇打餅乾，或吃點溫軟的東西會降低對胃的傷害。

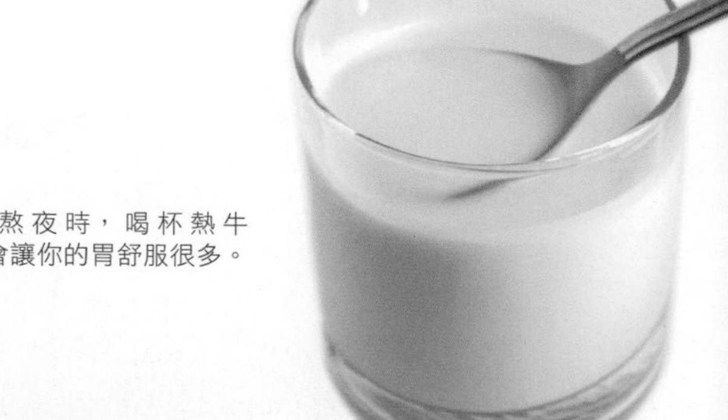

必須熬夜時，喝杯熱牛奶，會讓你的胃舒服很多。

飯後劇烈運動

飯後做劇烈運動，是養護胃腸、養生保健的禁忌之一。飯後劇烈運動，給胃增加了刺激，上下左右的顛簸震盪，很容易使人發生噁心、嘔吐，久而久之會導致胃病。

飯後，胃腸分泌大量消化液，用以消化食物，而且胃蠕動頻率加快，其他器官也加強了工作量，用以吸收營養，排除廢料，這些都需要有大量的血液供應和能量支持。

在保持安靜的狀態下，氣血和能量會集中在脾胃，若是飯後活動，氣血和能量就會被分到四肢上，長期如此會導致脾胃供血不足，影響脾胃的消化吸收功能，導致功能紊亂和胃腸疾病發生，出現胃脹、消化不良、胃痛等問題。

飯後忌運動，但並不是絕對的不動，「飯後百步走，活到九十九」也有一定的道理。因此這裡所指的飯後忌「運動」，是指大運動量和激烈的運動。適當的活動還是應該的，也是必不可少的，但也要給胃腸一段時間，飯後半小時後散散步有助於身體健康。而大運動量和激烈的運動，在飯後 2 小時胃內食物入腸後，開始進行才適宜。

飯後立即入睡

中醫常講「胃不和則臥不安」，因此睡前飲食過度或進食後馬上睡覺，會影響睡眠，還會引發肥胖，當然也很容易引發胃腸疾病。

一般情況下，食物從胃澈底排空進入小腸大約需要 4 小時（脂肪類排空需 6 小時以上）。睡前飽餐，或進食後立即入睡，胃內食物沒來得及消化，加重了胃的負擔，打亂了胃的工作規律，會出現消化功能異常，容易導致胃及十二指腸疾病。

另外，有很多人習慣午飯後便睡，這時胃剛被食物充滿，大腦的血液流向胃部，大腦的供氧量也隨之減少，造成飯後極易疲倦，而此時平臥，食物容易逆流到食道，引起食道炎。如果血液原已有供應不足的情況，飯後倒下便睡，這種靜止不動的狀態對身體健康極為不利，所以，午睡前最好活動 10 分鐘左右，以利於食物消化。

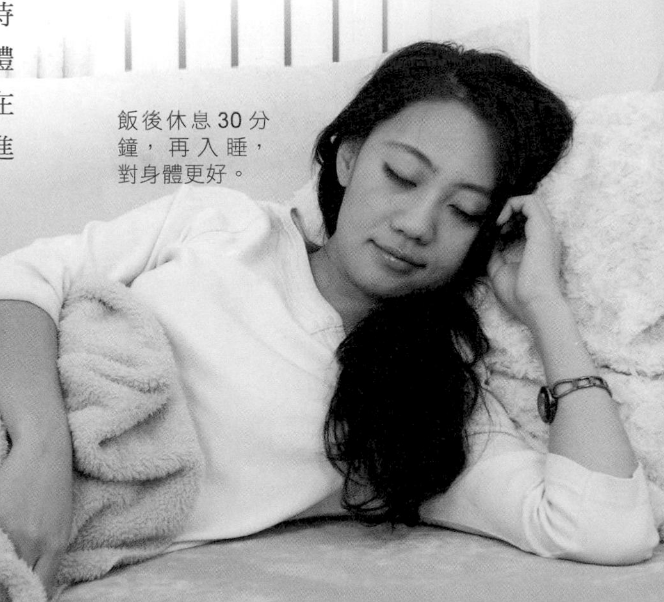

飯後休息 30 分鐘，再入睡，對身體更好。

12 個益胃的生活習慣

按時吃飯，三餐不能少

很多年輕人因為減肥、忙工作而錯過吃飯時間，而且認為自己年輕，少吃一頓沒有關係，然而就是無意間的飢一頓、飽一頓，會慢慢侵蝕胃的健康。近年來，功能性消化不良、胃炎、胃潰瘍等的發病率有年輕化的趨向，這些慢性病會影響自身健康。

胃腸喜歡有規律地工作，時間到就分泌消化液，以便及時消化食物。經常一頓飢一頓飽，毫無規律，胃就會失去判斷飽餓的能力，無法控制食慾。並且，胃酸和胃蛋白酶如果沒有食物中和，就會刺激胃黏膜本身，對胃黏膜造成損害。如果經常吃飯時間不吃，還會造成消化不良或燒心胃酸逆流的後果。

有些年輕愛美的女性常通過節食來達到減肥的目的，經常選擇不吃早餐，或者以零食代替正餐。這些做法對胃的傷害更大，輕者誘發胃病，重者會罹患厭食症。如果真要通過節食控制體重，建議仍然按時吃三餐，但減少主食和肉類食物的攝入量，適量多吃些蔬菜和水果，而且還要多喝湯水來增加飽腹感。

飯前喝湯，暖胃潤腸道

俗話說「飯前喝湯，苗條又健康；飯後喝湯，越喝越胖」，這是有一定道理的。

第一，飯前喝點湯，能使整個消化器官提前活躍起來，使消化腺分泌足夠的消化液來消化食物，也有利於更充分地吸收和利用食物中的營養物質。

第二，從口腔、咽喉、食道到胃部這一食物必經之路，猶如一條傳輸通道，吃飯前先喝上幾口湯，將口腔、食道潤滑一下，就等於給這一條通道注入了潤滑劑，可防止乾硬食物刺激消化道黏膜，使食物順利下嚥，而不至於過度刺激和摩擦脆弱的食道。

第三，飯前喝湯，可增加飽腹感，從而抑制攝食中樞，降低人的食慾。有研究表明，在餐前喝一碗湯，可讓人少吸收 100 ～ 190 千卡的熱量。相反，飯後喝湯是一種有損健康的吃法。一方面，吃飽再喝湯容易導致營養過剩，造成肥胖；另一方面，最後喝下的湯會把原來已被消化液混合得很好的食糜稀釋，影響食物的消化吸收。

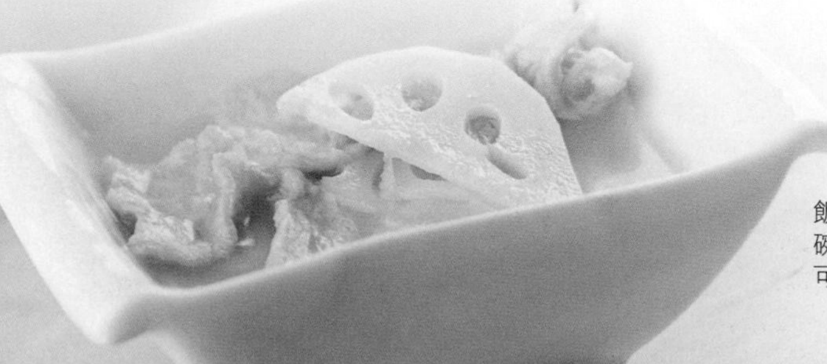

飯前喝湯不宜多，一小碗即可，吃點飯菜後，可再喝一點。

多吃麵食好消化

麵食養胃，因為麵食都是一些碳水化合物，對於人體而言易於消化，對胃酸過多的人而言，經常吃麵食也可以中和胃酸，發揮養胃功效。

在麵食中，發麵製品如饅頭、花卷等更是易消化、善養胃的佳品。因為麵食經過發酵，其滯氣之性就會大為減輕，更有助於人體消化。

一般來說，經過微生物發酵的食品，比較容易被人體消化吸收。比如把麵粉變成發酵麵食，把白米變成酒釀，把牛奶變成優酪乳，把豆腐變成豆腐乳，把黃豆變成豆豉，把生菜做成泡菜……讓微生物來幫忙降解一些妨礙消化吸收的因素，如蛋白酶抑制劑、植酸等，把大分子的蛋白質和澱粉變成較小的分子，會使消化變得更容易，還能增加維他命 B 群含量，提高營養價值。

因此，有消化不良症狀的人，經常吃點饅頭花卷、酒釀湯、優酪乳、泡菜，會有利於胃腸康復。但也要注意避免攝入已經變質的食物。

軟粥細漿易消化

胃腸負擔最小的食物是富含澱粉、各種營養因素的細膩食物。比如山藥泥、芋頭泥、馬鈴薯泥、白米粥、小米粥等。渣滓太多、質地太硬的食物不太適合消化不良者。但是，這絕不意味著胃腸不好的人只能吃精製米麵，不能吃五穀雜糧食物。

精白米的營養價值較低，長期食用不利於提高胃腸功能，而對於一些麵筋蛋白（麩質）敏感者來說，含有大量麵筋的白麵食物也不利於消化系統的修復。相反，對於那些不太好煮，但是營養價值高的五穀雜糧食材，完全可以用打漿、打粉、煮爛等方式來減少胃腸的消化負擔，保證其中豐富的營養成分能更好地被人體吸收。

比如，用豆漿機把糙米、小米、紅小豆、燕麥、高粱米、山藥、芝麻等富含維他命 B 群和多種礦物質的五穀雜糧打成漿，每天喝上一些，胃腸會感覺很舒服，消化吸收的容易程度也比之前明顯提高。

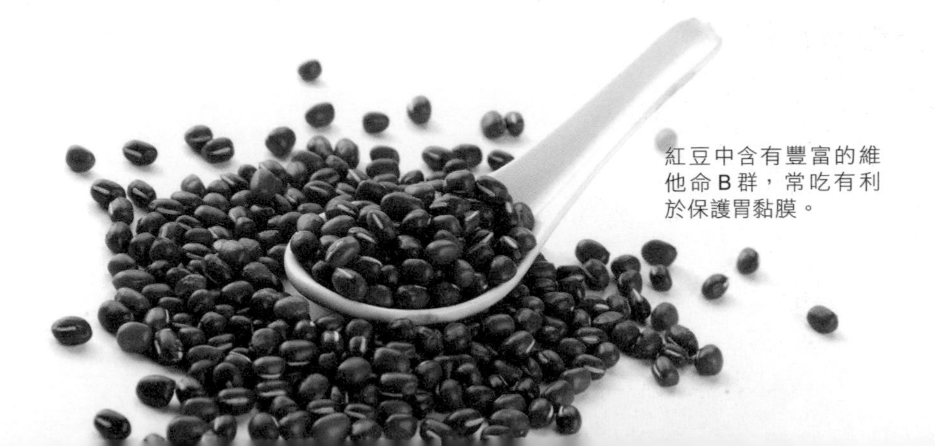

紅豆中含有豐富的維他命B群，常吃有利於保護胃黏膜。

專心用餐

曾有人提出了吃飯養胃的五字祕訣，即「慢、輕、細、靜、樂」。其中的「靜」，指的是吃飯時要保持心境安靜，要專心致志地吃飯，認為這樣吃飯，才能氣血順暢，滋味更佳。

研究發現，在高度緊張的時候，人們常常會吃不下飯，嚴重的甚至會胃疼。工作緊張時最容易出現消化不良和潰瘍，因為交感神經長期過度興奮就會抑制自律神經系統的活動，包括消化吸收功能。所以，無論怎麼忙，都不能一邊看電腦一邊吃東西，不要在飯桌上談工作，更不要在飯桌上教訓孩子。要放下工作，忘記煩惱，放鬆心情，專心吃飯。

此外，有研究發現，與專心用餐的人相比，用餐時分心的人會吃得更多，也更容易引發肥胖。而用餐不專心的老人和孩子還很容易嗆著。因此，老人和孩子在吃飯時不要吃得太快，更不要一邊說話一邊吃飯，特別是在吃湯圓等黏性比較大的食物時，一定要細嚼慢嚥、專心用餐。

細嚼慢嚥

這個說法人人知道，能真正做到的卻寥寥無幾。

對於那些胃腸消化功能較弱的人來說，細嚼慢嚥尤其重要。如果牙齒不能認真完成它的本職工作，唾液也不能充分幫忙，那麼胃就得被迫加班工作，把大顆粒的食物進一步揉碎成足夠柔軟的食糜。

您想想，靠一個柔軟的器官來揉碎食物，多麼辛苦啊！如果食物不夠碎，就不容易被小腸裡的各種消化酶所消化。這樣小腸也勢必要更辛苦地工作……所以，最簡單的方式就是儘量嚼爛嚼碎，不僅有利消化，還能幫助控制食量。

狼吞虎嚥，對食物不僅不能充分咀嚼，也不能使食物與唾液充分混合，以致食物入胃後不易被消化，極易誘發胃炎，已患胃炎的病人則不易痊癒。唐代大醫學家孫思邈說過「不欲極飢而食」、「不欲極渴而飲」。極飢而食，極渴而飲，則不免狼吞虎嚥，加重胃的負擔，誘發胃病。

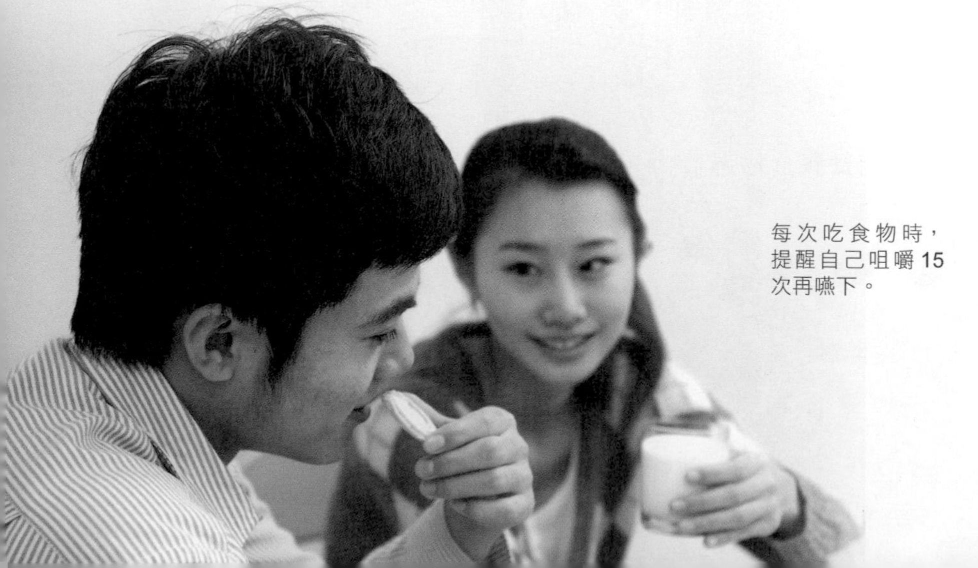

每次吃食物時，提醒自己咀嚼15次再嚥下。

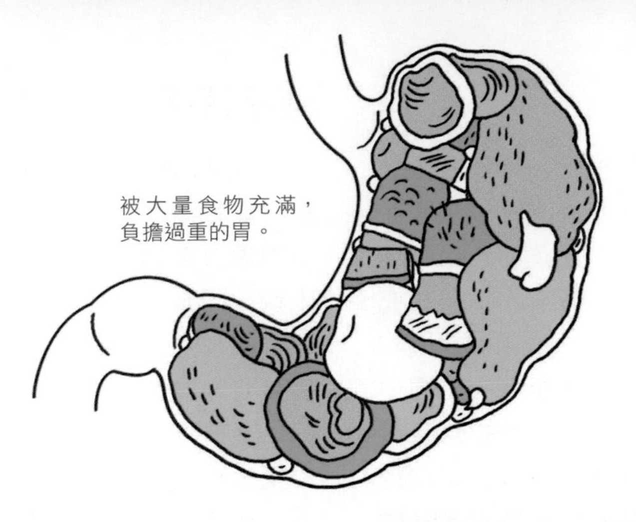

食不過量

中醫認為「飲食自倍，脾胃乃傷」，說的是飲食一旦超過正常食量的一倍，必然會損傷胃腸的正常消化功能。所以，生活中我們要把握好食不過量原則，以此來減少胃腸的工作量，保護我們嬌嫩的胃。

食不過量對胃腸功能不太理想的人尤為重要。胃腸的功能不太理想，就更要照顧它的工作能力，不能總讓它超負荷工作。

其實很多人都知道節食有利胃腸，但日常飲食時吃得太多太亂，超過了身體的承受能力。所以，如果消化不好，經常胃堵腹脹，那麼用餐時可以略微減量，多嚼幾次，吃到胃裡不感覺有負擔的程度就停下。即便想著增加體重，也不能餐餐食物過量。不妨在兩餐之間吃點容易消化的加餐，這樣倒是可以讓胃腸感覺比較容易接受。

備好加餐，別餓極了再吃

快節奏的生活以及強大的工作壓力，使大部分現代人的胃都處於亞健康狀態。究其原因，主要有飲食無規律、攝取食物過多、情緒緊張與過度疲勞、濫用藥物等。因此養胃首先要做到三餐定時定量，即使工作不允許，也切忌暴飲暴食或餓極了再吃。

如果因為工作繁忙，確實不能及時用餐，那麼一定要準備好「備荒食物」，比如水果、優酪乳、堅果、水果乾、燕麥片、雜糧糊粉之類。哪怕是吃點不那麼健康的餅乾（儘量選脂肪偏低也不過甜的）也比不吃好。

另外，加餐的時間也非常關鍵，一定要在「餓得前胸貼後背」之前來吃這些食物。比如，知道 6 點會飢餓，就在 5 點鐘喝杯優酪乳，能把飢餓時間推遲 1 小時；然後 6 點再吃個香蕉或蘋果，又能把飢餓推遲 1 小時。這樣，等 8 點完成工作時，胃裡仍然不覺得太餓，再放鬆地喝碗雜糧粥，吃盤清爽的蔬菜，晚上就能舒舒服服地按時休息了。

早餐要吃好

經過一晚上的睡眠，早晨起來，胃裡幾乎沒有任何食物了，維持人體正常新陳代謝必需的營養物質已極度匱乏。這時就急需通過早餐來補充營養。

營養均衡而豐富的早餐，不僅中和了胃中的胃酸，還為身體提供了豐富的營養。如果不吃早餐，能量就得不到及時、全面的補充，消化系統的生物規律就會發生變化，腸胃蠕動及消化液的分泌也會發生變化。消化液沒有得到食物的中和，會對胃腸黏膜產生不良刺激，引起胃炎，嚴重者可引發消化性潰瘍。

如果早餐吃不好，上午就會出現注意力不集中、思維遲鈍等現象，致使工作效率低下。飢腸轆轆地到了中午，吃午飯時難免攝入更多的食物，引發胃消化不良、胃炎、潰瘍等疾病。有胃病的人，更要注意早餐的品質和用餐方法，以利於胃的保養和康復。

最營養的早餐搭配，應該包括蛋白質、碳水化合物、新鮮蔬果，可以吃一小份煎魚排，搭配一小碗雜糧粥，幾片豆腐以及素炒油菜等，這樣豐富的早餐會令你一天的精神滿滿。

睡眠好了才有胃口

現代社會，人們的生活壓力大，精神長期處於活動和緊張的狀態，從而導致食慾缺乏、疲勞、失眠等症狀出現。睡眠充足是解壓的最好辦法。睡眠可以使大腦處於靜息狀態，對生理、心理及全身器官功能進行自我調節。很多人都有這種經驗，一旦睡眠不足，或者睡眠品質低下，消化功能就容易下降。不是食慾不振，就是胃部脹滿，或者是大腸不暢。而睡眠充足、品質又高的時候，胃腸也會精神飽滿，工作順暢。

因此，無論壓力多大，都要按時睡覺，睡前半小時要放鬆心情，儘量使心情平靜。把 8 小時覺睡好，身體就有足夠的時間和精力來做好內部修復工作。胃腸細胞的更新速度幾乎是全身組織中最快的，所以能夠推測，胃腸的修復能力對睡眠情況非常敏感。

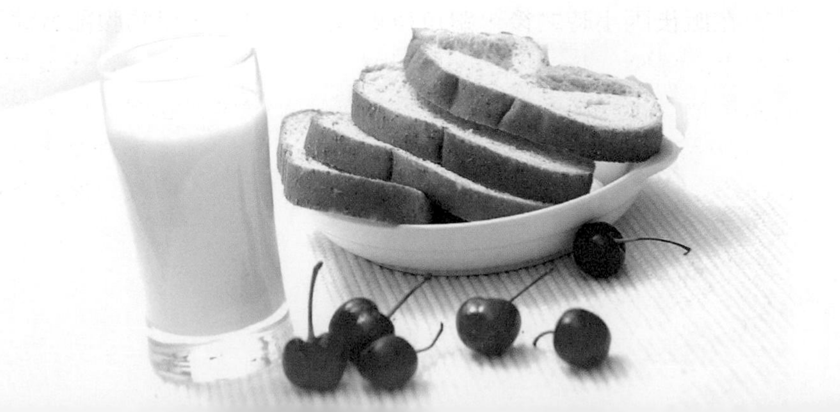

兩片全麥麵包，一個雞蛋，一杯牛奶和少量新鮮水果，是完美早餐不錯的選擇。

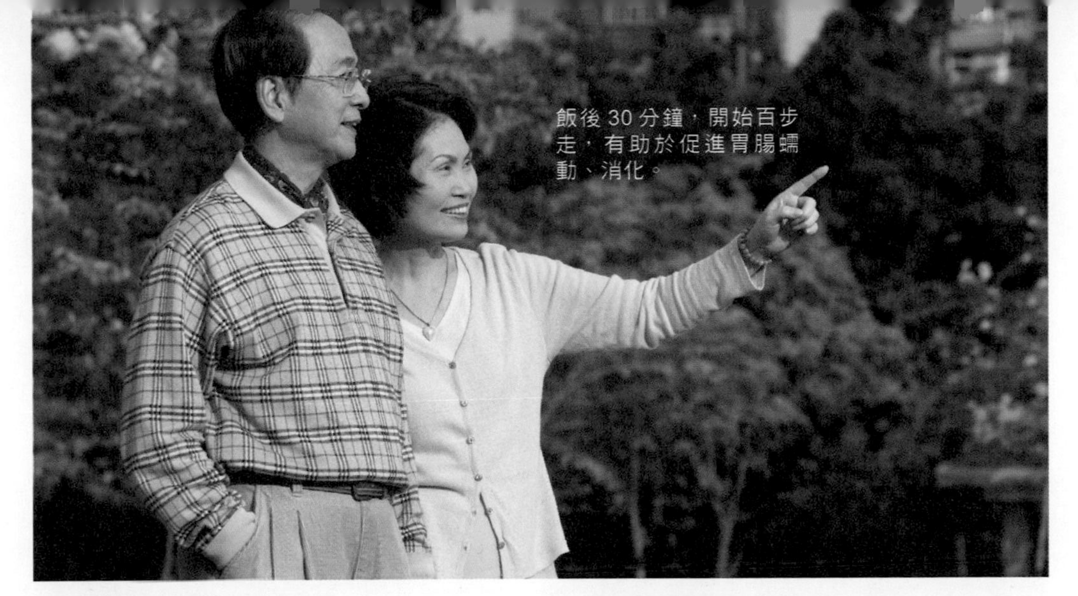
飯後30分鐘，開始百步走，有助於促進胃腸蠕動、消化。

飯後散步促消化

飯後散步，或者飯後做點輕鬆家務，對於消化不良者是個好習慣。

剛吃完飯並不適合做劇烈運動，也不適合快走，但這並不意味著連慢悠悠的散步也不可以。出門散步的好處，主要在於讓人精神放鬆。如果不散步，可能會看電視、看電腦、看雜誌等，而腦力活動不利於消化。

飯後散步，尤其適合平時活動較少，或是長時間伏案工作的人，也適合體形較胖或胃酸過少的人。這些人如果在飯後散步30分鐘，有助於促進胃腸蠕動、胃腸消化液的分泌和食物的消化吸收，但至少應在飯後30分鐘後再開始百步走。

在飯後兩小時之後，還可以做些不太累的運動，快走、慢跑、跳操、瑜伽等都可以。適度的運動有利於改善血液循環，對消化吸收能力也有幫助。

注意保暖

「十個胃病九個寒」，這說明胃病中寒證占多數。中醫認為，倘若平時怕冷、一受涼胃口就不好、常感疲倦無力的人多數為脾胃虛寒。

胃是一個對外界氣候和溫度很敏感的器官。人體受到冷空氣刺激後，胃部很容易發生痙攣性收縮，從而引發胃痛、消化不良、嘔吐、腹瀉等症狀。

因此，胃寒之人平時要多注意胃部保暖，避免受冷。

一方面，要防止寒冷的外界對人體造成損害，比如在平時就戴個肚兜讓胃部更加暖和，或在晚上用熱水袋或溫熱貼貼敷臍部，睡覺時則要蓋好被子，以防腹部著涼而引發胃痛。

另一方面，要注意飲食防寒涼，飲食宜溫和，避免寒涼之品。

相信從內外入手，再配合藥物的調理與治療，胃病會很快治癒。

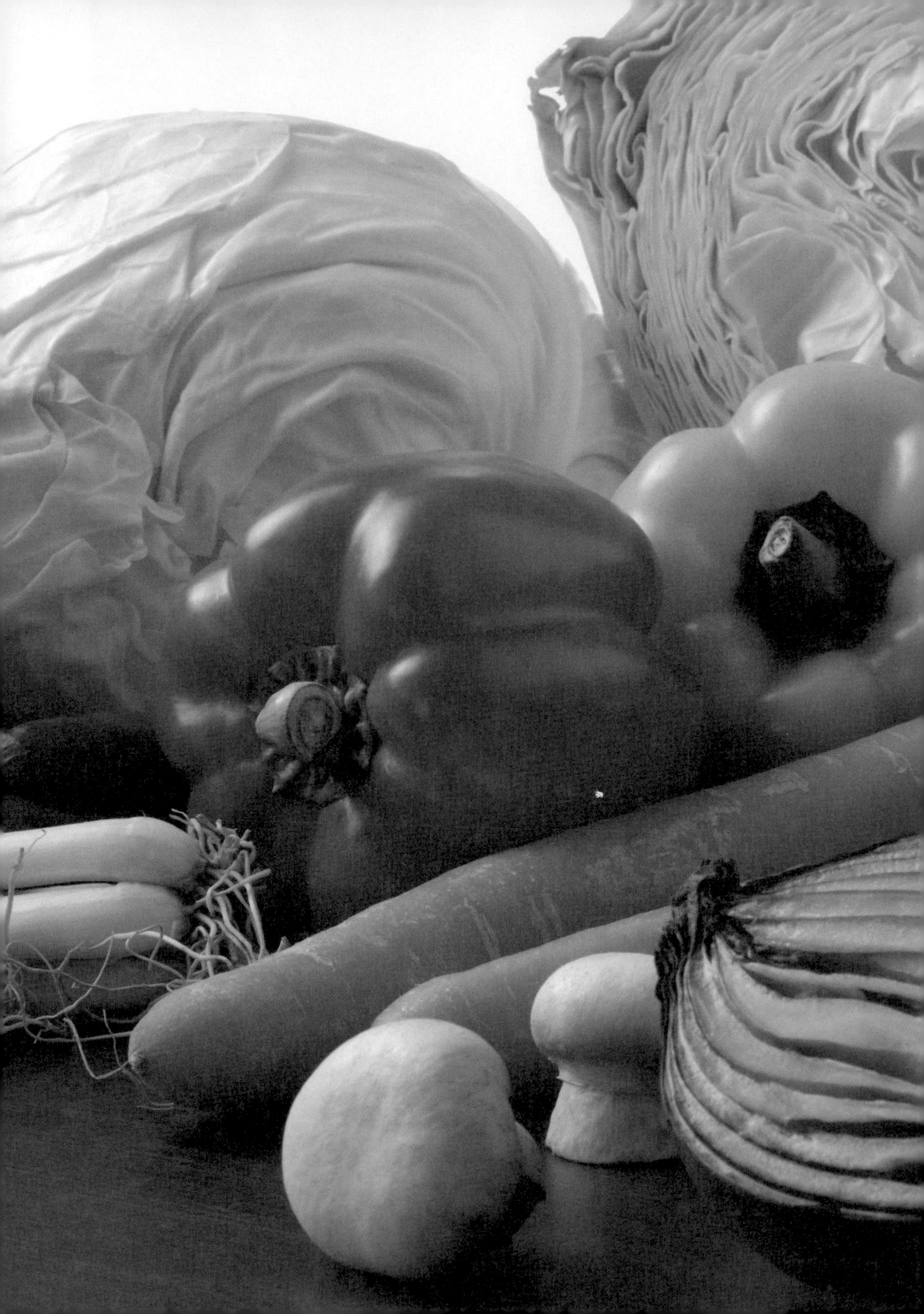

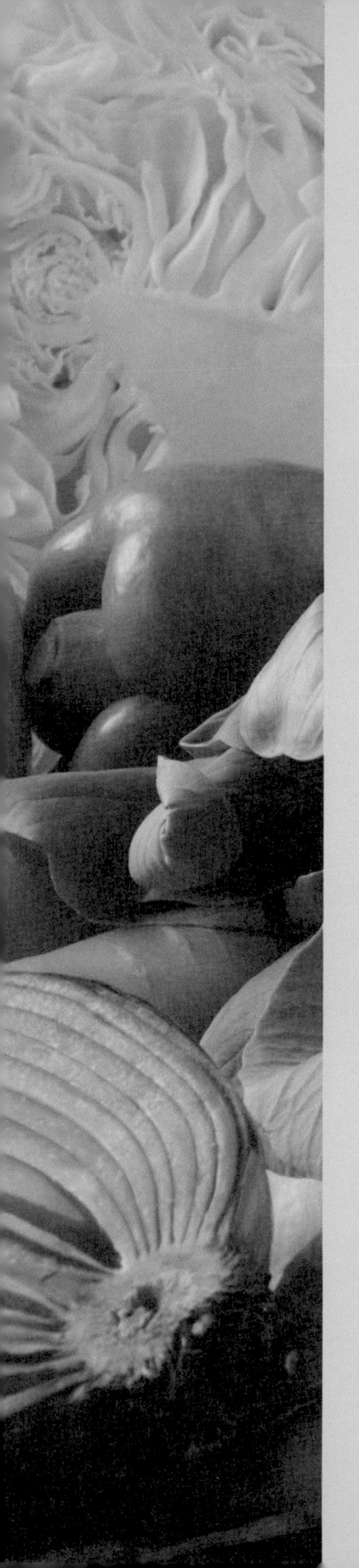

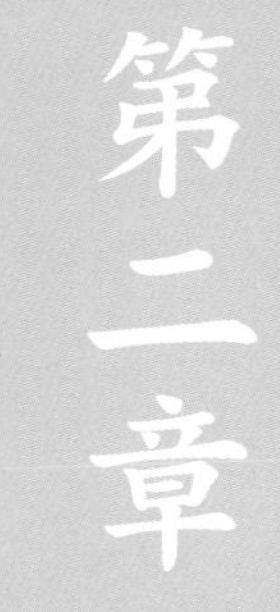

第二章 養胃食材宜忌

養護好你的胃，選擇合適的食材尤為重要。無論是五穀雜糧，還是蔬果魚肉，有益胃養胃的，就會有傷胃害胃的，有養胃可以吃的，就有養胃不可以吃的。為了健康，我們確實需要認真地對待，精挑細選。

五穀雜糧類

人們常說「五穀為養」，五穀雜糧是最簡單的養胃食材，營養豐富，而且易於消化。對於脾胃虛弱的人來說，常食五穀最能養胃。五穀雜糧包含白米、小米、薏米、糯米等，也包括各種豆類，如黃豆、綠豆、紅小豆、黑豆等。

小米

健脾和胃疏肝解鬱

性味歸經

性：涼　味：甘、鹹　歸經：胃、脾、腎經

養胃功效

《本草綱目》說小米「治反胃熱痢，煮粥食，益丹田，補虛損，開腸胃。」小米有健脾和中、益腎氣、清虛熱、利小便的功效。

營養成分	含量	同類食物含量比較
碳水化合物	75.1 克	高
蛋白質	9 克	中
脂肪	3.1 克	中
膳食纖維（不溶性）	1.6 克	低
鎂	107 毫克	高
維他命 B_1	0.33 毫克	高

取小米 15 克，研成細粉，用水和為丸，製成核桃大小。每次取一兩個小米丸，用水煮熟，加鹽調味。空腹連湯服下。

助消化，清熱解毒，適宜不消化、反胃嘔逆者食用。

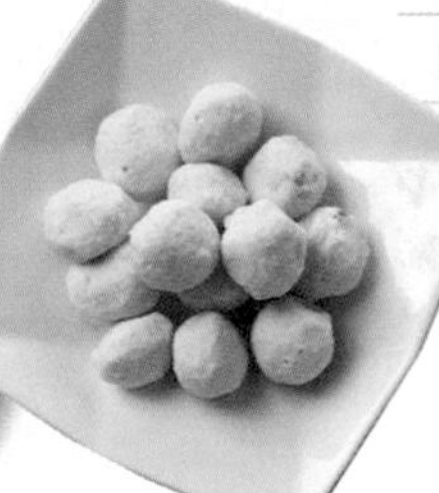

小偏方

小米丸

養胃吃法大全

★ 煮粥。最養胃，能補虛損、開腸胃。

★ 麵食。小米磨成麵，可單獨或與其他麵粉摻和，製成發糕、窩窩頭、餅等。

搭配宜忌		人群宜忌	
 紅糖＋小米	紅糖益氣補血，小米健脾胃，二者搭配可補益氣血、健脾和胃。		小米健脾益胃，一般人群均可食用，特別適合胃功能較弱的人。
 白米＋小米	二者搭配營養互補，可提高營養價值，增加養胃功效。		小米性涼，體質虛寒者、氣滯者、小便清長者不宜長期過多食用。

花生豬腳小米粥

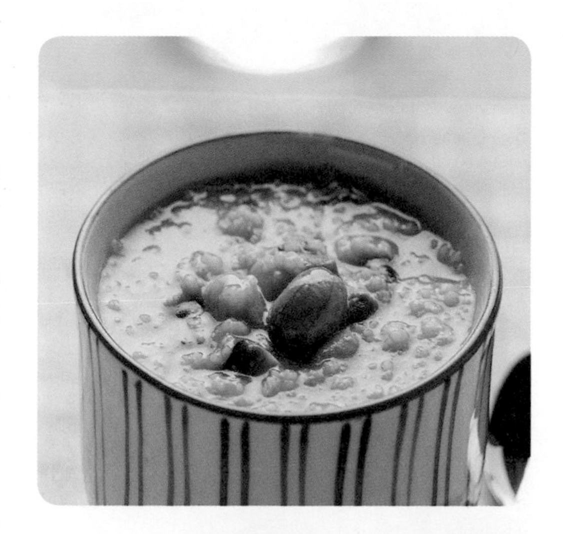

材料　豬腳2支，花生、香菇各20克，小米60克，鹽適量。

做法　❶ 豬腳去毛洗淨，斬塊，放入鍋中，加入適量水，煮至軟爛，取汁留用。❷ 花生、香菇、小米洗淨，香菇切丁，小米浸泡4小時。❸ 鍋置火上，放入小米、花生和豬腳汁，大火燒沸後改小火，熬煮成粥。❹ 待粥煮熟時，放入香菇，調入鹽煮熟即可。

桂圓小米栗子粥

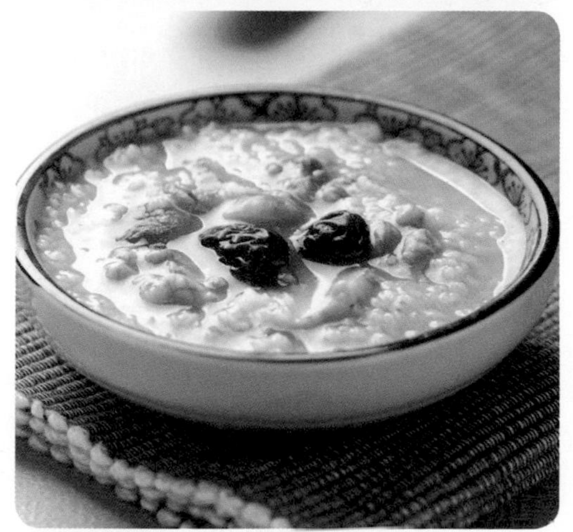

材料　小米、玉米各80克，桂圓、栗子肉各50克，紅糖適量。

做法　❶ 小米、玉米分別洗淨，放入清水中浸泡30分鐘。❷ 桂圓、栗子去殼取肉，洗淨備用。❸ 小米、玉米、桂圓、栗子肉一同放入鍋中，注入清水，熬煮成粥，調入紅糖即成。

芹菜小米粥

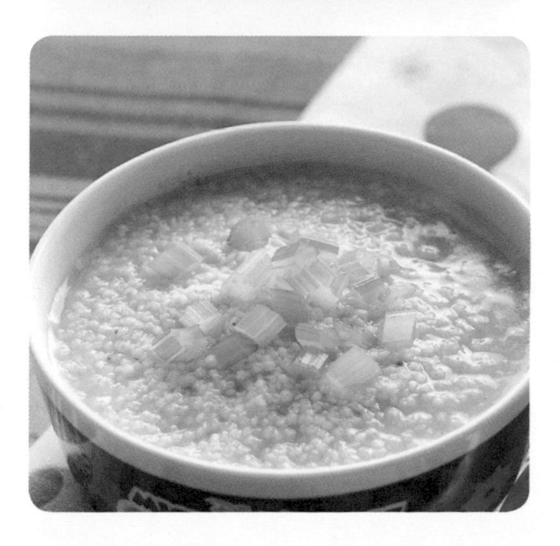

材料　芹菜、小米各50克，白米100克，白糖適量。

做法　❶ 芹菜去根、洗淨、切成碎末；小米、白米分別洗淨，撈出。❷ 小米與白米同放入鍋中，加適量水，煮粥。❸ 粥至八成熟時放入芹菜末，待粥熟時加白糖調味即可。

白米

健脾和胃補中益氣

性味歸經

性：涼　味：甘淡　歸經：脾、肺、胃經

養胃功效

白米是碳水化合物的主要飲食來源，碳水化合物進入人體後可提供能量，增強腸道功能。碳水化合物中的糖和蛋白多醣有潤滑作用，可以促進腸胃蠕動。

營養成分	含量	同類食物含量比較
碳水化合物	77.4 克	高
蛋白質	7.7 克	中
脂肪	0.6 克	低
膳食纖維（不溶性）	0.6 克	低

養胃吃法大全

- ★ 煮粥。用白米煮粥或者搭配小米、玉米等煮粥，都是很好的養脾和胃食物。
- ★ 米糊。白米同樣可以磨成粉後煮成米糊，米糊更容易消化，特別適合消化功能不好的胃腸道疾病患者。

養胃靠食療

三米粥

材料　小米 50 克，玉米、白米各 30 克，白糖適量。

做法　❶ 將小米、玉米、白米分別洗淨，備用。❷ 將所有材料放入鍋中，加入適量清水，煮至粥黏稠時，加入適量白糖調味即可。

養胃功效 小米健脾和胃、疏肝解鬱，玉米、白米同樣健脾益胃，搭配煮粥適宜脾胃虛弱的淺表性胃炎患者食用。

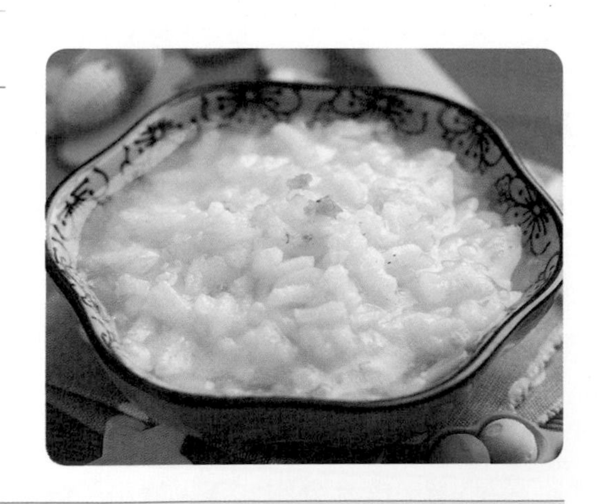

搭配宜忌		人群宜忌	
 山藥＋白米	白米可平和五臟，山藥健脾補腎，二者搭配健脾益腎，養胃助消化。		適宜病後胃腸功能較弱者食用；老人、學生、腦力工作者和便祕者可多食。
 白蘿蔔＋白米	白米健脾和胃，白蘿蔔可促進腸胃蠕動，二者搭配更利於消化。		糖尿病患者不宜多吃。

薏米

健脾除濕開胃寬腸

性味歸經

性：涼　味：甘、淡　歸經：脾、肺、胃經

養胃功效

薏米能祛濕利水，且藥性平和。可健脾除濕，開胃寬腸，增強食慾。

營養成分	含量	同類食物含量比較
碳水化合物	71.1 克	高
蛋白質	12.8 克	高
脂肪	3.3 克	中
膳食纖維（不溶性）	2 克	中
鈣	42 毫克	中
鐵	3.6 毫克	中
硒	3.07 微克	中
維他命 B_1	0.22 毫克	中
維他命 B_2	0.15 毫克	中

養胃吃法大全

- ★ 煮粥。單獨煮粥，或與百合、山藥、雪梨、白米、紅棗等搭配煮粥。
- ★ 煲湯。與冬瓜、白果、玉米鬚、排骨等煲湯，清熱祛濕的效果更好。

養胃靠食療

薏米排骨湯

材料　薏米 30 克，排骨 250 克，冬瓜 200 克，鹽、薑片各適量。

做法　❶ 排骨洗淨，過一下開水；薏米洗淨；冬瓜去皮、瓤，洗淨，切片。❷ 將薏米、排骨放到砂鍋中，加適量清水，入薑片，小火煲 1.5 小時。❸ 加冬瓜片，入鹽再次煮沸即可食用。

養胃功效　此湯利水消腫、健脾去濕、舒筋除痹、清熱排膿，是養胃清熱的佳品。

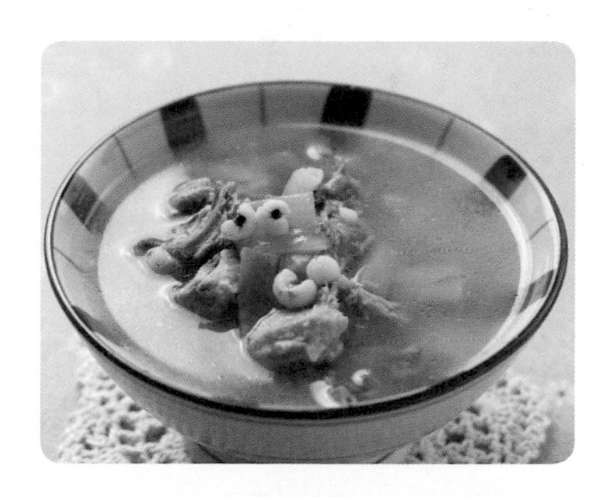

搭配宜忌		人群宜忌	
 紅豆＋薏米	薏米祛濕痹、利腸胃、消水腫；紅豆也有健脾胃、消水腫的功效，搭配煮粥可治濕邪。		適宜久病體虛、濕氣較重者；老人、婦女、兒童也可經常食用。
 栗子＋薏米	薏米健脾利濕，栗子養胃健脾，二者搭配補益脾胃的效果更顯著。		孕婦及津枯便祕者忌用；滑精、小便多者不宜食用。

玉米

健脾益胃防便祕

性味歸經

性：平　味：甘、淡　歸經：胃、腎經

養胃功效

玉米中的維他命 B_6、菸酸等成分，有促進胃腸蠕動、加速糞便排泄的特性，可防治便祕、腸炎、腸癌等。

營養成分	含量	同類食物含量比較
碳水化合物	22.8 克	低
蛋白質	4 克	低
膳食纖維（不溶性）	2.9 克	中
脂肪	1.2 克	低
維他命 B_1	0.16 毫克	中
維他命 B_2	0.11 毫克	中

養胃吃法大全

★ 鮮玉米。蒸或者煮著吃，都清香可口，健脾益胃。

★ 玉米麵。可做成窩窩頭、餅，製做時加點小蘇打，色香味俱佳，玉米中所含菸酸也更利於人體吸收。

養胃靠食療

玉米南瓜餅

材料　玉米麵 500 克，南瓜 1,000 克，鹽、蔥花、植物油各適量。

做法　❶ 將南瓜去皮、瓤，洗淨後切成細絲，放入盆內，加入玉米麵、蔥花、鹽和適量水，拌勻成稀糊狀。
❷ 平底鍋放入少許油燒熱，用勺盛糊入鍋內，攤成餅，烙至色黃，翻過來再烙，出鍋即成。

養胃功效　玉米南瓜餅健脾益氣、解毒降糖，非常適合慢性胃炎患者當作主食食用。

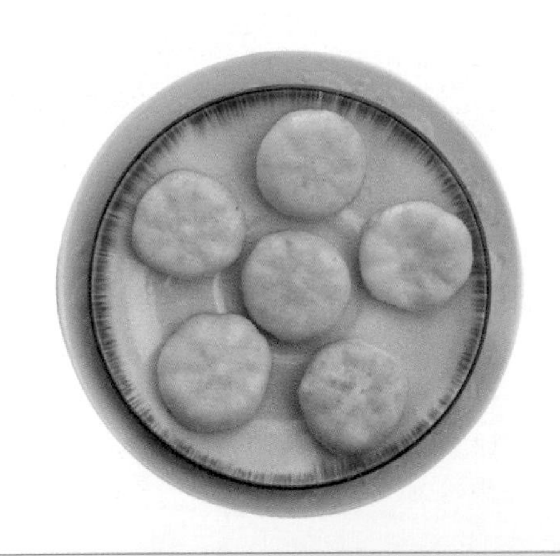

搭配宜忌		人群宜忌	
 排骨＋玉米	與排骨相比，玉米蛋白質中的離胺酸、色胺酸、甲硫胺酸含量不足，二者搭配可營養互補。	☺	適宜便祕、消化不良、高血壓、高脂血症、糖尿病、動脈硬化及癌症患者食用。
 馬鈴薯＋玉米	二者搭配，會使人體攝入過多澱粉，易導致消化不良，高脂血症、糖尿病患者更要注意。		胃悶脹氣、尿失禁患者要少食。

蕎麥

開胃寬腸下氣消積

性味歸經

性：寒　味：甘　歸經：脾、胃、大腸經

養胃功效

蕎麥中的膳食纖維含量是麵粉的 4 倍、白米的 9 倍，能促進腸蠕動，預防便祕，有消積、化食、下氣的作用。

營養成分	含量	同類食物含量比較
碳水化合物	73 克	高
蛋白質	9.3 克	中
膳食纖維（不溶性）	6.5 克	中
脂肪	2.3 克	低
鎂	258 毫克	高
維他命 B_1	0.28 毫克	中
維他命 B_2	0.16 毫克	中

養胃吃法大全

- ★ 煮粥。可與白米、桂圓、香菇、蘿蔔、羊肉等搭配煮粥。
- ★ 磨粉。磨粉後製成麵條、烙餅、麵包、糕點等風味食品，也是養胃的好選擇。
- ★ 釀酒。以蕎麥釀酒，酒色清澈，適量飲用有強身健體的作用。

養胃靠食療

蕎麥粥

材料　蕎麥 50 克，白米 25 克。

做法　❶ 蕎麥淘洗乾淨，浸泡 2 小時；白米洗淨。❷ 鍋置火上，加入適量水煮沸，放入蕎麥、白米，大火燒開後，轉小火熬成粥即可。

養胃功效　蕎麥具有消積化滯的功效，與白米一同搭配，熬煮出濃濃的香粥，可補脾胃，促進消化吸收。

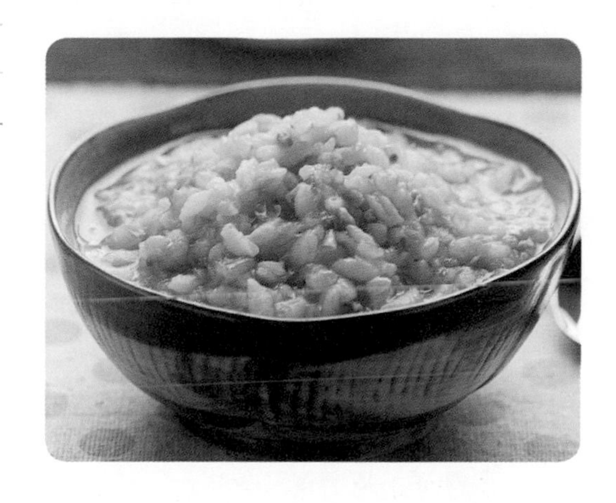

搭配宜忌		人群宜忌	
 羊肉＋蕎麥	羊肉和蕎麥都是養胃佳品，二者可寒熱互補，適宜同食。		適宜便祕、高血壓、高脂血症、冠心病、糖尿病等患者食用。
 海帶＋蕎麥	海帶含有鐵，會妨礙人體吸收蕎麥中維他命 E，故不宜同食。		脾胃虛寒、消化功能不佳及經常腹瀉者忌食。

栗子

健脾養胃補腎強筋

性味歸經

性：溫　味：甘、鹹　歸經：脾、肝、腎經

養胃功效

栗子含有較多的可溶性膳食纖維，養胃健脾、補腎強筋，適用於脾胃虛寒引起的慢性腹瀉等症。

營養成分	含量	同類食物含量比較
碳水化合物	42.2 克	高
膳食纖維（總）	10.2 克	中
蛋白質	4.2 克	中
脂肪	0.7 克	低
維他命 C	24 毫克	高
維他命 A	32 微克	中

養胃吃法大全

★ 做糕餅。將栗子仁蒸熟、磨粉，製成糕餅，有增加食慾，調理腸胃的作用。

★ 煮粥。與白米熬粥，有利於脾胃虛寒所致的慢性腹瀉患者早日康復。

★ 煲湯。在燉雞湯、排骨湯時加點栗子，既營養又美味。

養胃靠食療

桂花栗子粥

材料　糖桂花 25 克，栗子 50 克，白糖、糯米各 100 克。

做法　❶ 將栗子煮熟去殼，切碎成碎米狀。❷ 將糯米淘洗乾淨，放入鍋中，加清水 1,000 毫升，置火上燒開。❸ 加入栗子，與米一同煮成粥，再調入白糖、糖桂花，調勻稍煮即成。可加少許蔥花點綴。

養胃功效 此粥生津化痰，散寒暖胃，止痛，每日一次，對胃潰瘍有很好的治療作用。

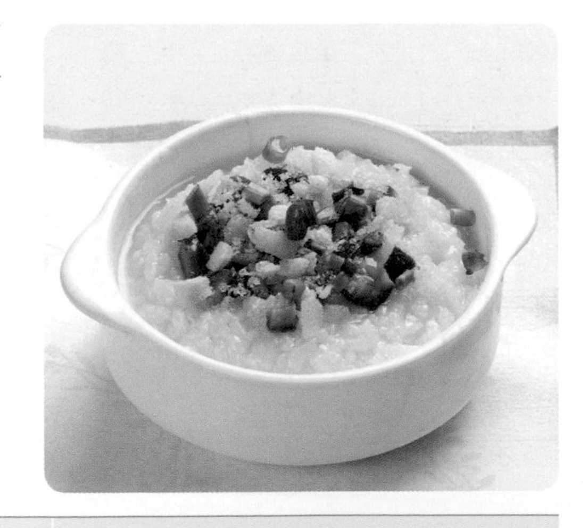

搭配宜忌		人群宜忌	
 南瓜＋栗子	栗子補脾健胃，與南瓜一起搭配食用，可起發揮養胃健脾、養腎補腎的作用。		一般人均可食用，尤其適合脾胃虛弱、小便頻多者及氣管炎咳喘者。
 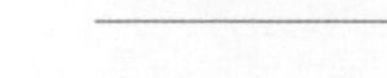 牛肉＋栗子	不易消化，會削弱栗子的營養價值。		消化不良者不宜多吃，便祕者不宜食用。

☹黃豆

黃豆中含棉子糖和水蘇糖，會引起腹脹。

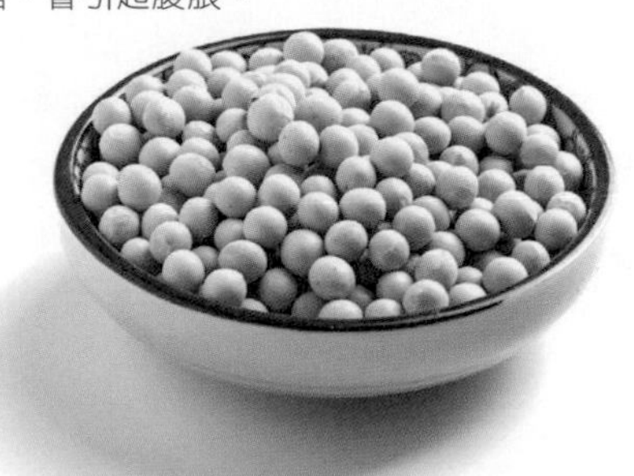

忌吃人群

容易胃脹、腹脹、腸鳴的人，及急性胃炎、慢性淺表性胃炎、胃潰瘍患者不宜食用。

為何不宜

黃豆中含有的可溶性纖維，既可通便，又可減少膽固醇。但是，黃豆中碳水化合物含量為 25% ～ 30%，其中棉子糖和水蘇糖在腸道細菌作用下發酵產生氣體，會引起腹脹。因此，腸胃發脹者應忌吃黃豆。

營養成分	含量	同類食物含量比較
蛋白質	35 克	高
碳水化合物	34.2 克	中
脂肪	16 克	高
膳食纖維（不溶性）	15.5 克	高
維他命 B_1	0.41 毫克	高
維他命 B_2	0.2 毫克	中
胡蘿蔔素	220 微克	高

☹綠豆

綠豆與白米搭配煮粥，能緩解其寒性。

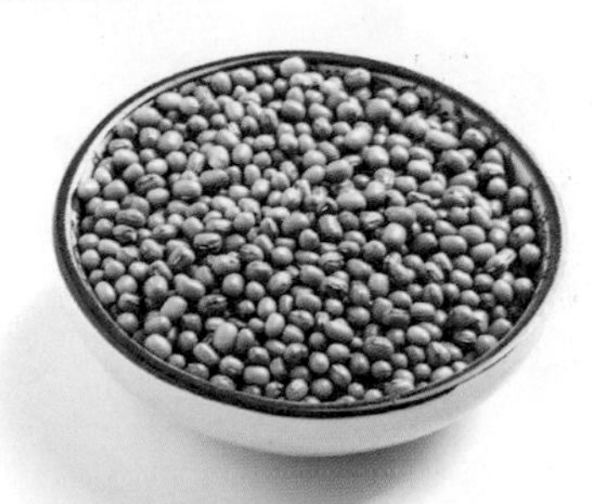

忌吃人群

綠豆性屬寒涼，因此寒性體質者，平素脾虛胃寒、易瀉者，以及老幼、體質虛弱者不宜食用。綠豆有解毒的作用，所以正在服藥者也不宜食用。

為何不宜

過量食用綠豆會導致胃寒及脾胃虛弱引起的慢性胃炎等消化系統疾病患者加重病情。因為綠豆中蛋白質含量比較多，大分子蛋白質需要在酶的作用下，才能被人體吸收。腸胃消化功能不好的人，很難在短時間內消化掉綠豆蛋白，容易導致腹瀉、腹痛、嘔吐等。

營養成分	含量	同類食物含量比較
碳水化合物	62 克	中
蛋白質	21.6 克	高
膳食纖維（不溶性）	6.4 克	中
脂肪	0.8 克	低
維他命 B_1	0.25 毫克	中
維他命 B_2	0.11 毫克	中

☹ 蠶豆

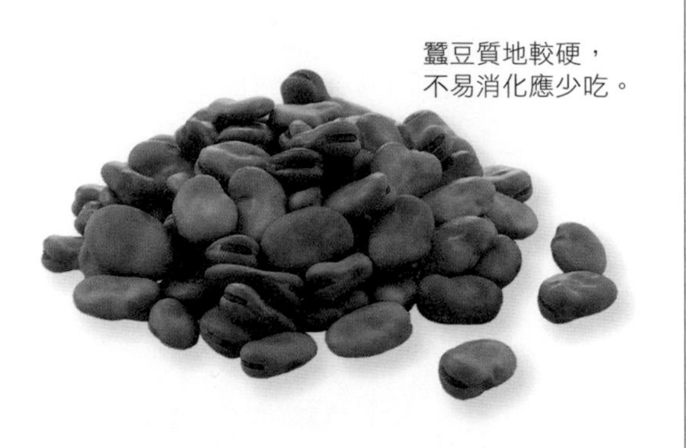

蠶豆質地較硬，
不易消化應少吃。

忌吃人群

中焦虛寒者，患有痔瘡出血、消化不良、慢性結腸炎、尿毒症等患者不宜進食蠶豆。

為何不宜

蠶豆質地較硬，不容易消化，對伴有消化不良、腸胃功能差等症狀的胃下垂患者來說，無疑是加重了胃的消化負擔，加重了胃下垂的病情，同時還有可能損傷胃黏膜，引發胃炎。

營養成分	含量	同類食物含量比較
碳水化合物	61.5 克	中
蛋白質	21.6 克	高
膳食纖維（不溶性）	1.7 克	中
鉀	1117 毫克	高
磷	418 毫克	高
鎂	57 毫克	低
鈣	21 毫克	低

☹ 油條

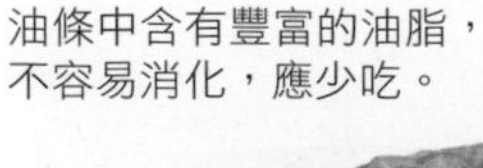

油條中含有豐富的油脂，
不容易消化，應少吃。

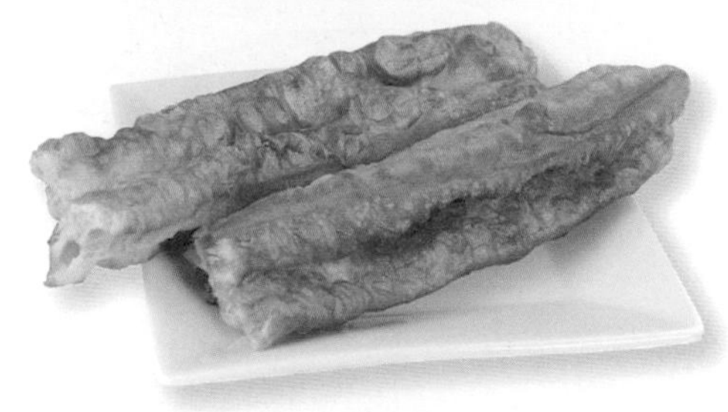

忌吃人群

恢復期病人、腸胃病患者、老年人、孕婦及兒童不宜吃油條、油餅。

為何不宜

油條屬於高溫油炸食品，而且油常常反覆使用，所以其中的營養物質已經被氧化破壞。同時，油炸食物不容易消化，容易加重脾胃的負擔。所以脾胃不好的人儘量少吃油條。油餅與油條一樣，胃腸不適的人也最好不吃。

營養成分	含量	同類食物含量比較
碳水化合物	51 克	中
脂肪	17.6 克	高
蛋白質	6.9 克	低
膳食纖維（不溶性）	0.9 克	低
鉀	227 毫克	中
維他命 B_2	0.07 毫克	低
維他命 B_1	0.01 毫克	低

☹紅薯

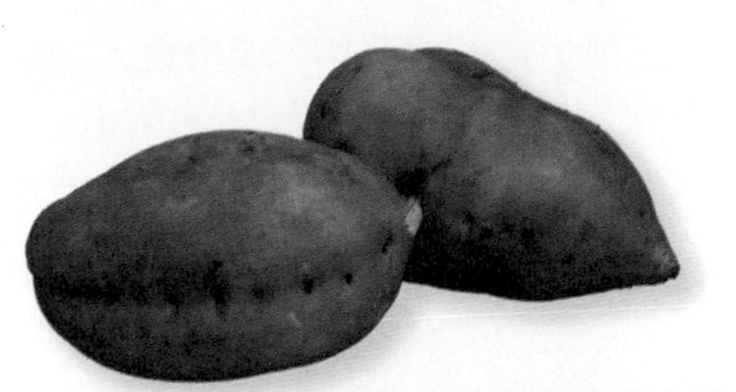

紅薯可與小米搭配煮粥食用，會降低紅薯產生腹脹的情況。

忌吃人群

痰火偏盛、發熱、咳嗽痰黃、黃疸、腹脹、糖尿病等病症患者不宜過多食用。

為何不宜

紅薯含有豐富的膳食纖維，能加快消化道蠕動，有助於排便，清理消化道，縮短食物中有毒物質在腸道內的滯留時間，減少因便祕而引起的人體自身中毒，預防腸道癌。但是紅薯的含糖量較高，會刺激胃酸的分泌。另外，紅薯中含有一種氧化酶，容易使人產生腹脹。因此，氣滯食積者應忌食紅薯。

營養成分	含量	同類食物含量比較
碳水化合物	24.7 克	中
膳食纖維（不溶性）	1.6 克	中
蛋白質	1.1 克	低
脂肪	0.2 克	低
鈣	21 毫克	低
維他命 C	26 毫克	中

☹糯米

老人、小孩不宜吃糯米。

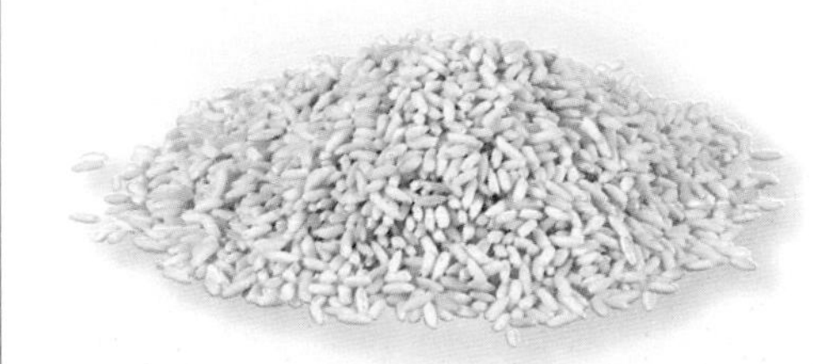

忌吃人群

患有胃炎、十二指腸炎等消化道炎症者，應該少食。老人、小孩或病人也宜慎用。糖尿病、體重過重，或其他慢性病（如腎臟病、高血脂）的人要儘量少吃。

為何不宜

糯米含有蛋白質、脂肪、碳水化合物等，營養豐富，為溫補強壯食品，具有補中益氣、止虛汗之功效，對食慾不佳，腹脹、腹瀉有一定緩解作用。但是糯米難以消化，會滯留在胃裡，時間久了會刺激胃酸分泌，胃潰瘍患者食用後會使疼痛加劇。

營養成分	含量	同類食物含量比較
碳水化合物	78.3 克	高
蛋白質	7.3 克	中
脂肪	1 克	低
膳食纖維（不溶性）	0.8 克	低
鈣	26 毫克	低
鐵	1.4 毫克	低

蔬菜類

《黃帝內經》記載「五穀為養，五果為助，五畜為益，五菜為充，氣味合而服之，以補精益氣」。在五穀養身的基礎上，「五菜」指各類蔬菜，能營養人體、充實臟氣。蔬菜中含有豐富的維他命 B 群，對保護胃腸黏膜有很好的作用。

白菜

養胃生津清熱解毒

性味歸經

性：涼　味：甘　歸經：腸、胃經

養胃功效

白菜所含膳食纖維有利於胃腸道蠕動和廢物的排出，可有效抑制癌細胞的生長和擴散，預防腸癌。

營養成分	含量	同類食物含量比較
碳水化合物	3.2 克	低
蛋白質	1.5 克	低
膳食纖維（不溶性）	0.8 克	低
脂肪	0.1 克	低
維他命 C	31 毫克	中
鋅	0.38 毫克	中
維他命 B_2	0.05 毫克	中
維他命 B_1	0.04 毫克	中

大白菜適量，搗爛絞汁 200 毫升，略加溫後於飯前飲服，每日 2 次。

可以調養消化道，對消化道潰瘍出血有一定的緩解作用。

小偏方

大白菜汁

養胃吃法大全

★ 熟食。炒、熗、溜、燉、做湯、做餡均可。

搭配宜忌		人群宜忌	
乳酪＋白菜	二者都含有豐富的鈣和磷，搭配食用可預防骨質疏鬆與肌肉抽筋等。		一般人均可食用。尤其適合便祕、傷風感冒、肺熱咳嗽、咽喉發炎、腹脹及發熱者食用。
	黃瓜含有維他命 C 分解酶，會破壞大白菜中的維他命 C，導致營養流失。		寒性體質、慢性胃腸炎患者慎食。

白菜炒木耳

材料　白菜 250 克，木耳 10 朵，蔥、薑、老抽、白糖、醋、鹽各適量。

做法　❶ 白菜洗淨，用手撕片；木耳用溫水泡軟，擇去根部，洗淨；蔥、薑切絲。❷ 鍋中放油，小火加熱，放入蔥、薑炒出香味，再放入白菜，大火翻炒均勻。❸ 白菜片炒至微微變軟時，倒入老抽翻炒均勻，放入適量白糖、醋。❹ 放入泡好的木耳，翻炒片刻，撒少許鹽翻炒均勻，出鍋即可。

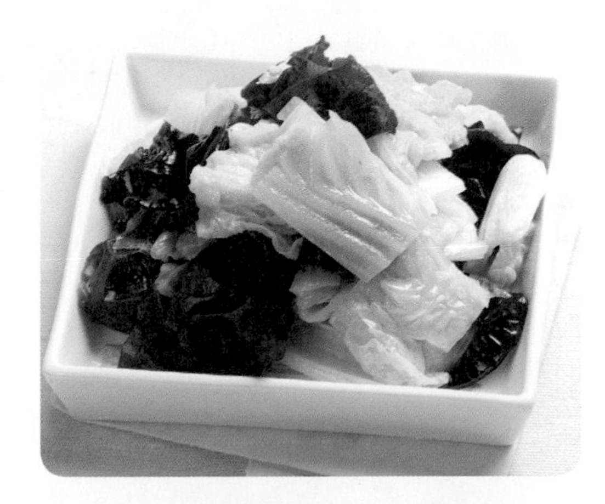

清炒大白菜

材料　大白菜、蒜末、鹽各適量。

做法　❶ 大白菜洗淨，切絲。❷ 炒鍋坐火上，鍋熱後放入適量的油燒熱，投入蒜末、白菜，煸炒出香味。❸ 加適量鹽調味即可。

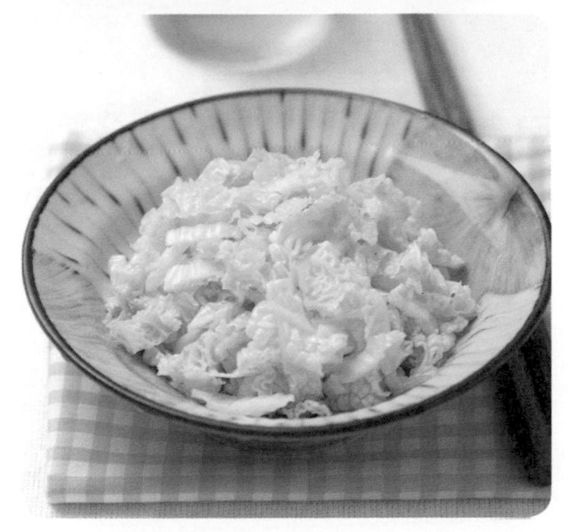

粉蒸白菜

材料　大白菜 500 克，豬肉 50 克，粗米粉 100 克，香油、醬油、鹽、胡椒粉各適量。

做法　❶ 將大白菜洗淨，斜刀切成小碎片。豬肉剁成末，加醬油、雞精、鹽拌勻。❷ 將大白菜片、豬肉末、粗米粉放在一起拌勻，裝盤上籠蒸熟。❸ 將醬油、香油、胡椒粉放入碗內攪勻，淋在大白菜上即成。可加少許蔥花點綴。

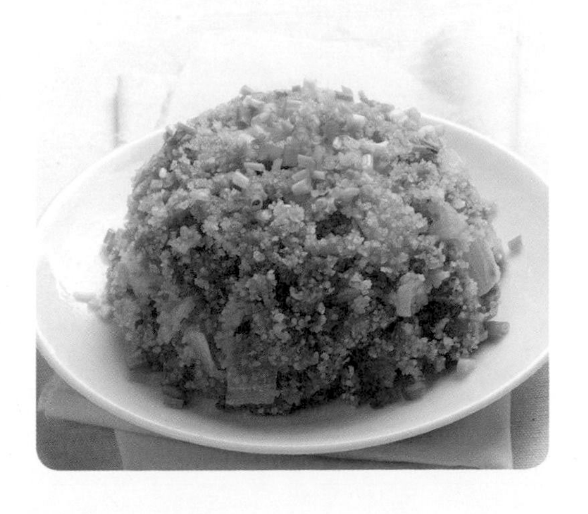

馬鈴薯

和胃健中解毒消腫

性味歸經

性：平　味：甘　歸經：脾、胃經

養胃功效

馬鈴薯中富含膳食纖維，可促進胃腸蠕動。且胃腸對馬鈴薯的消化吸收較慢，更容易令人產生飽腹感，有助於控制飲食。

營養成分	含量	同類食物含量比較
碳水化合物	17.2 克	低
蛋白質	2 克	低
膳食纖維（不溶性）	0.7 克	低
脂肪	0.2 克	低
鉀	342 毫克	中
維他命 C	27 毫克	中
胡蘿蔔素	30 微克	低

養胃吃法大全

★ 當做主食。煮、蒸食用，可代替主食，但一定要去皮，尤其是已變綠的皮。

★ 做菜餚。涼拌、炒、溜、燉、做湯都可以。

養胃靠食療

醋溜馬鈴薯絲

材料　馬鈴薯 400 克，醋、蔥絲、薑絲、鹽各適量。

做法　❶馬鈴薯削去皮，切絲，放入涼水中浸泡 5 分鐘，撈出控水。❷鍋置火上，放油燒熱，先放入薑絲、蔥絲炒香，隨即放入馬鈴薯絲翻炒至八成熟，再加入醋、鹽炒熟即可。

養胃功效　馬鈴薯絲富含膳食纖維，能促進胃腸蠕動，幫助排便，此菜特別適宜便祕和消化不良的人食用。

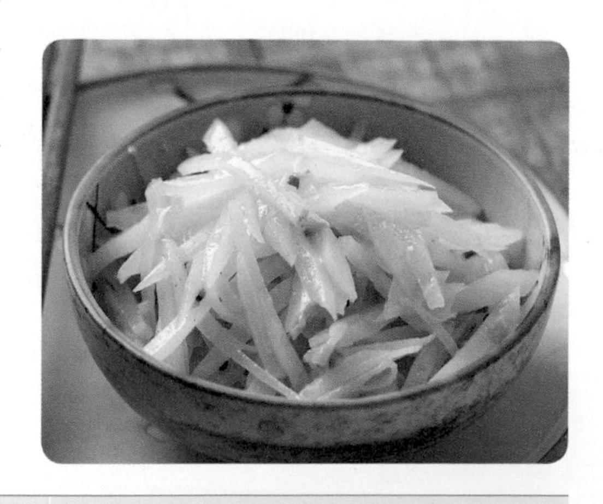

搭配宜忌		人群宜忌	
 豬肉＋馬鈴薯	豬肉和馬鈴薯搭配食用，有助於馬鈴薯中醣類的代謝，能夠促進消化，改善腸胃功能。		一般人群均可食用，尤其適宜消化不良、便祕、慢性胃痛患者食用。
 柿子＋馬鈴薯	馬鈴薯的澱粉含量高，進入胃中促進胃酸分泌，柿子中的鞣質在胃酸的作用下會產生沉澱，難以消化。		糖尿病患者不宜食用過多。

綠花椰菜

補脾和胃健腦壯骨

性味歸經

性：涼　味：甘　歸經：腎、脾經

養胃功效

綠花椰菜有補脾和胃、健腦壯骨的功效。綠花椰菜中的維他命 C 含量很高，可有效保護胃腸，提高人體免疫力，尤其是在防治胃癌、結腸癌方面效果尤佳。

營養成分	含量	同類食物含量比較
碳水化合物	4.3 克	低
蛋白質	4.1 克	中
膳食纖維（不溶性）	1.6 克	中
脂肪	0.6 克	低
胡蘿蔔素	7210 微克	高
維他命 B_2	0.13 毫克	高

養胃吃法大全

★ 涼拌。焯水後的綠花椰菜很適宜涼拌，這樣既顏色鮮豔又不會流失太多營養。

★ 炒食。大火快炒能盡可能地保留住綠花椰菜中的維他命 C。

養胃靠食療

番茄炒綠花椰菜

材料　番茄 1 顆，綠花椰菜小半棵，蒜片、鹽各適量。

做法　❶ 綠花椰菜掰成小朵洗淨，入沸水中焯 1 分鐘後，撈出過涼。❷ 番茄洗淨，去外皮，切塊。❸ 鍋熱後倒入油，放入番茄翻炒，之後再加入綠花椰菜翻炒，炒熟，加入蒜片、鹽即可出鍋。

養胃功效 綠花椰菜極易被消化吸收，適宜於中老年人、小孩和脾胃虛弱、消化功能不強者食用。

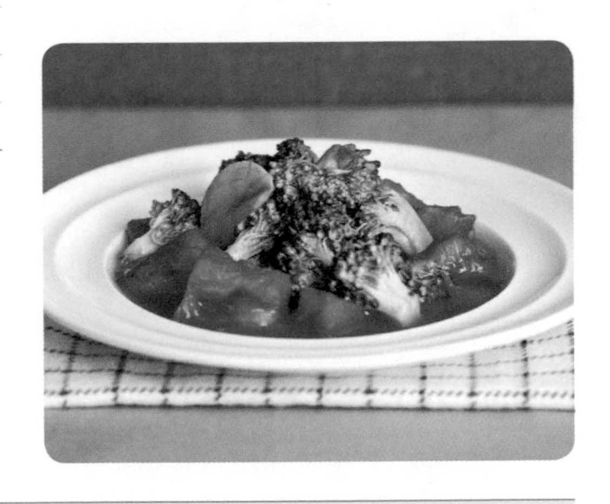

搭配宜忌		人群宜忌	
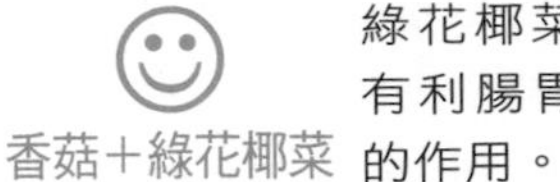 香菇＋綠花椰菜	綠花椰菜和香菇搭配食用，有利腸胃、壯筋骨、降血脂的作用。		一般人群均可食用，腎精不足者宜食。
 動物肝＋綠花椰菜	綠花椰菜富含膳食纖維，與含有銅、鐵的動物肝同食，會降低人體對這些礦物質的吸收。		尿路結石者不宜食用綠花椰菜，小孩不能多吃。

芹菜

保胃醒酒安神除煩

性味歸經

性：涼　味：甘　歸經：肺、胃、肝經

養胃功效

芹菜能刺激胃腸蠕動，潤腸通便。老年人、身體虛弱及內熱煩躁者都可以用芹菜來調養身體。春季氣候乾燥，人往往胃火也比較大，吃點芹菜可清熱解毒。

營養成分	含量	同類食物含量比較
碳水化合物	3.9 克	低
膳食纖維（不溶性）	1.4 克	中
蛋白質	0.8 克	低
脂肪	0.1 克	低
鎂	10 毫克	低
維他命 E	2.21 毫克	中
硒	0.47 微克	中

養胃吃法大全

★ 吃莖。芹菜的莖是其主要的食用部分，可做餡、炒食，焯後涼拌或榨汁也很好。

★ 吃葉。芹菜葉的營養比芹菜莖更豐富，可做餡、做湯、涼拌等。

養胃靠食療

芹菜炒香菇

材料　芹菜 60 克，香菇 50 克，醋、鹽、太白粉水各適量。

做法　❶ 芹菜去葉、根，洗淨，切段；香菇洗淨，切片。❷ 醋、太白粉水加水約 50 毫升對成芡汁備用。❸ 炒鍋燒熱後放油，下芹菜段煸炒 2 分鐘，放入香菇片迅速炒勻，再加入鹽稍炒，淋入芡汁，速炒起鍋即可。

養胃功效　香菇有補肝腎、健脾胃的功效，芹菜可清熱除煩，二者搭配食用，可益胃和中，化痰理氣。

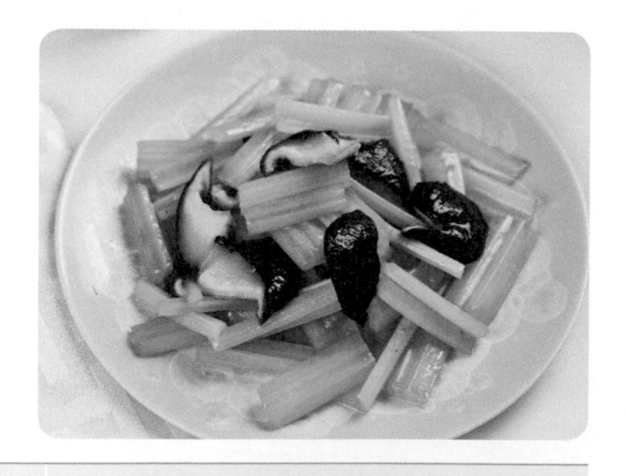

搭配宜忌

核桃仁＋芹菜：芹菜和核桃仁都有潤腸通便的功效，搭配食用可預防便祕，還可排毒美容。

花生＋芹菜：芹菜平肝、降壓，花生潤肺，二者搭配具有降壓降脂、平肝和胃的功效。

人群宜忌

一般人均可食用，尤其適合食慾缺乏、便祕、高血壓、高脂血症及經常失眠、頭痛的患者。

脾胃虛寒者、經常腹瀉者慎食。

菠菜

斂陰潤燥通腸導便

性味歸經

性：涼　味：甘　歸經：大腸、胃經

養胃功效

菠菜富含胡蘿蔔素，可參與胃內上皮組織的正常代謝，保護胃黏膜，對胃潰瘍有一定預防和輔助食療作用。

營養成分	含量	同類食物含量比較
碳水化合物	4.5 克	低
蛋白質	2.6 克	低
膳食纖維（不溶性）	1.7 克	中
脂肪	0.3 克	低
鈣	66 毫克	中
維他命 C	32 毫克	中
胡蘿蔔素	2920 微克	高

養胃吃法大全

★ 涼拌。先用開水將菠菜焯一下，再配上粉絲等涼拌食用。

★ 做湯。配上蝦米、鴨血、粉絲等做成的菠菜湯既補血又養胃。

養胃靠食療

菠菜粉絲湯

材料　新鮮菠菜500克，粉絲30克，蝦皮、薑片、生抽、鹽各適量。

做法　❶ 菠菜、蝦皮分別洗淨，粉絲用清水浸軟。❷ 將水燒開後，加入薑片、粉絲、菠菜，等煮沸後加入適量生抽和蝦皮。❸ 關火，加入適量鹽調味即可。

養胃功效　此湯清肝和胃、止渴潤燥，食慾缺乏、大便秘結者可常食。

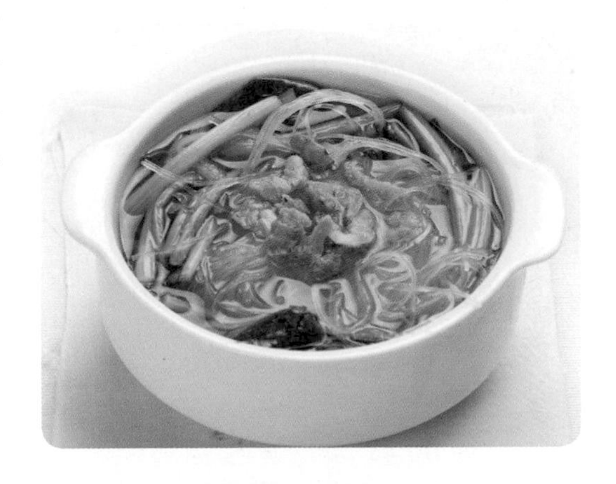

搭配宜忌		人群宜忌	
 生薑＋菠菜	菠菜能促進胰島素的分泌，降低血糖；生薑中的薑酮醇成分能夠緩解血壓升高。		一般人均可食用。特別適合老、幼、病、弱者食用。
 豬肝＋菠菜	豬肝中含有豐富的銅、鐵等，與含維他命 C 的菠菜搭配，金屬離子很容易使維他命 C 氧化。		腸胃虛寒、腹瀉者少食。腎炎、腎結石患者忌食。

高麗菜

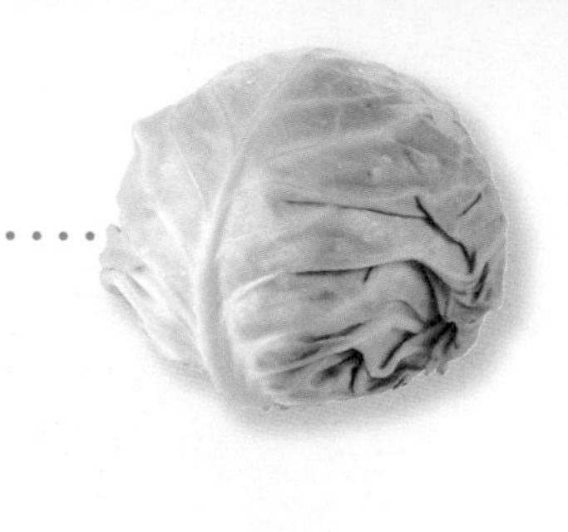

利五臟調六腑

性味歸經

性：平　味：甘　歸經：脾、胃經

養胃功效

高麗菜所含的膳食纖維可增進食慾、促進消化、預防便祕，尤其適於便祕患者。

營養成分	含量	同類食物含量比較
碳水化合物	4.6 克	低
蛋白質	1.5 克	低
膳食纖維（不溶性）	1 克	低
脂肪	0.2 克	低
磷	26 毫克	中
胡蘿蔔素	70 微克	低
硒	0.96 微克	中

將高麗菜 1 棵洗淨，剁爛絞汁。取汁 1 杯，加白糖適量，攪勻後空腹飲用。

養胃滋陰、緩急止痛，對慢性胃炎有一定輔助治療作用。

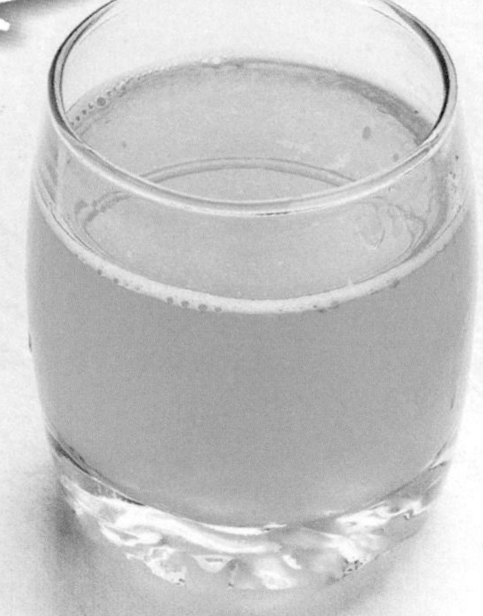

養胃吃法大全

★ 生食。涼拌、做沙拉、榨汁。

★ 熟食。炒、熗、溜、做湯、做餡。

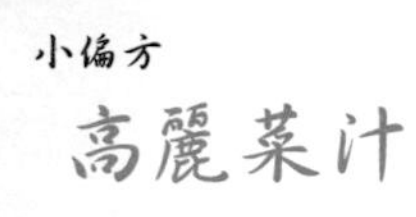

搭配宜忌		人群宜忌	
番茄＋高麗菜	二者搭配可開胃消食、益氣生津，適用於食慾缺乏、身體疲乏、心煩口渴等症。		一般人均可食用，尤其適合糖尿病、動脈硬化、膽結石、肥胖、貧血及較輕的消化性潰瘍患者食用。
 木耳＋高麗菜	高麗菜可預防胃潰瘍，木耳可排毒、清潔腸道，搭配食用可保持胃及腸道健康。		脾胃虛寒、泄瀉及小兒脾胃虛弱者不宜多食。

醋溜高麗菜

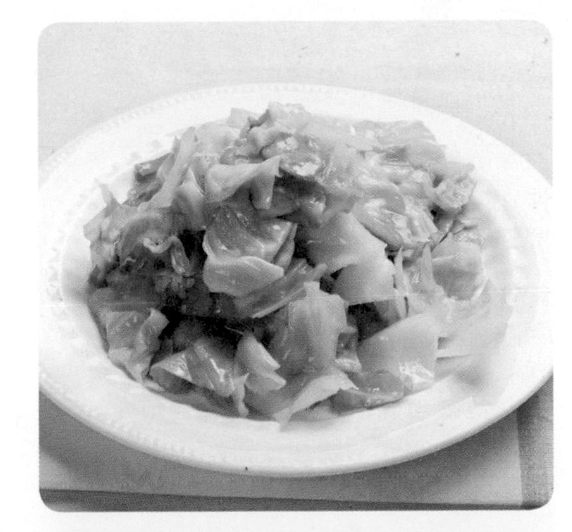

材料　高麗菜200克，花椒粒、太白粉水、鹽、醋各適量。

做法　❶ 高麗菜取菜梗，洗淨後拍松切塊。❷ 炒鍋加油燒熱，投入花椒粒，炒出香味後撈出花椒粒。❸ 倒入高麗菜煸炒約2分鐘，放醋、鹽，太白粉水勾芡即成。

高麗菜蘑菇湯

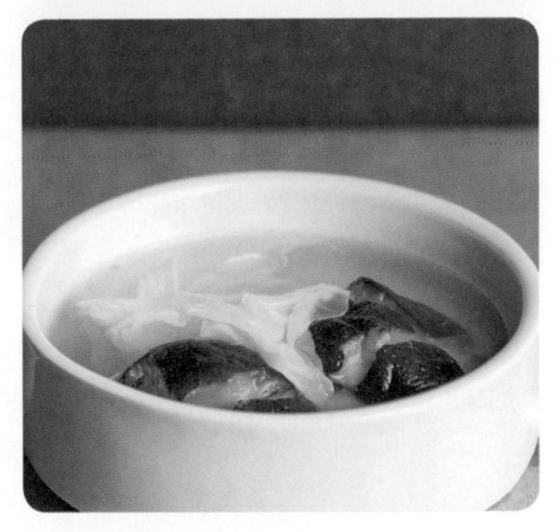

材料　高麗菜300克，蘑菇200克，素香腸1根，鹽適量。

做法　❶ 高麗菜切成大片；蘑菇切薄片、素香腸切段。❷ 熱鍋後下油，下素香腸用小火煎香盛出。❸ 鍋中另下油燒熱，先下蘑菇略炒，再下高麗菜一起拌炒至微軟。❹ 倒入適量清水或高湯，煮沸後轉小火，蓋上鍋蓋燜煮5分鐘。❺ 最後加入煎好的小香腸，加鹽調味即可。

高麗菜麵片湯

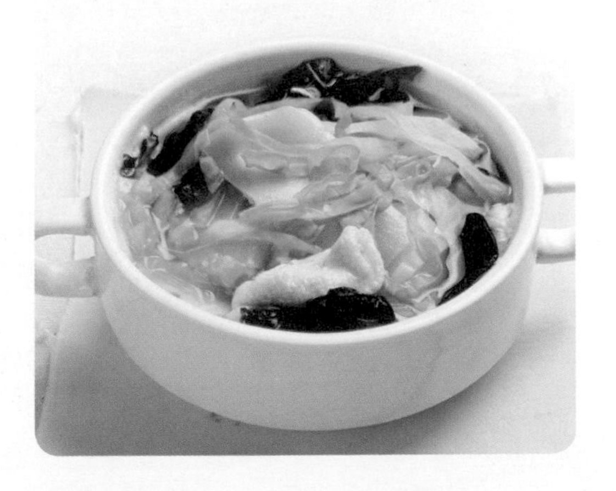

材料　高麗菜50克，水發木耳6克，雞蛋1顆，小餛飩皮50克，鹽、香油各適量。

做法　❶ 將雞蛋打入碗內攪勻。高麗菜洗淨後切絲。木耳揀雜洗淨。餛飩皮一切為二。❷ 鍋放水燒沸，下餛飩皮、高麗菜絲、木耳，煮5分鐘後倒入雞蛋液，加鹽煮沸後淋入香油即成。

茼蒿

消食開胃通便利肺

性味歸經

性：平　味：甘、辛　歸經：脾、胃經

養胃功效

茼蒿有疏肝理氣的作用，比較適合肝氣不舒、食慾不振的人。茼蒿中含有特殊香味的揮發油，能寬中理氣、消食開胃、增加食慾。

營養成分	含量	同類食物含量比較
碳水化合物	3.9 克	低
蛋白質	1.9 克	低
膳食纖維（不溶性）	1.2 克	中
脂肪	0.3 克	低
鈣	73 毫克	中
維他命 C	18 毫克	中
胡蘿蔔素	1510 微克	高

養胃吃法大全

★ 涼拌。用開水焯一下，再搭配大蒜、香油等涼拌著吃，既能保留營養，又清熱祛火。

★ 熱炒。茼蒿炒雞蛋、蒜蓉茼蒿等，都是清淡又營養的小炒。

養胃靠食療

涼拌茼蒿

材料　茼蒿 250 克，香油、醋、鹽、五香粉、大蒜各適量。

做法　❶ 將茼蒿擇洗乾淨，用開水焯一下，切成段。大蒜去皮，拍碎。❷ 將香油、醋、鹽、五香粉、大蒜末放入，拌勻即可食用。

養胃功效　茼蒿疏肝理氣、消食開胃，與大蒜搭配涼拌，是健脾開胃的佳品。

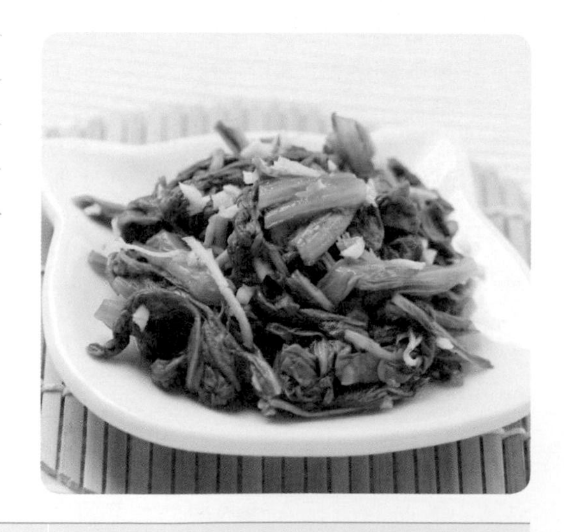

搭配宜忌		人群宜忌	
 雞蛋＋茼蒿	茼蒿含豐富的維他命及多種胺基酸，與雞蛋一同炒食，可以提高維他命 A 的吸收利用率。		便祕、口臭、減肥者，高血壓患者，冠心病患者宜經常使用。
 大蒜＋ 茼蒿	二者同食，清淡爽口，潤腸通便，有開胃健脾、降壓養腎的功效。		脾胃虛寒、腹瀉便溏者應少食或不食。

番茄

健胃消食生津止渴

性味歸經

性：涼　味：甘、酸　歸經：肝、胃、肺經

養胃功效

番茄具有生津止渴、健胃消食、涼血平肝、清熱解毒的功效。番茄所含的果酸、檸檬酸等有機酸，能增強胃酸濃度，調節胃腸功能。

營養成分	含量	同類食物含量比較
水分	95.2 克	高
碳水化合物	4 克	低
蛋白質	0.9 克	低
膳食纖維（不溶性）	0.5 克	低
脂肪	0.2 克	低
胡蘿蔔素	550 微克	中

養胃吃法大全

★ 生吃。番茄可以當水果來吃，也可以涼拌或榨汁。

★ 熟食。番茄可炒、可燉、可做湯，但不宜久烹久煮。

養胃靠食療

番茄燉豆腐

材料　番茄 2 顆，豆腐 150 克，鹽、蔥花各適量。

做法　❶ 豆腐、番茄切塊。❷ 鍋內倒油燒熱，下豆腐小火煎至雙面微黃後，取出。❸ 不用繼續放油，直接將番茄塊和蔥花倒入鍋中翻炒，放入煎好的豆腐，加適量清水，慢燉，加鹽調味，收汁，即可。

養胃功效 番茄和豆腐搭配可健胃消食、涼血平肝，適合消化不良者食用。

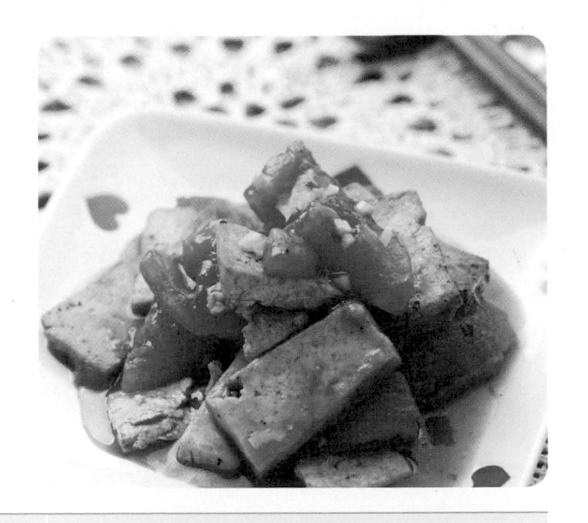

搭配宜忌		人群宜忌	
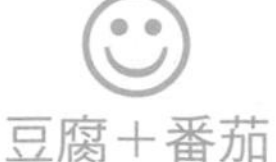 豆腐＋番茄	番茄生津止渴、健胃消食；豆腐生津潤燥、清熱解毒。二者搭配食用，效果更好。		適宜於熱性病發熱、口渴、食慾不振、習慣性牙齦出血的人群。
 紅薯＋番茄	番茄和紅薯同食，會在胃內形成沉澱物，易致嘔吐、腹痛等。		急性腸炎、菌痢及潰瘍活動期患者不宜食用。

蓮藕

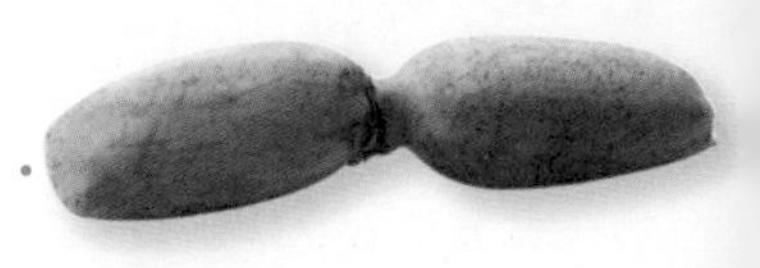

解渴止嘔健脾開胃

性味歸經

性：寒　味：甘　歸經：心、脾、肺經

養胃功效

民間有「新採嫩藕勝太醫」的說法，鮮藕性寒，能清熱解煩，解渴止嘔；煮熟後藕性溫味甘，有健脾開胃、益血補心、消食止渴、生津的功效。

營養成分	含量	同類食物含量比較
碳水化合物	16.4 克	中
蛋白質	1.9 克	低
膳食纖維（不溶性）	1.2 克	中
脂肪	0.2 克	低
維他命 C	44 毫克	高
鐵	1.4 毫克	中

養胃吃法大全

- ★ 熟食。清炒、燉湯、煮粥、炸藕合及做菜餚配料均可。脾胃虛寒的人不宜食用生藕。
- ★ 藕粉。藕粉可用開水沖服，也可煮粥食用。

養胃靠食療

鮮藕粥

材料　鮮藕 200 克，糯米 100 克，紅糖適量。

做法　❶ 將鮮藕洗淨，切成小塊，與紅糖和淘洗乾淨的糯米一同入鍋。❷ 鍋內加水，用大火燒開，再轉用小火熬煮成稀粥。

養胃功效 此粥健脾開胃，養血止瀉，尤其適合貧血、胃潰瘍、慢性腹瀉患者食用。

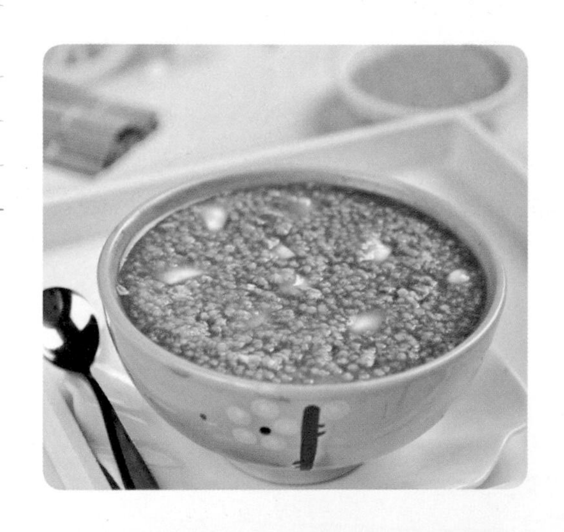

搭配宜忌		人群宜忌	
 鱔魚＋蓮藕	蓮藕和鱔魚都含有很好的黏液成分，能促進人體對蛋白質的吸收。		一般人群均可食用，尤其適合肝病、便祕、糖尿病等有虛弱之症的人。
 冰糖＋蓮藕	燉蓮藕的時候，加點冰糖，不但味道香甜可口，還有健脾開胃的作用。		生蓮藕性寒，對脾胃不利，因此脾胃功能不好的人不宜生吃蓮藕。

紅蘿蔔

健脾化滯寬中下氣

性味歸經

性：平　味：甘　歸經：脾、胃經

養胃功效

紅蘿蔔可補中益氣、健胃消食、壯元陽、安五臟。紅蘿蔔中豐富的膳食纖維具有吸水性，進入腸道後體積膨脹，從而刺激腸道蠕動，可寬腸、通便。

營養成分	含量	同類食物含量比較
碳水化合物	8.8 克	低
膳食纖維（不溶性）	1.1 克	中
蛋白質	1 克	低
脂肪	0.2 克	低
胡蘿蔔素	4130 微克	高
硒	0.63 毫克	中
維他命 B_2	0.03 毫克	中

養胃吃法大全

★ 煮粥。可與白米、小米、羊肉、玉米等搭配煮粥。

★ 煲湯。與豬肉、牛肉、羊肉等一起煲湯，色香味營養俱全。

養胃靠食療

紅蘿蔔小米粥

材料　紅蘿蔔、小米各 100 克。

做法　❶ 紅蘿蔔洗淨，切成 1 公分見方的丁，備用。❷ 小米洗淨，備用。❸ 將紅蘿蔔丁和小米一同放入鍋內，加清水大火煮沸。❹ 轉小火煮至紅蘿蔔綿軟，小米開花即可。

養胃功效　小米含多種維他命，營養價值很高，具有補血、健腦的功效，適宜身體虛弱的胃下垂患者食用。

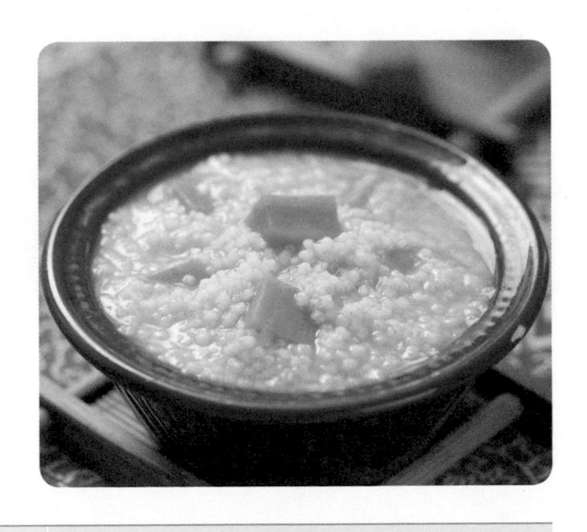

搭配宜忌		人群宜忌	
 苦瓜＋紅蘿蔔	均有滋陰潤燥功效，二者搭配效果更佳，可緩解便祕。		一般人均可食用。適宜便祕、癌症、高血壓、夜盲症、乾眼症及皮膚粗糙者食用。
白蘿蔔＋紅蘿蔔	紅蘿蔔含有抗壞血酸抑制酶，會破壞白蘿蔔中的維他命 C，使其營養價值大大降低。		體弱氣虛者不宜多食。女性吃紅蘿蔔過多，易引起月經不調，應適量食用。

油菜

解毒消腫寬腸通便

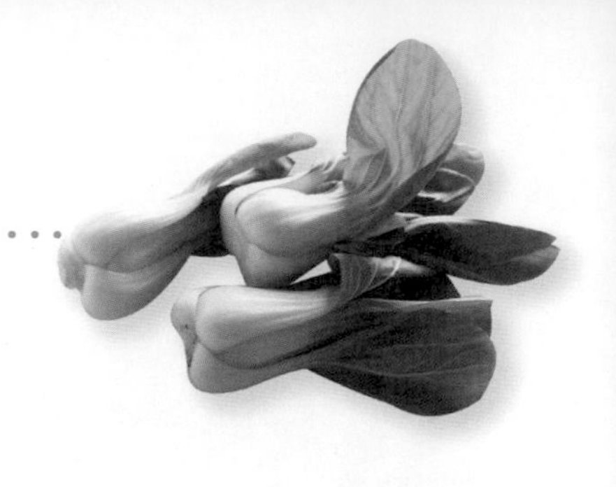

性味歸經

性：涼　味：甘　歸經：肝、脾、肺經

養胃功效

油菜中含有大量膳食纖維，能促進胃腸道蠕動，縮短糞便在腸道內的停留時間，可防治便祕、預防腸癌。

營養成分	含量	同類食物含量比較
碳水化合物	3.8 克	低
蛋白質	1.8 克	低
膳食纖維（不溶性）	1.1 克	中
脂肪	0.5 克	低
鈣	108 毫克	高
維他命 C	36 毫克	中
鐵	1.2 毫克	中
胡蘿蔔素	620 微克	高

新鮮油菜 200 克，洗淨，絞汁取汁液。每日服兩三次。

清熱解毒通便，適用於因胃熱導致的便祕。

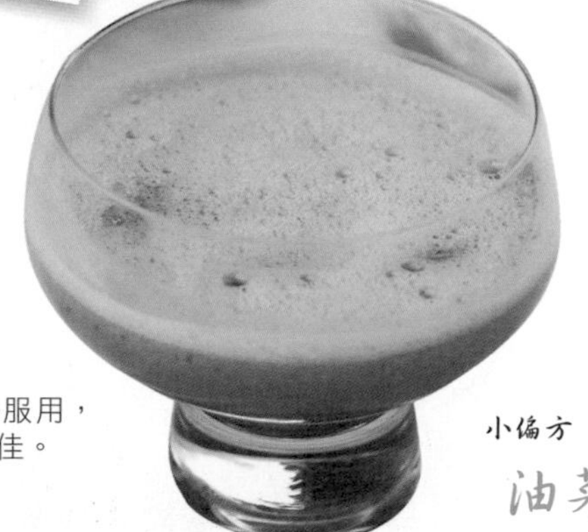

油菜汁溫熱服用，解毒效果更佳。

小偏方

油菜汁飲

養胃吃法大全

★ 做菜。拌、炒、燒、熗、扒等方法都可用於油菜的烹調。

搭配宜忌		人群宜忌	
 豆腐＋油菜	膳食纖維與植物蛋白相結合，有生津潤燥、清熱解毒、潤肺止咳的功效。		一般人均可食用。便祕、口腔潰瘍、牙齦出血、牙齒鬆動、瘀血腹痛、癌症等患者宜食。
香菇＋油菜	可抗老防衰，並縮短食物在胃腸道的停留時間，促進代謝，減少脂肪堆積，緩解便祕。		脾胃虛寒者不宜多吃。痧痘、孕早期婦女、眼病、小兒麻疹後期、疥瘡等患者慎食。

油菜香菇湯

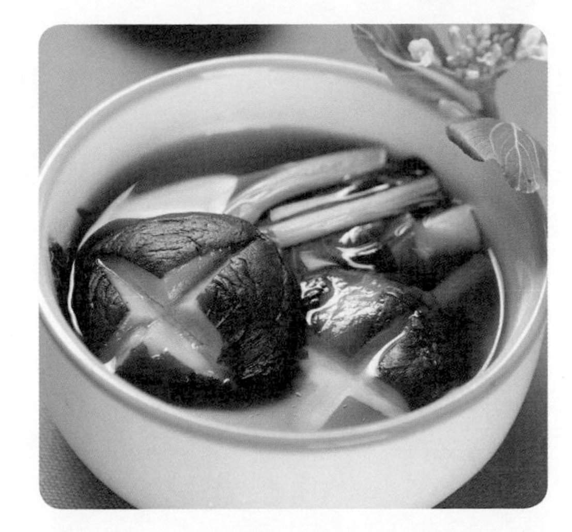

材料　油菜心 150 克，香菇 8 朵，雞油、鹽、香油各適量。

做法　❶ 將油菜心洗淨，從根部剖開，備用。❷ 將雞油燒至八成熟，放入油菜心煸炒，之後加入適量水，放入香菇、鹽，用大火煮幾分鐘，最後淋上香油即可。

南瓜油菜粥

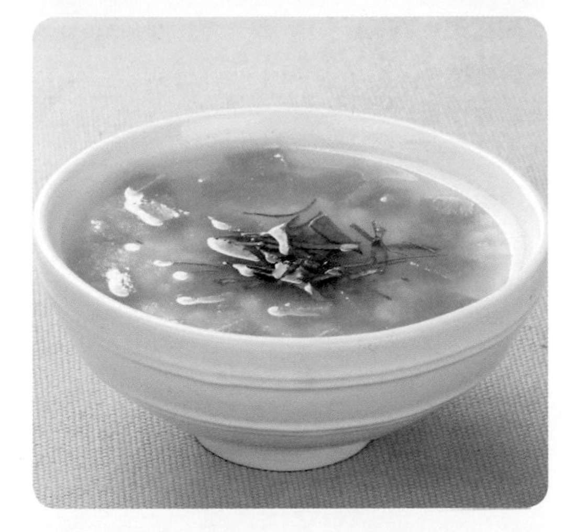

材料　白米 50 克，南瓜 40 克，油菜 20 克，鹽適量。

做法　❶ 南瓜去皮，去瓤，洗淨切成小丁；油菜洗淨，切絲；白米淘洗乾淨。❷ 鍋中放白米、南瓜丁、油菜絲，加適量水煮熟，最後加鹽調味即可。

油菜金針菇

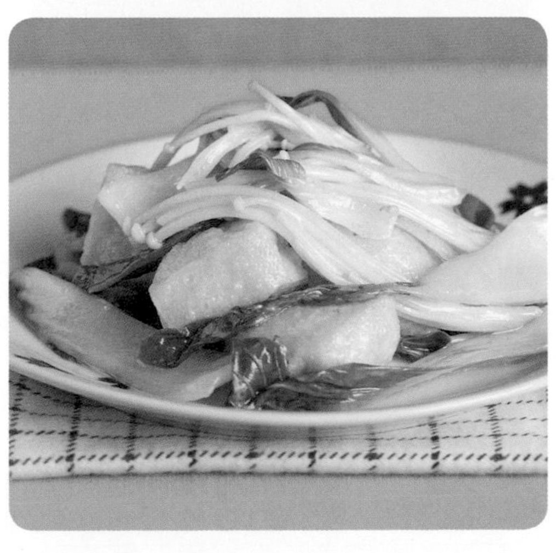

材料　油菜 300 克，金針菇 70 克，油豆腐、金針菇、鹽各適量。

做法　❶ 將油豆腐洗淨，瀝乾水分，放於盤中，備用。❷ 將油菜去蒂，洗淨，對半切開；金針菇切除根部後洗淨，放入沸水中汆燙，撈出過涼後瀝乾備用。❸ 鍋中倒入適量油燒熱，放入油菜炒軟，加入油豆腐、金針菇，放鹽，炒至入味，盛入盤中即可。

萵筍

消積下氣寬腸通便

性味歸經

性：平　味：甘　歸經：胃、大腸經

養胃功效

萵筍中的乳狀漿液可刺激胃液、消化腺及膽汁的分泌，增強消化系統功能，對消化功能減弱、胃酸減少及便祕患者有一定的食療功效。

營養成分	含量	同類食物含量比較
碳水化合物	2.8 克	低
蛋白質	1 克	低
膳食纖維（不溶性）	0.6 克	低
脂肪	0.1 克	低
鉀	212 毫克	中
維他命 C	4 毫克	低
鐵	0.9 毫克	低
菸酸	0.5 毫克	中
胡蘿蔔素	150 微克	中

養胃吃法大全

- ★ 萵筍莖。是萵筍的主幹部分，可拌、炒、燒、熗、做湯或作配料食用。
- ★ 萵筍葉。可涼拌、清炒，也是做湯的好材料。

養胃靠食療

萵筍白米粥

材料　白米 100 克，萵筍 150 克，鹽、香油、雞精各適量。

做法　❶ 萵筍去皮，洗淨，切小塊；白米淘洗乾淨。❷ 將準備好的原料放到砂鍋中，加適量清水，大火煮沸，小火煮熟即可。

養胃功效　能清濕熱，經常食用可改善胃火上炎引起的口臭、口腔潰瘍。

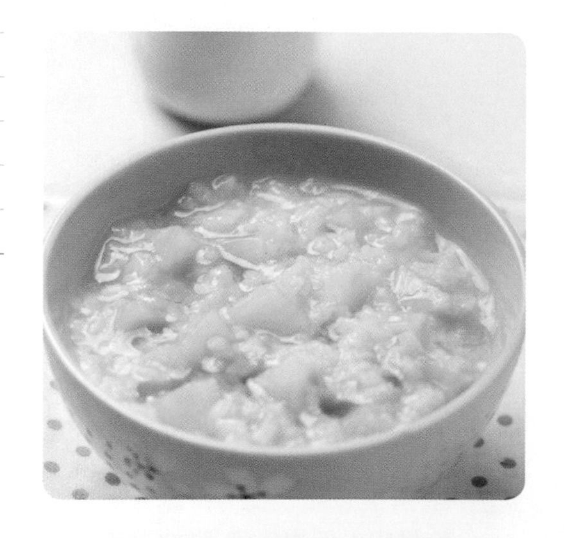

搭配宜忌		人群宜忌	
 木耳＋萵筍	二者搭配可潤腸通便、清除腸道雜物，尤其適合高血壓、高血脂患者食用。		適宜食慾缺乏、便祕、胃癌、肝癌、高血壓、心臟病、缺鐵性貧血患者食用。
 蒜苗＋萵筍	萵筍利五臟、健筋骨，蒜苗解毒殺菌，二者一起吃，對高血壓、糖尿病有一定的調整作用。		寒性體質者忌食，脾胃虛寒、痛風、泌尿道結石、眼疾患者忌食，產婦不宜生食。

蘆筍

和胃止嘔利尿解毒

性味歸經

性：涼　味：甘　歸經：大腸經

養胃功效

蘆筍所含膳食纖維柔軟可口，能增進食慾，幫助消化。蘆筍中富含的硒元素，可阻止癌細胞分裂與生長，對食道癌有一定的預防和輔助治療作用。

營養成分	含量	同類食物含量比較
碳水化合物	4.9 克	低
膳食纖維（不溶性）	1.9 克	高
蛋白質	1.4 克	中
脂肪	0.1 克	低
鉀	213 毫克	中
維他命 C	45 毫克	高
鐵	1.4 毫克	中
硒	0.21 微克	低

養胃吃法大全

★ 做菜。炒、煮、燉或涼拌都是烹製蘆筍的好方法，可搭配蝦仁、牛肉等一起烹製。

養胃靠食療

蘆筍炒百合

材料　蘆筍 1 把，百合 1 個，鹽適量。

做法　❶ 蘆筍洗淨，去除根部，切斜刀；百合將頭和根部黑的部分切掉，洗淨。❷ 將蘆筍放入滾水中燙一下，撈出。❸ 鍋入油，放入百合爆炒，再加入蘆筍翻炒，炒熟後加鹽調味即可。

養胃功效　蘆筍能和胃止嘔、解毒，百合可除痞滿，利二便，二者搭配能保護胃黏膜，對慢性胃炎有一定的食療作用。

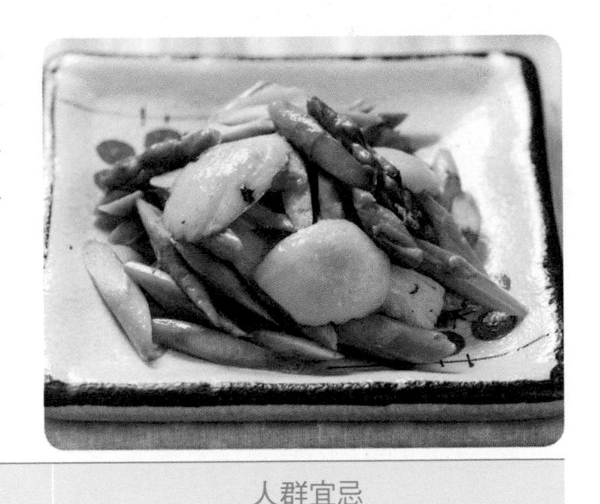

搭配宜忌	
 海參＋蘆筍	蘆筍能防止癌細胞擴散，海參同樣是抗癌食品，二者搭配，可增加抗癌功效。
 苦瓜＋蘆筍	苦瓜與蘆筍搭配食用，能使皮膚恢復血色，對治療貧血、消除疲勞有一定幫助。

人群宜忌	
	一般人均可食用。尤其適合營養不良、便祕、貧血、肥胖、高血壓、高脂血症、癌症等患者食用。
	脾胃虛寒、痛風患者忌食。

洋蔥

刺激食慾幫助消化

性味歸經

性：溫　味：甘　歸經：肝、脾、胃、肺經

養胃功效

洋蔥含有蔥蒜辣素，有濃郁的香氣，加工時因氣味刺鼻而常使人流淚。正是這特殊氣味可刺激胃酸分泌，增進食慾。

營養成分	含量	同類食物含量比較
碳水化合物	9 克	低
蛋白質	1.1 克	低
膳食纖維（不溶性）	0.9 克	低
脂肪	0.2 克	低
鉀	147 毫克	低
硒	0.92 微克	中

養胃吃法大全

★ 白皮洋蔥。肉質柔嫩，水分和甜度皆高，比較適合生食、烘烤和燉煮。

★ 黃皮洋蔥。肉質微黃，味甜，口感柔嫩，適合生吃。

★ 紫皮洋蔥。肉質微紅，辛辣味強，適合炒食或做沙拉。

養胃靠食療

洋蔥牛肉絲

材料　洋蔥、牛肉各 150 克，料酒、鹽、蒜片、蔥花各適量。

做法　❶ 牛肉洗淨，去筋，切絲；洋蔥洗淨，切絲。❷ 將牛肉絲用料酒、鹽醃 15 分鐘。❸ 熱鍋，加油燒熱，放入牛肉絲快火煸炒，再放入蒜片，待牛肉炒出香味後加入鹽，放入洋蔥絲略炒，撒蔥花即可。

養胃功效 洋蔥具有散寒健胃的功效，常食還能穩定血壓，特別適合胃酸不足的人食用。

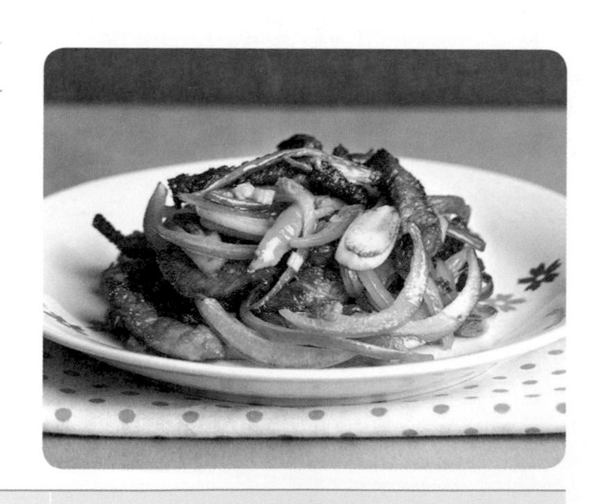

搭配宜忌	
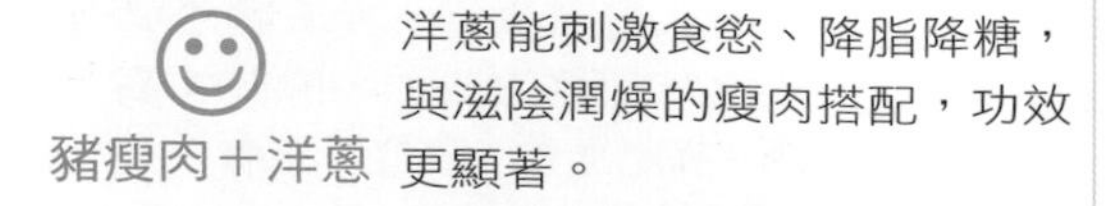 豬瘦肉＋洋蔥	洋蔥能刺激食慾、降脂降糖，與滋陰潤燥的瘦肉搭配，功效更顯著。
 海帶＋洋蔥	海帶含有豐富的鈣和碘，與富含草酸的洋蔥搭配易形成結石，多食會使人便祕。

人群宜忌	
	一般人均可食用。消化不良、飲食減少、胃酸不足者宜常食。
	皮膚瘙癢性疾病、眼疾、胃炎、胃潰瘍患者忌食，熱病患者慎食。

韭菜

補腎溫陽益肝健胃

性味歸經

性：溫　味：辛　歸經：腎、胃經

養胃功效

韭菜既能溫脾胃，也能助腎陽，屬於溫熱食物。韭菜的膳食纖維含量很高，能促進腸胃蠕動，改善便祕，因此也被叫做「洗腸草」。

營養成分	含量	同類食物含量比較
碳水化合物	4.6 克	低
蛋白質	2.4 克	低
膳食纖維（不溶性）	1.4 克	高
脂肪	0.4 克	低
鈣	42 毫克	中
鎂	25 毫克	中

養胃吃法大全

- ★ 做餡。將韭菜碎碎地切成末，搭配上蝦仁、雞蛋、豬肉等，用來做餃子、包子、餡餅等。
- ★ 炒菜。以韭菜為主料，炒雞蛋、魷魚、蝦仁等，都是補腎養胃的美味。

養胃靠食療

韭菜炒蝦仁

材料　韭菜 200 克，蝦仁 50 克，薑片、鹽各適量。

做法　❶ 蝦仁洗淨。韭菜洗淨，切段。❷ 把炒鍋置大火上燒熱，加入適量的油燒熱後放入薑片，投入蝦仁，煸炒出香味。❸ 投入韭菜，炒熟後加入適量的鹽調味即可。

養胃功效　韭菜能溫脾胃，也能助腎陽，蝦仁肉質鬆軟，易消化，有補腎陽作用，二者搭配可補脾胃之陽。

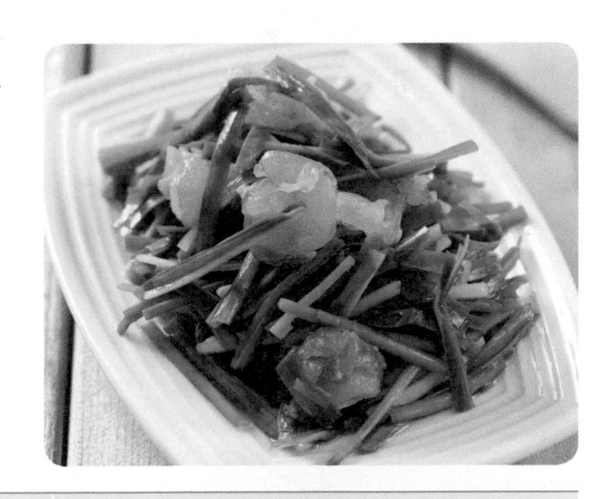

搭配宜忌		人群宜忌	
 雞蛋＋韭菜	韭菜溫補肝腎、助陽固精，雞蛋養心安神、滋陰潤燥，二者搭配可補腎行氣。	☺	一般人均可食用，尤其適合便祕者、寒性體質者，男子陽痿、女子痛經者。
 核桃仁＋韭菜	韭菜富含膳食纖維，核桃仁補腎壯陽。二者搭配適合於大便祕結者。		韭菜多吃不易消化且容易上火。消化不好、腸胃功能弱及眼疾、胃病患者不宜多食用。

白蘿蔔

開胃健脾清腸排毒

性味歸經

性：涼　味：甘、辛　歸經：肺、胃經

養胃功效

白蘿蔔具有下氣寬中、消食化滯功效，能舒暢滯氣，調和脾胃，改善脾胃氣滯所導致的腹脹、消化不良等問題。適當吃點白蘿蔔能健脾開胃，促進消化。

營養成分	含量	同類食物含量比較
水分	93.4 克	高
碳水化合物	5 克	低
膳食纖維（不溶性）	1 克	低
蛋白質	0.9 克	低
脂肪	0.1 克	低
鈣	36 毫克	中
維他命 C	21 毫克	中
鎂	16 毫克	中
維他命 B1	0.02 毫克	低

小偏方

蘿蔔汁

新鮮白蘿蔔 1,000 克，洗淨切片，放入榨汁機打碎，取汁，加入適量白糖攪勻即可。

行氣消脹，助消化，適用於慢性胃炎飲食積滯者。

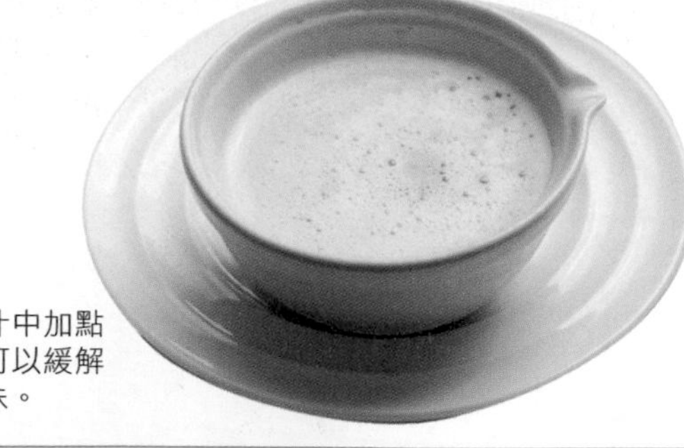

白蘿蔔汁中加點冰糖，可以緩解辛辣之味。

養胃吃法大全

- ★ 做餡。以白蘿蔔做餡，用來包餃子、蒸包子都是不錯的選擇。
- ★ 煲湯。搭配羊肉、排骨等做成的蘿蔔湯，既養胃又好吃。
- ★ 做菜。炒、燉、燒、蒸都可以，但白蘿蔔不可生吃，否則會刺激胃黏膜。

搭配宜忌		人群宜忌	
 豆腐＋白蘿蔔	豆腐多吃會引起消化不良，但白蘿蔔的助消化功能很強，若與豆腐伴食，有助於人體吸收豆腐的營養。		一般人均可食用。有食慾缺乏、腹脹、嘔吐的人，以及呼吸道疾病、腎結石者宜常食。
 豬肉＋白蘿蔔	豬肉和白蘿蔔二者搭配，具有健脾潤膚、健胃消食、利尿等功效。		白蘿蔔性涼，脾胃虛寒型慢性胃炎、胃潰瘍患者不宜大量食用。

白蘿蔔粥

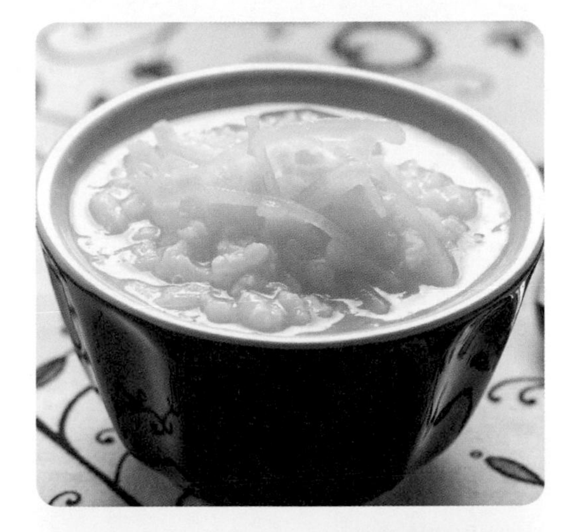

材料　白蘿蔔 1 根，白米 50 克。

做法　❶ 把白蘿蔔、白米分別洗淨。❷ 白蘿蔔切片，先煮 30 分鐘，再加米同煮。❸ 煮至米爛粥稠即可。

白蘿蔔海帶湯

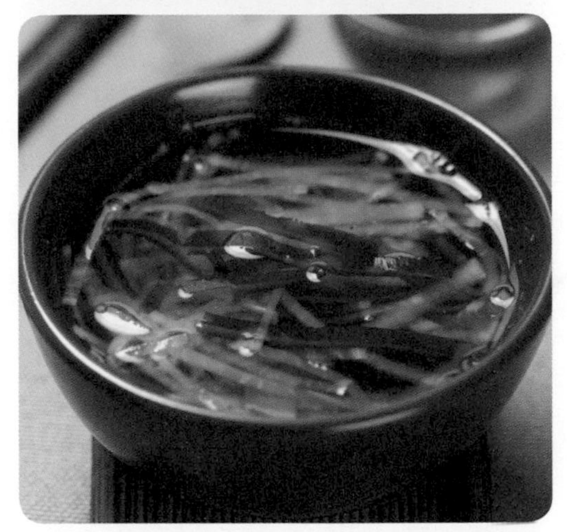

材料　鮮海帶 50 克，白蘿蔔 100 克，鹽適量。

做法　❶ 海帶洗淨切成絲；白蘿蔔洗淨去皮切絲，備用。❷ 將海帶絲、白蘿蔔絲一同放入鍋中，加適量清水，大火煮沸後轉小火慢煮至海帶熟透。❸ 出鍋前加入鹽調味即可。

蘿蔔排骨湯

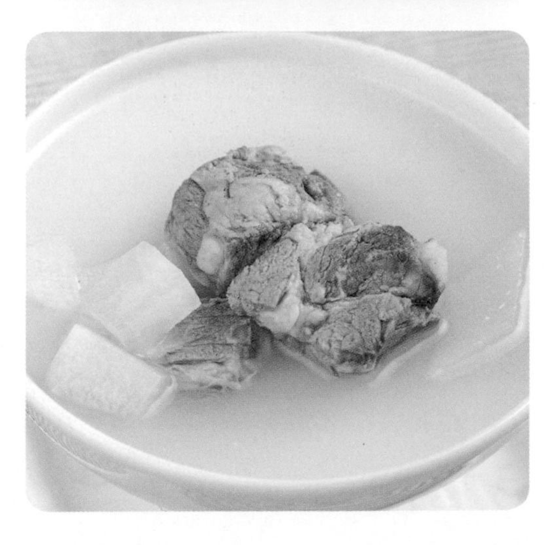

材料　白蘿蔔半根，排骨 200 克，鹽、薑片、料酒、八角各適量。

做法　❶ 排骨洗淨，用開水焯一下。白蘿蔔去皮，切成滾刀塊。八角洗淨。❷ 將排骨、薑片、八角放到砂鍋中，加適量清水，大火煮沸，入料酒，小火煲 40 分鐘。❸ 加入白蘿蔔，小火煲 20 分鐘，加適量鹽調味即可。

南瓜

保護胃黏膜通便

性味歸經

性：溫　味：甘　歸經：脾、胃經

養胃功效

南瓜具有補中益氣、健脾暖胃之功效，比較適合久病氣虛、脾胃虛弱的人食用。南瓜不僅能補中益氣，還可以促進腸胃蠕動，幫助食物消化。

營養成分	含量	同類食物含量比較
水分	93.5 克	高
碳水化合物	5.3 克	低
膳食纖維（不溶性）	0.8 克	低
蛋白質	0.7 克	低
脂肪	0.1 克	低
維他命 C	8 毫克	低
胡蘿蔔素	890 微克	中
	0.08 毫克	低

養胃吃法大全

★ 煮粥。與小米、白米、油菜等搭配煮粥，既營養豐富又潤腸養胃。

★ 做餅。可將南瓜蒸熟，搭配玉米麵、糯米粉等做成南瓜餅食用。

★ 燉湯。與牛肉、紫菜等搭配，燉成南瓜湯食用，也是不錯的選擇。

養胃靠食療

小米南瓜粥

材料　小米 100 克，南瓜 300 克。

做法　❶ 將南瓜洗淨，去皮，切塊，小米放到水裡浸泡 20 分鐘。❷ 先把小米放到鍋中，加適量水，熬煮 30 分鐘；同時將南瓜用攪拌機打成南瓜泥。❸ 把南瓜泥放進鍋裡煮 15 分鐘即成。

養胃功效　此粥補中益氣、保護胃黏膜、促進潰瘍癒合，是胃潰瘍患者的補益佳品。

直接加南瓜塊煮粥，也有相同效果。

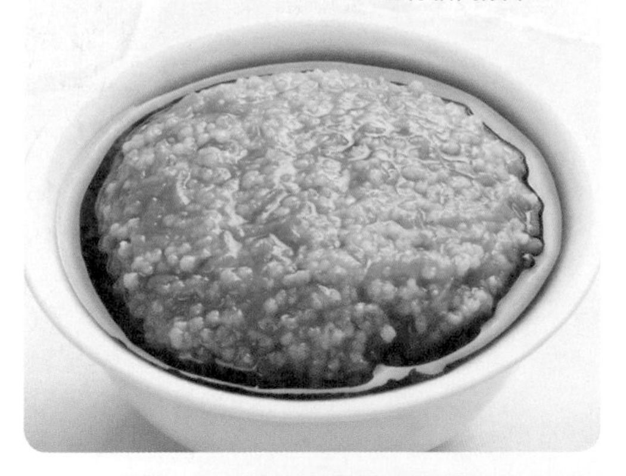

搭配宜忌		人群宜忌	
 蝦皮＋南瓜	二者搭配，再加點紫菜，有護肝、補腎、強體的功效，適宜肝腎功能不全者食用。		老年人經常食用南瓜，對防治便祕有很好的療效。肥胖者及胃病、糖尿病、前列腺炎患者宜食。
 辣椒＋南瓜	南瓜性溫，與性熱的辣椒搭配，容易導致胃熱盛，進而引起氣滯壅盛。		氣滯腹脹、腹痛者不宜食用，患有腳氣病、黃疸病的患者忌食南瓜。

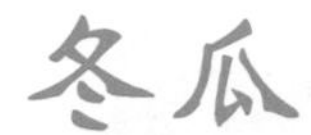

清熱養胃蕩滌腸內

性味歸經

性：涼　味：甘淡　歸經：肺、大腸、小腸、膀胱經

養胃功效

冬瓜肉和皮中膳食纖維含量較高，能促進胃腸蠕動，使腸道裡積存的有毒物質儘快排出，發揮預防便祕和腸癌的作用。

營養成分	含量	同類食物含量比較
碳水化合物	2.6 克	低
膳食纖維（不溶性）	0.7 克	低
蛋白質	0.4 克	低
脂肪	0.2 克	低
維他命 C	18 毫克	低
硒	0.22 微克	低

養胃吃法大全

★ 做菜。炒、燒、煨等手法都適合用來烹飪冬瓜。

★ 煲湯。冬瓜搭配羊肉、海帶、紅豆、薏米、鴨肉等煲湯是很好的養胃食譜。

養胃靠食療

冬瓜羊肉湯

材料　冬瓜、羊肉各 100 克，鹽、蔥段、香菜末、薑片各適量。

做法　❶ 羊肉切成塊，焯 5 分鐘，撈出。❷ 冬瓜去皮、瓤後洗淨切塊。❸ 在鍋中加清水，燒開後放入羊肉、蔥段、薑片、鹽，燉至八成熟時，放入冬瓜，燉至爛熟時，撒上香菜即可。

養胃功效 冬瓜可清熱養胃、祛濕健脾，和溫熱的羊肉搭配食用，有暖胃健脾功效，適合冬季補養。

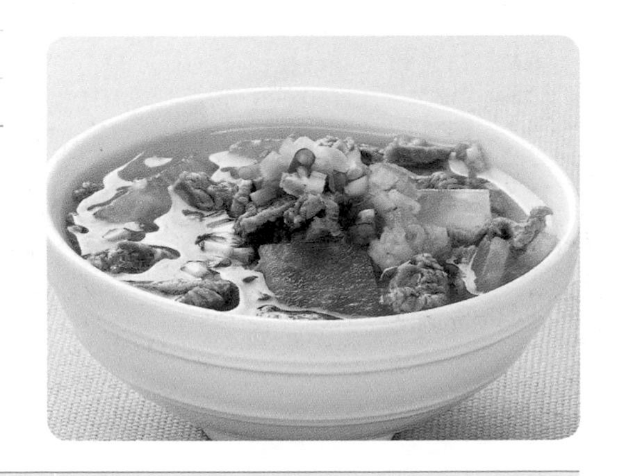

搭配宜忌		人群宜忌	
 白菜＋冬瓜	冬瓜與大白菜一起吃，不僅能提供豐富的營養，還可清熱解毒、減肥潤燥。		一般人均可食用。便祕、肥胖、腎臟病、高血壓、高脂血症、水腫、小便不利患者尤宜。
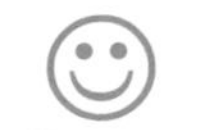 海帶＋冬瓜	冬瓜有益氣強身、延年益壽、美容減肥的功能，與海帶搭配，可清熱利尿，去脂降壓。		脾胃虛寒、腹瀉便溏、腎虛者及寒性痛經的女性忌食。

扁豆

健脾和中消暑化濕

性味歸經

性：平　味：甘　歸經：脾、胃、大腸經

養胃功效

扁豆具有健脾化濕的功效，適用於脾虛泄瀉諸證。研究表明，扁豆可抗胰蛋白酶的活性，對痢疾桿菌有抑制作用，對食物中毒引起的嘔吐、急性胃腸炎有解毒作用。

營養成分	含量	同類食物含量比較
碳水化合物	61.9 克	低
蛋白質	25.3 克	低
膳食纖維（不溶性）	6.5 克	中
脂肪	0.4 克	低
鉀	439 毫克	中

養胃吃法大全

- ★ 做餡。扁豆的成熟豆粒可煮熟後食用或做成豆沙餡，包包子或做糕點。
- ★ 做菜。無論是水焯、乾煸還是過油，用扁豆做菜都必須做到十分熟，否則易中毒。

養胃靠食療

香菇燴扁豆

材料　香菇、冬筍片各 25 克，鮮扁豆 100 克，蔥花、薑末、鮮湯、鹽各適量。

做法　❶ 將香菇對半切開。冬筍片洗淨，切粗絲。❷ 扁豆切成兩段，入沸水鍋焯一下，撈出待用。❸ 待油燒至六成熱，投入蔥花、薑末煸炒熗鍋，出香即下香菇絲、冬筍片、扁豆，翻炒至扁豆熟爛。❹ 加適量鮮湯、鹽即成。

養胃功效　這道菜健脾和中、通利胃腸、消食化積，非常適合脾虛濕滯型患者食用。

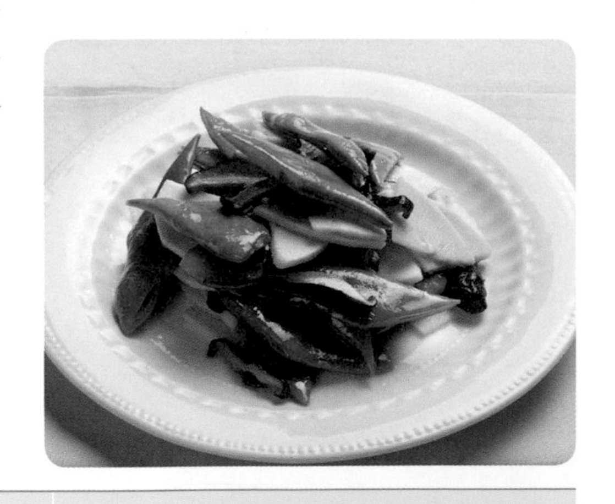

搭配宜忌		人群宜忌	
 蒜＋扁豆	扁豆本身有小毒，而蒜有解毒的作用，所以炒扁豆時加點蒜可降低扁豆中的毒素。		一般人均可食用。脾胃虛弱、食慾缺乏、小兒疳積及腫瘤患者宜常食。
豆腐＋扁豆	豆腐可清熱解毒、生津潤燥，扁豆潤膚、明目，搭配食用，清熱明目的效果更顯著。		溶血體質者、瘧疾患者忌食。

豌豆

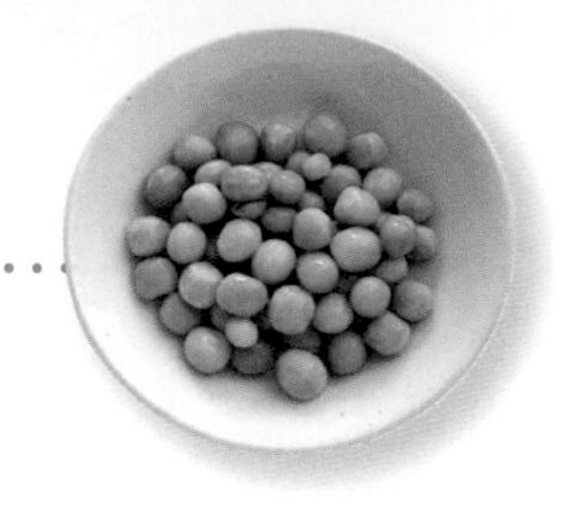

和中下氣調和脾胃

性味歸經

性：平　味：甘　歸經：脾、胃經

養胃功效

豌豆具有調和脾胃、和中下氣、利小便、解瘡毒、除呃逆等功效，適用於濕濁內停之呃逆、嘔吐、腹脹、泄瀉等症。

營養成分	含量	同類食物含量比較
碳水化合物	65.8 克	高
蛋白質	20.3 克	中
膳食纖維（不溶性）	10.4 克	中
脂肪	1.1 克	低

養胃吃法大全

★ 主食。豌豆磨成豌豆粉是製作糕點、豆餡、粉絲、涼粉、麵條、風味小吃的原料。

★ 做菜。豌豆的嫩莢和嫩豆粒可做菜用，也可製作罐頭。

養胃靠食療

豌豆鮑魚湯

材料　鮑魚罐頭 1 罐，豌豆仁 25 克，鮮湯 1,000 毫升，乾銀耳、胡椒粉、鹽各適量。

做法　❶ 將銀耳用清水泡發 1 小時左右，擇掉硬黃的部分。鮑魚洗淨切片。❷ 鍋內放入鮮湯與鮑魚罐頭湯，煮沸後放入銀耳稍煮。❸ 放入豌豆仁煮片刻，再放入鮑魚片，加適量的胡椒粉與鹽調味，再煮片刻即成。

養胃功效 這道湯和中下氣、滋腎柔肝，適合慢性胃炎患者食用。

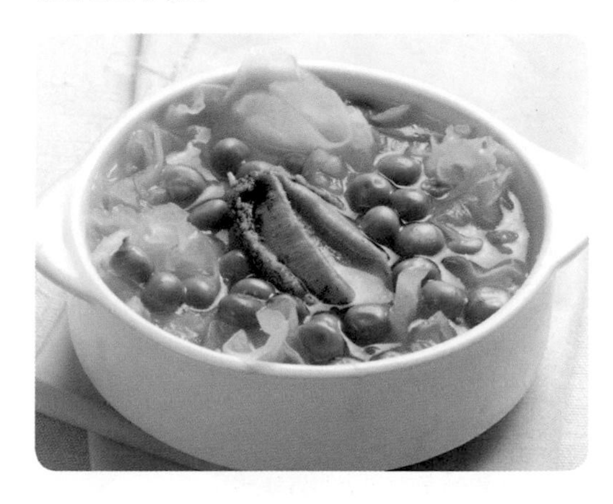

搭配宜忌		人群宜忌	
☺ 火腿＋豌豆	豌豆和中下氣、止渴止瀉，搭配有益腎功效的火腿，可養胃氣、補虛勞。	☺	一般人均可食用。中氣不足者、慢性腹瀉者、哺乳期女性宜常食。
☺ 蘑菇＋豌豆	蘑菇與豌豆搭配著吃，可以消除因油膩引起的口味不佳、食慾缺乏等症狀。	☹	尿路結石、皮膚病和慢性胰腺炎患者不宜食。糖尿病患者、消化不良者慎食。

猴頭菇

健脾養胃安神抗病

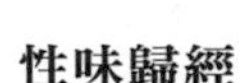

性味歸經

性：平　味：甘　歸經：肺、胃經

養胃功效

猴頭菇含有多種胺基酸和多醣、多肽類成分，能助消化、益肝脾、消除宿毒，具有保護、調理、修復消化系統的功效。

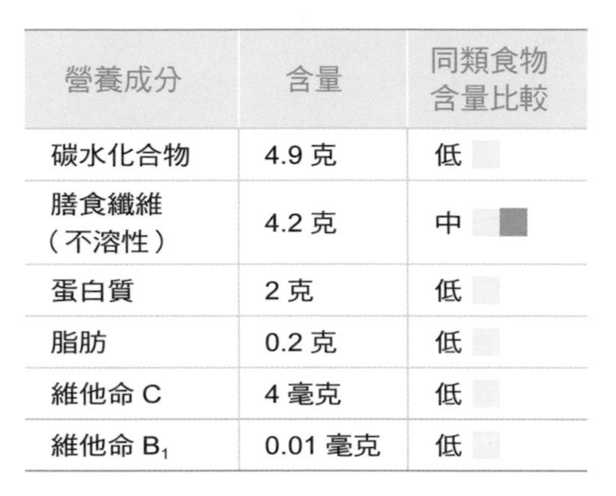

營養成分	含量	同類食物含量比較
碳水化合物	4.9 克	低
膳食纖維（不溶性）	4.2 克	中
蛋白質	2 克	低
脂肪	0.2 克	低
維他命 C	4 毫克	低
維他命 B_1	0.01 毫克	低

養胃吃法大全

★ 煲湯。搭配土雞、紅棗、棒骨、鵪鶉、豬肚，可做成多種美味湯品。

★ 做菜。炒、扒、燒、滷、燴、燉等都可用於猴頭菇的烹飪。

小偏方

猴頭湯

取猴頭菇 60 克，以溫水浸軟後，切成薄片，加水煎湯，稍加黃酒服。

本方取猴頭菇補脾胃、助消化的功效，適用於脾胃虛弱，消化不良等症。

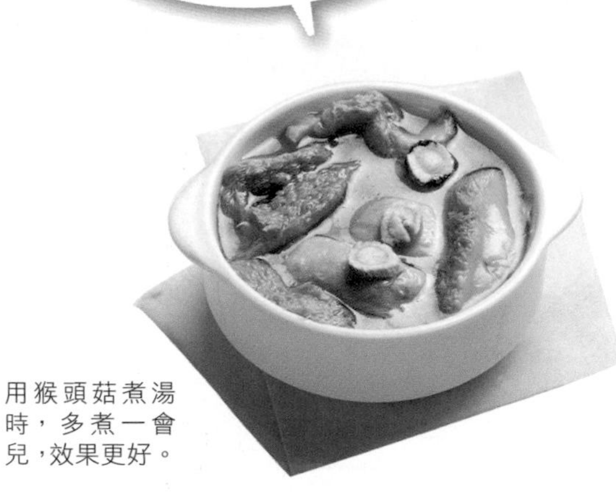

用猴頭菇煮湯時，多煮一會兒，效果更好。

搭配宜忌		人群宜忌	
☺ 烏雞＋猴頭菇	二者搭配，可防治胃炎、胃潰瘍等多種胃病。		一般人群均可食用，尤其適宜低免疫力人群，及慢性胃炎、胃及十二指腸潰瘍、心血管疾病患者。
☺ 干貝＋瘦肉＋猴頭菇	一起做湯喝，胺基酸種類更加全面，可滋養胃腸。		對菌類食物過敏者慎用。

猴頭菇烏骨雞湯

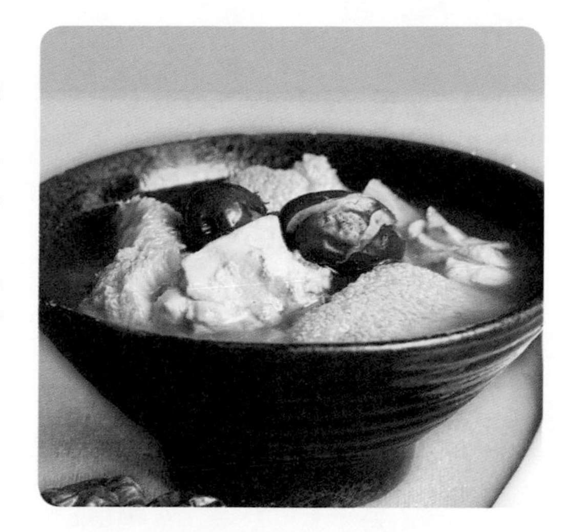

材料　猴頭菇 200 克，烏骨雞 1 隻，紅棗 6 顆，生薑兩三片，鹽適量。

做法　❶ 猴頭菇洗淨，浸泡，切為厚片狀；紅棗浸泡、洗淨、去核；烏骨雞洗淨、去內臟、切為塊狀。❷ 一起與生薑放進瓦煲內，倒入清水，先大火煲沸後改小火煲 3 小時，調入適量鹽即可。

猴頭菇粥

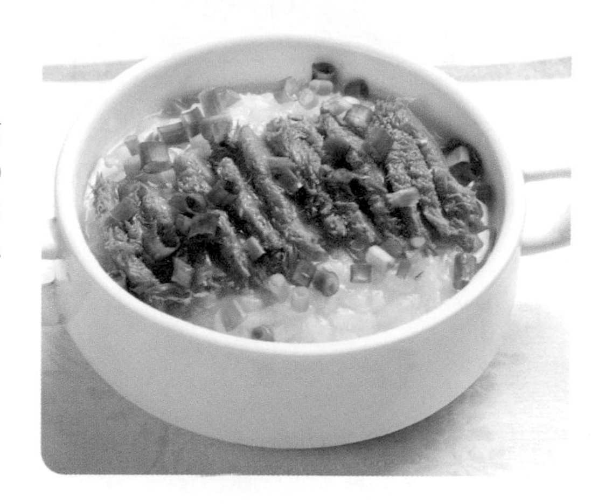

材料　猴頭菇 150 克，白米 100 克，蔥花、生薑末、鹽各適量。

做法　❶ 將猴頭菇用溫開水泡發，去柄蒂，洗淨，切碎，剁成糜糊狀。❷ 白米淘淨後入鍋，加水適量，先用大火煮沸，加猴頭菇糜糊，改以小火煨煮成粥。❸ 粥成時加蔥花、生薑末、鹽，攪拌均勻即成。

海帶猴菇湯

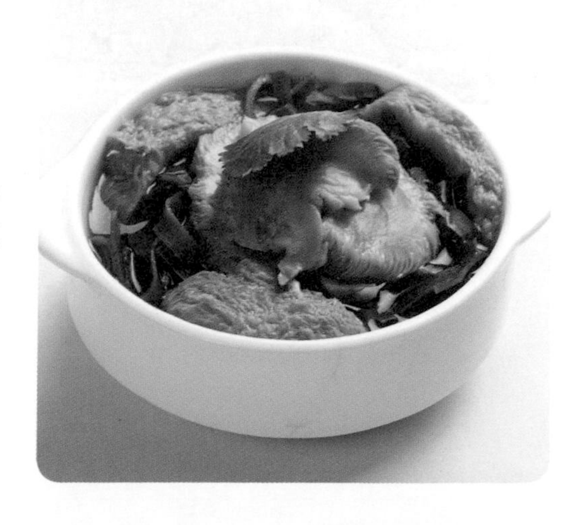

材料　猴頭菇 30 克，海帶 30 克，蔥末、蒜末、鹽各適量。

做法　❶ 將海帶用清水浸泡，洗去鹹味，切成條狀。猴頭菇洗淨，泡開，切成塊。❷ 一起投入鍋內，加水適量煮湯，湯沸後加入油、鹽、蒜、蔥各少量，再煮片刻後即可。

香菇

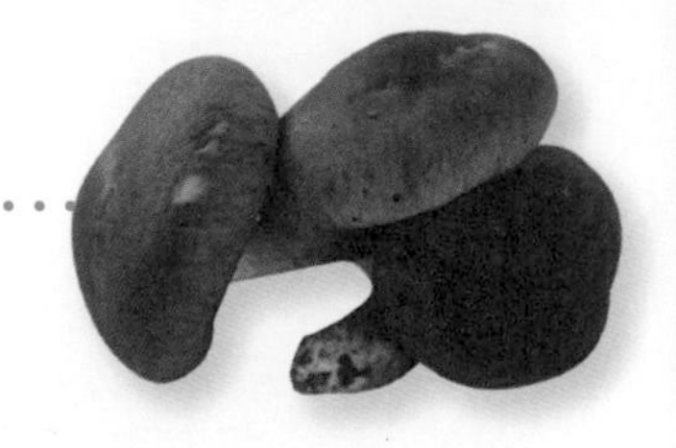

健脾開胃扶正補虛

性味歸經

性：平　味：甘　歸經：脾、胃經

養胃功效

脾胃虛弱或者是脾胃失和，都會導致胃部脹滿。解決這一問題可以經常吃點香菇。中醫認為香菇氣味芳香，能增進食慾。

營養成分	含量	同類食物含量比較
碳水化合物	5.2 克	低
膳食纖維（不溶性）	3.3 克	中
蛋白質	2.2 克	低
脂肪	0.3 克	低
維他命 C	1 毫克	低
鋅	0.66 毫克	中
硒	2.58 微克	高

養胃吃法大全

- ★ 煮粥。可與白米、黑米、蝦仁、玉米、紅蘿蔔等搭配煮粥。
- ★ 煲湯。搭配雞肉、木耳、蘿蔔等煲湯食用，也是不錯的養胃方法。
- ★ 做菜。香菇油菜、香菇燒豆腐、香菇芹菜、香菇燜豆腐等都很美味。

養胃靠食療

香菇黑米粥

材料　香菇 30 克，黑米 50 克，鹽適量。

做法　❶ 將香菇泡發洗淨，切丁；黑米洗淨。❷ 將黑米放入鍋中，先用大火燒開，然後轉小火煮 30 分鐘。❸ 放入香菇，再煮 20 分鐘，直至黑米開花，加鹽調味即可。

養胃功效　黑米具有健脾開胃、滋陰養血的功效，與香菇搭配具有滋陰養血、益氣補腎的功效，適合血虛、陰虛、氣虛型的便秘患者食用。

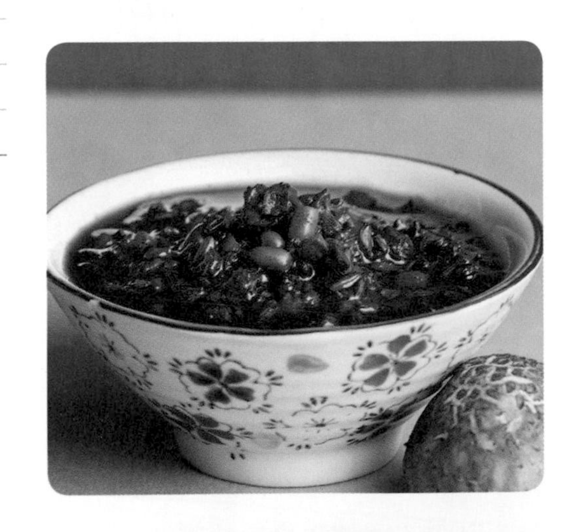

搭配宜忌		人群宜忌	
 萵筍＋香菇	二者搭配食用，可以利尿通便、降脂降壓，對預防便祕、高血壓等有一定效果。		一般人群均可食用，適宜高血壓、高膽固醇、高血脂的人食用。
 番茄＋香菇	二者搭配食用，會破壞番茄中所含的胡蘿蔔素。		脾胃寒濕氣滯和患頑固性皮膚瘙癢者不宜食用。

金針菇

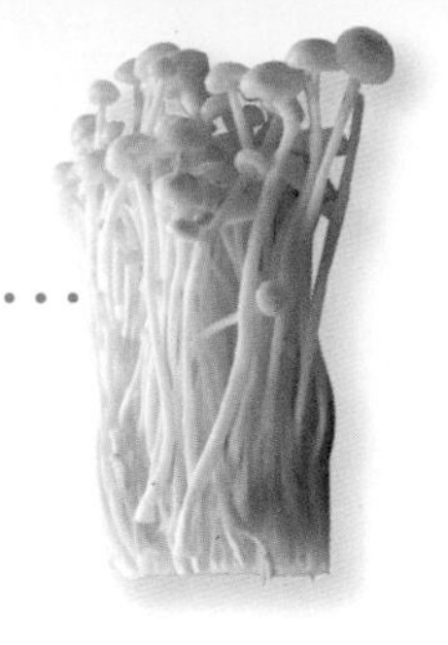

益腸胃補肝

性味歸經

性：涼　味：甘　歸經：脾、胃、腎經

養胃功效

金針菇富含的膳食纖維能促進胃腸蠕動，將體內廢物及時排出體外，可改善便祕。金針菇含有的鋅有助於抑制胃酸分泌，對防治胃腸道炎症和潰瘍有一定的食療作用。

營養成分	含量	同類食物含量比較
碳水化合物	6 克	低
膳食纖維（不溶性）	2.7 克	中
蛋白質	2.4 克	低
脂肪	0.4 克	低
磷	97 毫克	中
維他命 C	2 毫克	低
鋅	0.39 毫克	中

養胃吃法大全

★ 燉湯。搭配雞肉、南瓜、蘆筍等燉湯是不錯的養胃方法。

★ 涼拌。將金針菇用開水焯一下，再搭配一些綠葉菜涼拌味道也很好。

養胃靠食療

南瓜金針菇湯

材料　南瓜 100 克，荷蘭豆、金針菇各 50 克，高湯、清水、鹽各適量。

做法　❶ 南瓜切塊，金針菇、荷蘭豆切段。❷ 將南瓜放入鍋中，加入高湯、清水，用大火煮沸後轉小火煲 30 分鐘。❸ 加入金針菇、荷蘭豆，轉大火，煮熟後加鹽即可。

養胃功效　南瓜補中益氣、健脾暖胃，與富含膳食纖維的金針菇中搭配，可緩解便祕。

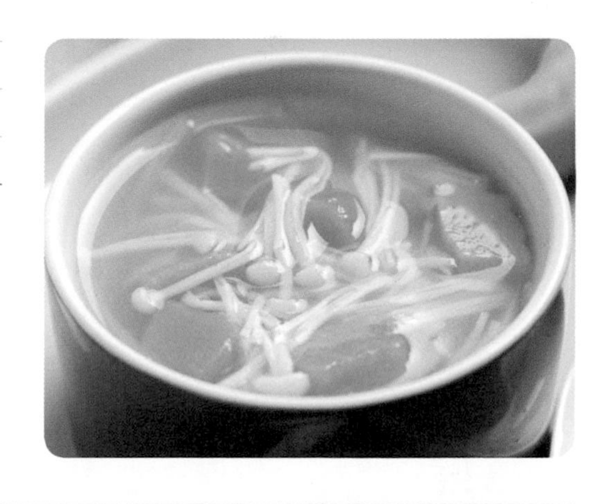

搭配宜忌		人群宜忌	
 豆腐＋金針菇	兩者搭配，可改善營養不良、腸胃不暢等，而且有抑制癌細胞的功能。		適合氣血不足、營養不良的老人、兒童，以及癌症、肝臟病及胃腸道潰瘍、心腦血管疾病患者食用。
 驢肉＋金針菇	金針菇性涼，驢肉性涼，二者同食易導致腹痛、腹瀉。		金針菇性寒，故平素脾胃虛寒、腹瀉便溏的人不宜多食。

木耳

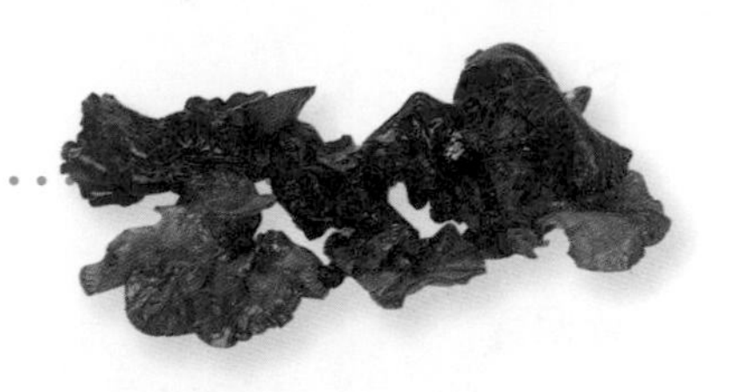

利五臟潤燥利腸

性味歸經

性：平　味：甘　歸經：胃、大腸經

養胃功效

木耳中的植物膠質可把殘留在人體消化系統內的有害物質吸附起來排出體外，從而發揮清胃滌腸作用。

營養成分	含量（泡發）	同類食物含量比較
碳水化合物	6 克	中
膳食纖維（不溶性）	2.6 克	低
蛋白質	1.5 克	中
脂肪	0.2 克	低
鉀	52 毫克	低
鐵	5.5 毫克	低

養胃吃法大全

- ★ 做菜。可搭配雞蛋、白菜、青筍等，或涼拌、或熱炒，做成多種美味菜餚。
- ★ 煲湯。搭配豆芽、豬血、玉米、豆腐、番茄等，可做成多種湯品。
- ★ 煮粥。以木耳為配料煮粥，既可補血又能養胃。

養胃靠食療

木耳粥

材料　水發木耳 50 克，白米 100 克，紅棗 5 個，冰糖適量。

做法　❶ 將木耳洗淨，切碎備用；紅棗洗淨去核。❷ 鍋中加水，先將白米、紅棗同煮，待煮至五成熟時，加入木耳、冰糖，同煮成粥。

養胃功效 此粥潤肺解毒生津、滋陰養胃，非常適合慢性胃炎患者。

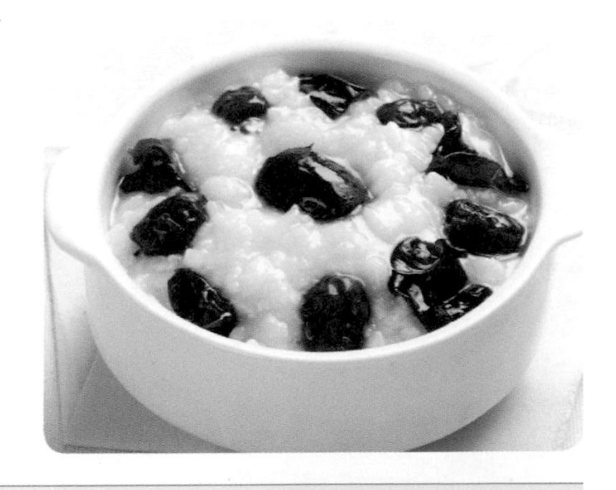

搭配宜忌		人群宜忌	
 紅棗＋木耳	木耳滋陰補腎、補氣活血；紅棗補血養血。二者搭配食用可以增強補血的作用。		老少皆宜，尤其適合消化不良者、腎陰虛者食用。
 茶葉＋木耳	富含鐵質的木耳與含有單寧酸的茶葉同食，會降低人體對鐵的吸收，因此不宜同食。		腹瀉的人、尿酸高和慢性腎功能不全者不宜多吃。

☹馬齒莧

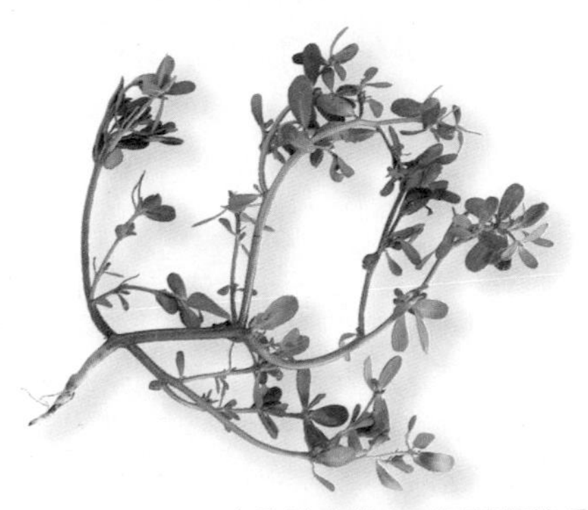

有腹瀉症狀者可用蒜蓉拌馬齒莧，有一定止瀉作用。

忌吃人群

凡脾胃虛弱，腹瀉便溏之人忌食；懷孕婦女，尤其是有習慣性流產的孕婦忌食。

為何不宜

馬齒莧對痢疾桿菌、大腸桿菌、金黃色葡萄球菌等多種細菌都有強力抑制作用，有「天然抗生素」的美稱，但是馬齒莧性寒，脾胃虛弱的人吃了，會造成腸胃負擔，易引起胃炎。

營養成分	含量	同類食物含量比較
碳水化合物	3.9 克	低
蛋白質	2.3 克	低
膳食纖維（不溶性）	0.7 克	低
脂肪	0.5 克	低
磷	56 毫克	中
胡蘿蔔素	2230 微克	高

☹薺菜

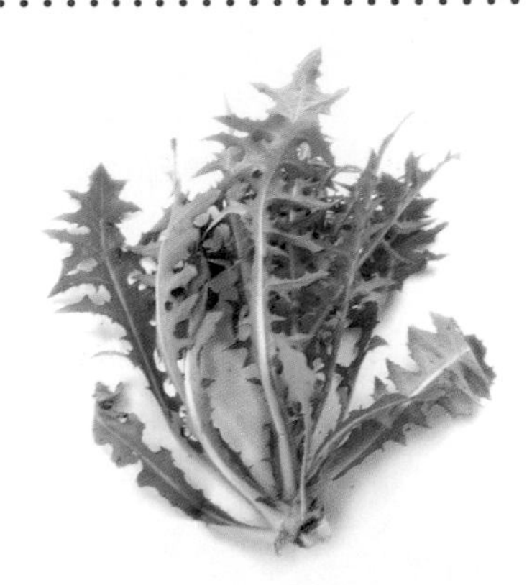

但是薺菜醃製後含有大量鹽分，容易產生亞硝酸鹽。

忌吃人群

高血壓、血管硬化的患者應少食。內熱偏盛及患有熱性咳嗽、瘡瘍、痔瘡、便血及眼疾的人不宜食用。

為何不宜

薺菜常被製成醃製品食用，有開胃消食的作用，因為薺菜醃製後有一種特殊鮮香味，能促進胃腸功能，增進食慾，可用來開胃，幫助消化。但是薺菜醃製後含有大量的鹽分，容易產生大量的亞硝酸鹽。亞硝酸鹽入侵失去黏液保護的胃黏膜，易導致胃黏膜細胞局部癌變。

營養成分	含量	同類食物含量比較
碳水化合物	4.7 克	低
蛋白質	2.9 克	低
膳食纖維（不溶性）	1.7 克	中
脂肪	0.4 克	低
胡蘿蔔素	2590 微克	高

水果乾果類

中醫認為「五果為助」，各種水果是身體健康不可缺少的助力，尤其在保護胃腸方面，起著非常重要的作用。水果中含有豐富的維他命和礦物質，可以與五穀、蔬菜一起保護胃腸黏膜健康。

蘋果

健脾和胃補中益氣

性味歸經

性：涼　味：甘　歸經：脾、胃經

養胃功效

蘋果有健脾益胃、生津潤燥的功效，並且富含多種維他命和膳食纖維，能促進胃腸蠕動，保護消化功能。蘋果中的果膠還有通便的效果，有助於緩解便祕。

營養成分	含量	同類食物含量比較
碳水化合物	13.5 克	低
膳食纖維（不溶性）	1.2 克	中
蛋白質	0.2 克	低
脂肪	0.2 克	低
維他命 E	2.12 毫克	高
鈉	1.6 毫克	低
鉀	119 毫克	中

蘋果 2 個，藕 200 克，洗淨，切碎絞取汁液；白芍 10 克，甘草 3 克一同放砂鍋中，加水煎取汁液，兩汁合併混勻即成。

養陰益胃、抑肝止痛，適合胃陰虛型胃潰瘍患者飲用。

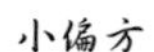

蘋果汁芍甘飲

養胃吃法大全

★ 生食。直接食用，或做沙拉、榨汁均可。

★ 熟食。蒸、煮、燉、煲湯等。

搭配宜忌		人群宜忌	
 雞蛋＋蘋果	二者同食，可以中和體內過多的酸性物質，維持酸鹼平衡，增強體力和抗病能力。		大多數人都可以食用，特別適宜慢性胃炎、消化不良、氣滯不通者食用。
 牛奶＋蘋果	蘋果的果酸與牛奶的蛋白質反應會生成沉澱，易引起結石。		胃酸分泌過多的患者宜少吃。

葡萄乾蘋果粥

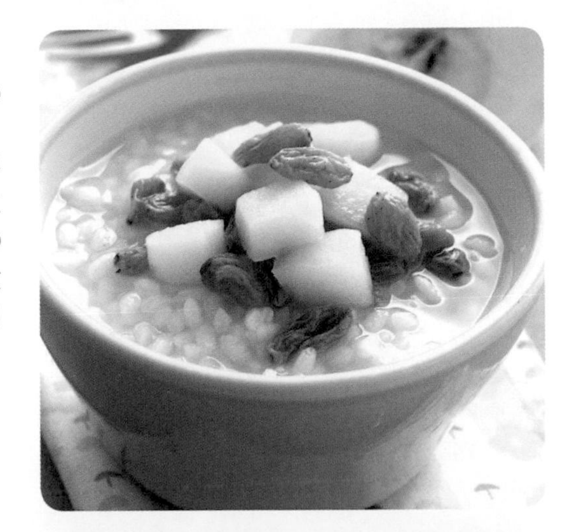

材料　白米70克，蘋果50克，葡萄乾20克，蜂蜜適量。

做法　❶ 白米洗淨，備用。❷ 蘋果洗淨去皮，切成小方丁，立即放入清水鍋中，以免氧化後變成黑色。❸ 鍋內再放入白米，與蘋果一同煮沸，改用小火煮40分鐘。❹ 食用時加入蜂蜜、葡萄乾攪勻即可。

蘋果白米粥

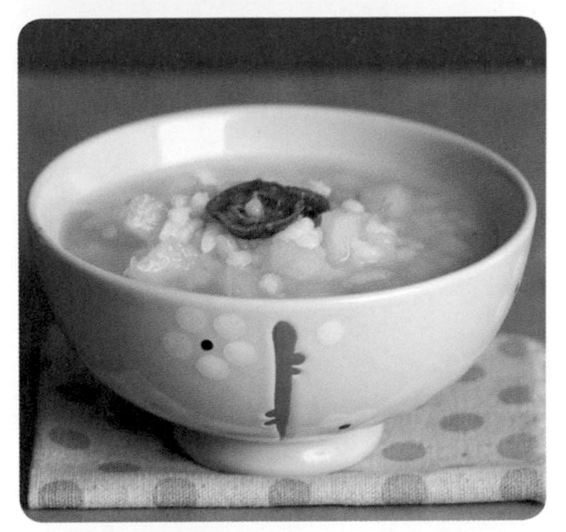

材料　山楂乾20克，蘋果50克，白米100克，冰糖適量。

做法　❶ 白米淘洗乾淨，用清水浸泡；蘋果洗淨，切小塊；山楂乾用溫水浸泡後洗淨。❷ 鍋置火上，放入白米，加適量清水煮至八成熟。❸ 再放入蘋果、山楂乾煮至米爛，放入冰糖熬溶後調勻。

蘋果炒雞柳

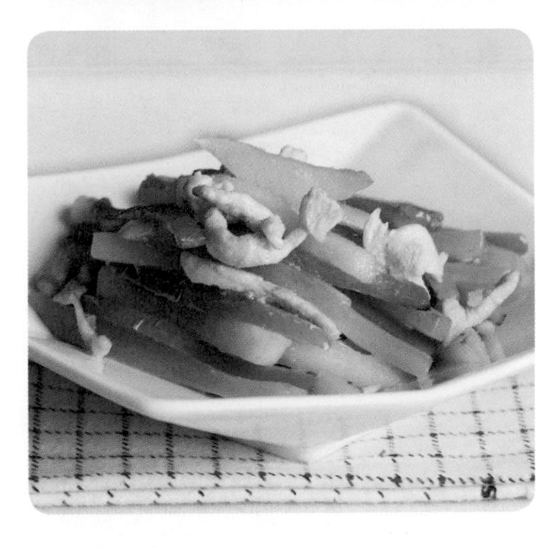

材料　雞肉300克，蘋果、青椒各1顆，筍100克，薑絲、蒜末、太白粉水、鹽各適量。

做法　❶ 蘋果去皮，切粗條。筍洗淨，切粗絲，焯熟，撈出瀝乾水。青椒切絲。❷ 雞肉切粗條，用鹽、太白粉水調製的醃料醃好，放沸水中燙至將熟。❸ 鍋加熱放油，爆炒薑絲，放青椒絲炒至將熟時，加入蒜末炒片刻，下雞肉、蘋果、筍炒幾分鐘，加鹽調味即可。

椰子

補脾補虛生津利尿

性味歸經

性：平　味：甘　歸經：脾、胃、大腸經

養胃功效

椰汁清甜，清涼解渴，含有豐富的膳食纖維和脂肪，可以促進胃腸蠕動，排出腸內毒素，有助於調節脾胃，保護腸胃的吸收功能，進而增加體力。

營養成分	含量	同類食物含量比較
碳水化合物	31.3 克	高
脂肪	12.1 克	高
膳食纖維（不溶性）	4.7 克	高
蛋白質	4 克	高
維他命 C	6 毫克	低

養胃吃法大全

★ 喝椰汁。將椰子的外皮去掉，在椰殼上插個吸管，就可以喝到美味的椰汁了。

★ 吃椰肉。椰子肉也可以剝離出來單獨食用，或用來煲湯，特別鮮美。

養胃靠食療

椰汁菊花魚

材料　魚肉 300 克，椰汁 100 毫升，澱粉 50 克，黃酒、香油、雞蛋液各適量。

做法　❶ 將魚肉切成塊。❷ 炒鍋上火，放油燒熱，下入掛好蛋液並裹上澱粉的魚塊，炸至金黃色時撈出，控油。❸ 鍋留底油，烹入黃酒，倒入椰汁，淋上香油，澆在炸好的魚塊上即成。

養胃功效　補氣養陰、生津開胃，非常適合慢性胃炎患者食用。

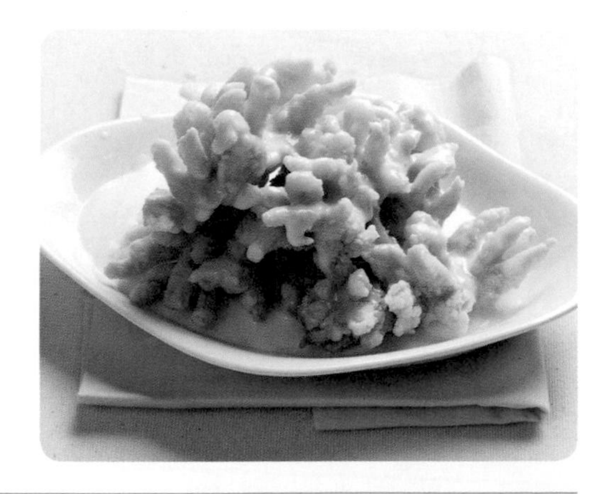

搭配宜忌		人群宜忌	
☺ 雞肉＋椰子	椰子含有豐富的蛋白質和脂肪，與雞肉同食，可補氣健脾、寧心安神。		一般人均可食用。適合發熱、中暑、口渴者食用。
 木瓜＋椰子	二者搭配，含有豐富的維他命 C、胡蘿蔔素，能有效消除疲勞，對消化不良者也很有益處。		糖尿病、心力衰竭患者忌食。脾胃虛弱、腹痛腹瀉者不宜食用。

鳳梨

消食止瀉補脾胃

性味歸經

性：平　味：甘　歸經：胃、腎經

養胃功效

鳳梨含有「鳳梨酵素」，能分解蛋白質，幫助消化。鳳梨本身的味道酸酸甜甜的，也很開胃，有刺激食慾的作用。

營養成分	含量	同類食物含量比較
碳水化合物	10.8 克	低
膳食纖維（不溶性）	1.3 克	中
蛋白質	0.5 克	低
脂肪	0.1 克	低
維他命 C	18 毫克	中
維他命 B_1	0.04 毫克	高

養胃吃法大全

- ★ 生吃。鳳梨可直接食用，也可做果汁或沙拉。
- ★ 做菜。鳳梨也可以用來做菜，炒、燉、蒸等均可。

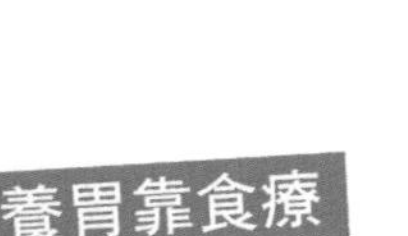

養胃靠食療

鳳梨炒雞

材料　土雞半隻，鳳梨 1 顆，薑片、蒜片、鹽各適量。

做法　❶ 將鳳梨斜刀去皮，去皮的鳳梨切塊；土雞切塊備用。❷ 鍋裡加水燒開，將雞塊焯水待用。❸ 起油鍋，爆香薑蒜，下雞塊煸炒一會兒，至表面有點變黃。加入鳳梨煸炒均勻。沿鍋邊熗入一點清水，下鹽調味即可。

養胃功效　鳳梨和雞肉搭配，能開胃順氣、解油膩，又能促進人體對肉類食物中蛋白質的消化吸收。

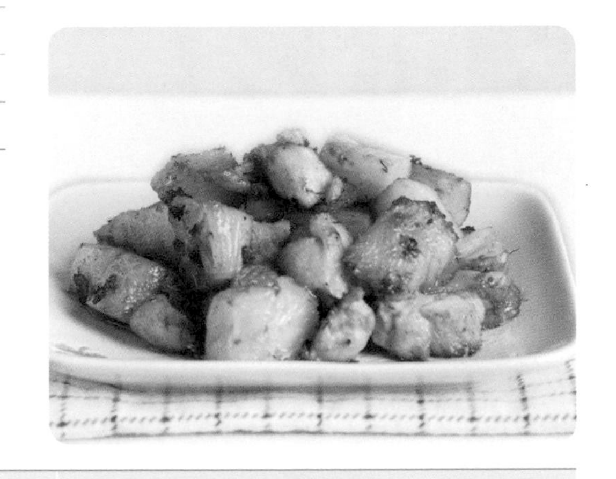

搭配宜忌		人群宜忌	
 淡鹽水＋鳳梨	鳳梨切塊，用淡鹽水浸泡後再吃，不僅味美，還可預防過敏。		一般人群均可食用，特別適宜身熱煩躁者及高血壓、支氣管炎、消化不良患者。
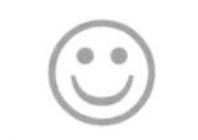 豬肉＋鳳梨	鳳梨裡含有鳳梨酵素，可以分解豬肉中的蛋白質，促進人體消化吸收。		患低血壓、內臟下垂的人應儘量少吃鳳梨；怕冷、體弱的女性朋友吃鳳梨最好控制在半顆以內。

荔枝

健脾易血溫中降逆

性味歸經

性：溫　味：甘　歸經：心、肝、脾經

養胃功效

荔枝能補脾胃之氣，也有溫中健脾功效，比較適合脾胃虛寒的人食用，可改善脾胃虛寒導致的食慾不佳、大便溏薄等症。

營養成分	含量	同類食物含量比較
碳水化合物	16.6 克	中
蛋白質	0.9 克	低
膳食纖維（不溶性）	0.5 克	低
脂肪	0.2 克	低
維他命 C	41 毫克	高

養胃吃法大全

★ 生吃。荔枝剝殼即可食用，但成年人每天吃荔枝不要超過 300 克，兒童一次不要超過 5 顆。

★ 熟食。荔枝可以煮粥，或搭配蝦仁、絲瓜、魚丸等做成美味可口的菜餚。

養胃靠食療

荔枝飲

材料　荔枝肉 20 個，紅棗 15 枚，白糖適量。

做法　❶ 將荔枝肉及洗淨的紅棗放入鍋內，加水適量，大火煮開，小火煮爛。❷ 加入白糖煮化即成，上下午分飲。

養胃功效 益心健脾、補氣益血，適合慢性胃炎、貧血等患者飲用。

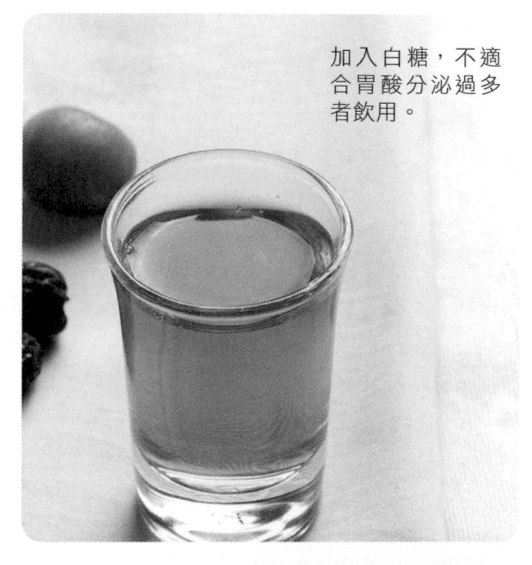
加入白糖，不適合胃酸分泌過多者飲用。

搭配宜忌		人群宜忌	
 白酒＋荔枝	荔枝有開胃益脾的功效，與適量白酒搭配食用，對脾胃虛寒所致的胃痛有一定療效。		一般人均可食用，尤其適合產婦、老人、體質虛弱者。
 紅棗＋荔枝	荔枝含有豐富的維他命，可促進毛細血管的微循環，與紅棗同食，美容養顏效果更好。		出血病患者、孕婦以及小兒均應忌食。有上火症狀的人慎食。

葡萄

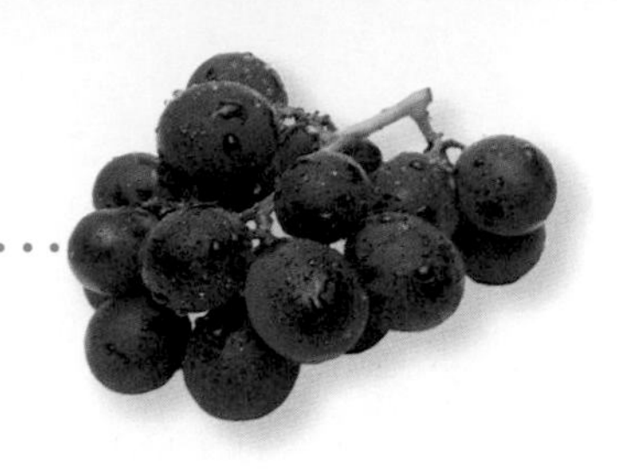

暖胃健脾舒筋活絡

性味歸經

性：平　味：甘、酸　歸經：腎、肺、脾經

養胃功效

葡萄含有的酒石酸可健脾和胃。葡萄子中的原花青素是天然的抗氧化劑，預防多種消化系統疾病。

營養成分	含量	同類食物含量比較
碳水化合物	10.3 克	低
蛋白質	0.5 克	低
膳食纖維（不溶性）	0.4 克	低
脂肪	0.2 克	低
鉀	104 毫克	中
維他命 E	0.7 毫克	低

養胃吃法大全

★ 鮮葡萄。可直接食用，或榨汁、做沙拉、做果醬、釀酒等。

★ 葡萄乾。可直接食用，或作為點心的輔料。

養胃靠食療

鮮葡萄汁

材料　鮮葡萄適量。

做法　❶ 將葡萄洗淨，榨取汁。❷ 每次 15 毫升，飯後 1 次喝完，每日 3 次。

養胃功效 開胃消食，對食慾不振、消化不良等症有一定的療效。

葡萄中含有大量糖，常反酸者不宜多 。

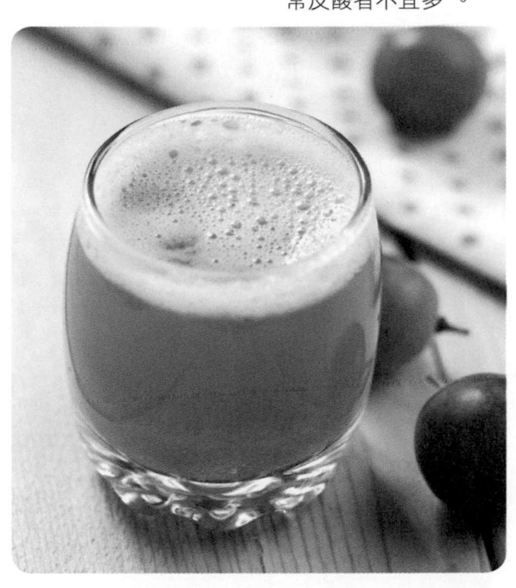

搭配宜忌		人群宜忌	
 檸檬＋葡萄	葡萄暖胃健脾、生津除煩；檸檬生津止渴。二者搭配適合胃陰虛患者食用。		兒童、婦女及體弱的人宜適量食用，是很好的滋補品。
 牛奶＋葡萄	葡萄含有果酸，會導致牛奶中的蛋白質凝固，影響蛋白質的吸收，甚至引起腹脹、腹瀉。		糖尿病患者及便祕者不宜多吃。陰虛內熱、津液不足者忌食。肥胖之人也不宜多食。

紅棗

補虛益氣健脾和胃

性味歸經

性：溫　味：甘　歸經：脾、胃經

養胃功效

紅棗具有補虛益氣、養血安神、健脾和胃等功效，是脾胃虛弱、氣血不足、倦怠無力、失眠等患者良好的保健營養品，也是愛美女性不可或缺的水果。

營養成分	含量（鮮）	同類食物含量比較
碳水化合物	30.5 克	中
膳食纖維（不溶性）	1.9 克	中
蛋白質	1.1 克	中
脂肪	0.3 克	低
維他命 C	243 毫克	高
鋅	1.5 毫克	中
胡蘿蔔素	240 微克	高

紅棗 500 克，洗淨蒸熟，去皮、核，取棗肉 250 克，白朮 200 克，雞內金、乾薑各 100 克。白朮、雞內金焙熟，研末，乾薑壓成粉，一同放入棗肉中搗成泥，做成餅，不放油烤熟，當點心吃。

對脾胃濕寒引起的飲食減少、完穀不化有一定輔助食療效果。

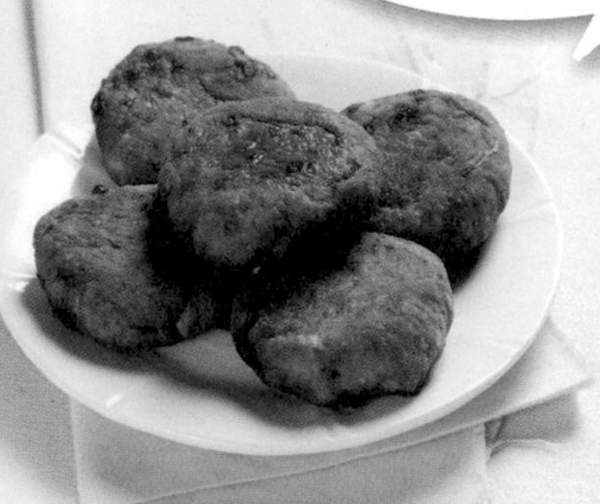

小偏方

益脾餅

養胃吃法大全

★ 生吃。用清水洗淨後食用，每天堅持吃 5 ～ 8 個紅棗有利於身體健康。

★ 泡茶。紅棗炒黑後泡茶喝，可治療胃寒、胃痛，再放入桂圓，就是補血補氣茶了。

★ 煮粥。用適量百合、蓮子搭配紅棗煮粥，對躁鬱不安、心神不寧等症有一定食療效果。

搭配宜忌		人群宜忌	
 百合＋紅棗	百合和紅棗都具有滋陰養血、安神定驚的功效，適宜潮熱、盜汗、急躁易怒的女性食用。	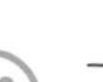	一般人均可食用，尤其適合女性、中老年人、貧血者。
 牛奶＋紅棗	搭配食用，可為人體提供豐富的蛋白質、脂肪和鈣、磷、鐵、鋅及多種維他命。		牙病、便祕者慎食。月經期間有眼腫或腳腫、腹脹現象的女性不宜食。

麥棗粥

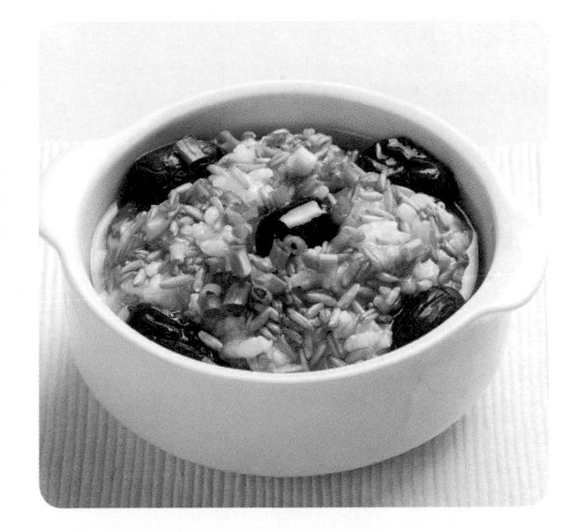

材料 大麥仁30克，紅棗10顆，白米100克。

做法 ❶ 麥仁洗淨後加水煮熟，再放入淘洗乾淨的白米、紅棗煮沸。❷ 小火煮30分鐘即成粥。可加少許蔥花點綴。每日早晚分食。

紅棗花生白米粥

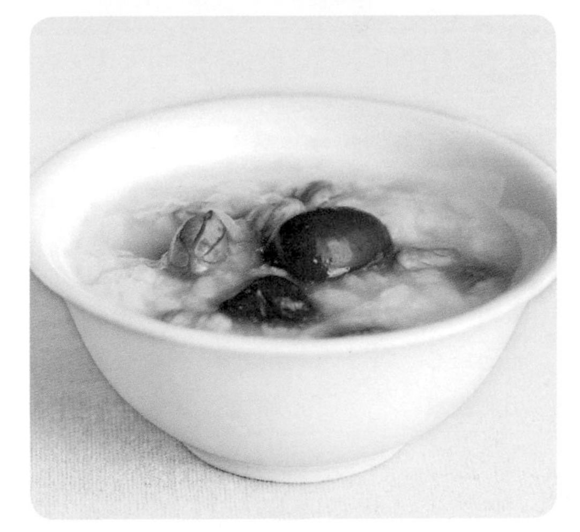

材料 紅棗10枚，花生20克，白米100克，冰糖適量。

做法 ❶ 將紅棗與花生米洗淨，置清水中浸泡4小時左右。❷ 將紅棗與花生連浸泡的水一起入湯煲中，大火煮開，小火煲40分鐘左右。❸ 加入洗淨的白米繼續熬至白米熟爛。❹ 出鍋前加入適量冰糖即可。

紅棗銀耳粥

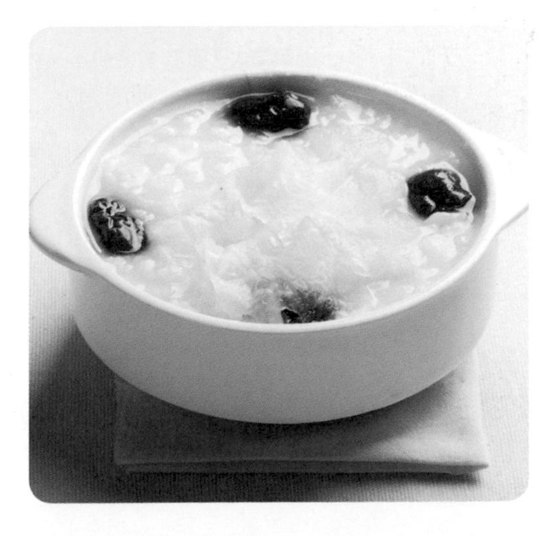

材料 乾銀耳5克，紅棗8個，冰糖適量。

做法 ❶ 乾銀耳用水泡發；紅棗用水洗淨，去核，備用。❷ 在鍋中放入清水，將紅棗和銀耳一同放入鍋中，用大火燒沸。❸ 然後改用小火煮成粥，加入適量冰糖，煮開即可。

橘子

開胃理氣潤肺止渴

性味歸經

性：溫　味：甘、酸　歸經：脾、肺經

養胃功效

橘子具有開胃理氣、止咳潤肺、醒酒等功效，適用於胸膈結氣、嘔逆少食、胃陰不足、口中乾渴、肺熱咳嗽及飲酒過度等。

營養成分	含量	同類食物含量比較
碳水化合物	11.9 克	低
蛋白質	0.7 克	低
膳食纖維（不溶性）	0.4 克	低
脂肪	0.2 克	低
維他命 C	28 毫克	高
胡蘿蔔素	890 微克	高

養胃吃法大全

★ 榨汁。橘子汁中含有一種名為「諾米林」的物質，具有抑制和殺死癌細胞的能力，對胃癌有一定的預防作用。

養胃靠食療

鮮橘汁

材料　鮮橘子 500 克，白糖適量。

做法　❶ 將橘子去皮，分成瓣，再去筋絡，然後去核，用消毒紗布壓汁。

❷ 加上白糖拌勻，隨意飲用即可。

養胃功效　這款鮮橘汁可止咳化痰、潤肺開胃，適宜咳嗽痰多、食慾不佳的患者飲用。

鮮橘子本身含有很高糖，所以可少放些糖，或對些涼開水飲用。

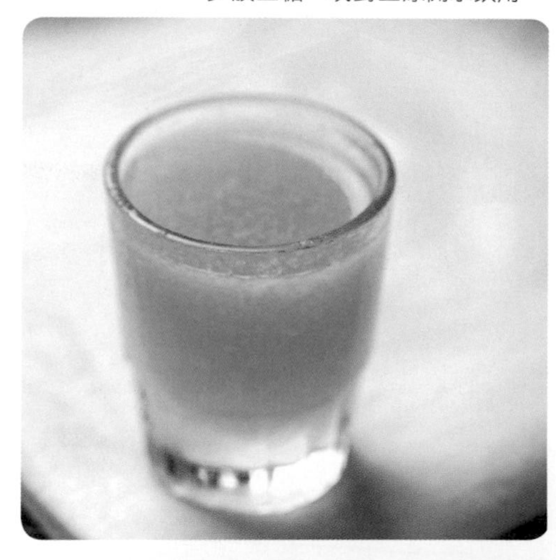

搭配宜忌		人群宜忌	
 薑片＋橘子	薑片和橘子皮一起用水煮，再加適量白糖服用，可治感冒和胃寒嘔吐之症。		一般人均可食用。
 豆漿＋橘子	橘子中的果酸會與豆漿中的蛋白質發生反應，影響人體對蛋白質的消化吸收。		風寒咳嗽、痰飲咳嗽者不宜食。

木瓜

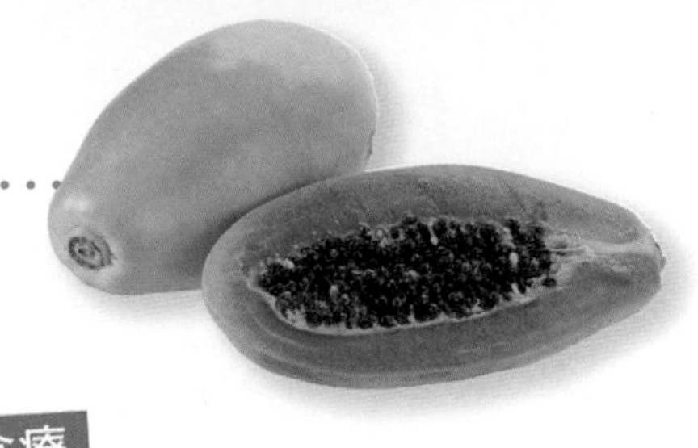

和胃化濕平肝舒筋

性味歸經

性：溫　味：酸　歸經：肝、脾經

養胃功效

木瓜中含有一種木瓜蛋白酶，可將脂肪分解為脂肪酸，還能消化蛋白質，促進肉類物質的消化。

營養成分	含量	同類食物含量比較
碳水化合物	7 克	低
膳食纖維（不溶性）	0.8 克	低
蛋白質	0.4 克	低
脂肪	0.1 克	低
維他命 C	43 毫克	高
硒	1.8 微克	高
胡蘿蔔素	870 微克	高

養胃吃法大全

★ 榨汁。木瓜榨汁，與牛奶混合而成的牛奶木瓜，消暑解渴、潤肺止咳，還有美容功效。

★ 燉湯。木瓜可搭配帶魚、蓮子、玉米、豬肉等食材燉湯，既營養又美味。

養胃靠食療

木瓜銀耳湯

材料　木瓜半個，銀耳 1 朵，蓮子 50 克，枸杞子 25 克，冰糖適量。

做法　❶ 木瓜洗淨，去皮去籽切塊；蓮子洗淨；銀耳和枸杞子放在冷水中浸泡 30 分鐘，銀耳撕小朵。❷ 鍋中放入適量水，燒開後轉小火。❸ 將銀耳、蓮子和冰糖放入，煮約 30 分鐘。❹ 放入木瓜塊和枸杞子再煮 5 分鐘後關火。

養胃功效　對腹脹、便祕的症狀有一定緩解作用。

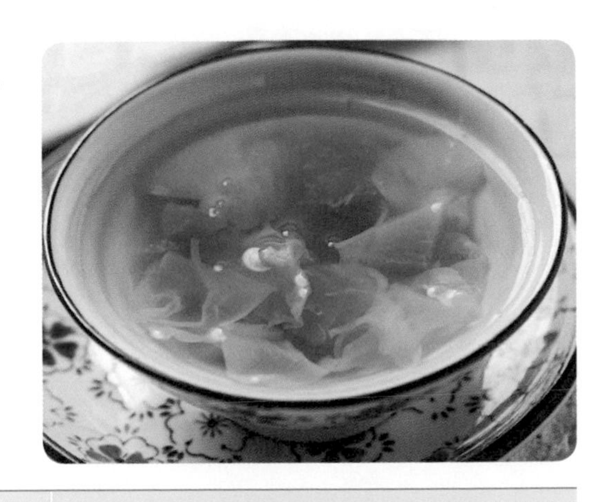

搭配宜忌		人群宜忌	
 蓮子＋木瓜	蓮子可養心安神、健脾止瀉，木瓜能幫助消化、清理腸胃，搭配食用益脾養胃。	☺	一般人均可食用。尤其適合消化不良、肥胖、產後缺奶者食用。
 南瓜＋木瓜	南瓜含有維他命 C 分解酶，會分解、破壞木瓜中的維他命 C，降低木瓜的營養價值。		過敏體質者忌食。

香蕉

潤腸清熱解毒

性味歸經

性：寒　味：甘　歸經：脾、胃經

養胃功效

胃熱的人會有口苦的症狀。香蕉性寒，能清熱潤腸，改善口苦症狀。香蕉還能促進腸道蠕動，有助於通便排毒，比較適合胃火大、便祕的人食用。

營養成分	含量	同類食物含量比較
碳水化合物	22 克	中
蛋白質	1.4 克	中
膳食纖維（不溶性）	1.2 克	中
脂肪	0.2 克	低
鉀	256 毫克	高
磷	28 毫克	低
鐵	0.4 毫克	低

養胃吃法大全

- ★ 生吃。香蕉剝皮後直接食用，就可保護胃黏膜，潤腸通便。
- ★ 煮粥。搭配白米、冰糖、牛奶等煮成的香蕉粥，也是潤腸通便的好選擇。

養胃靠食療

香蕉棗米粥

材料　香蕉 1 根，紅棗 15 個，小米 100 克。

做法　❶ 將香蕉外皮剝去，取蕉肉，搗成泥糊狀，備用。❷ 將淘淨的小米、紅棗同入砂鍋，加水適量，煨煮成稠粥。❸ 粥將成時，調入香蕉泥糊，拌勻，再煮至沸即成。

養胃功效　這款粥可滋陰補脾、清肝降壓，對慢性胃炎、高血壓、高脂血症等有一定食療效果。

香蕉要用熟透的來煮粥。

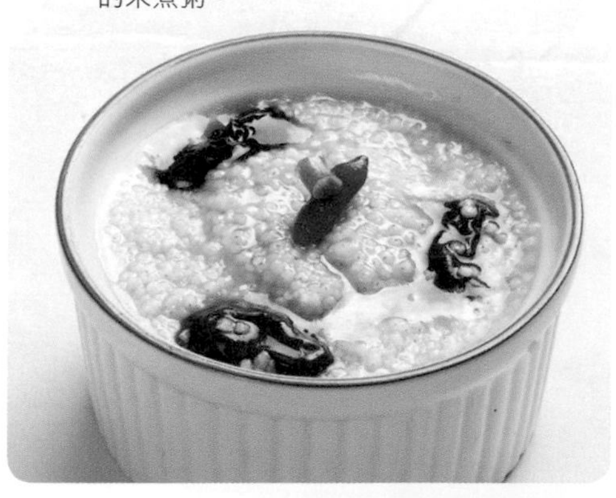

搭配宜忌		人群宜忌	
桃子＋香蕉	二者搭配，再添加適量芒果，一起榨汁飲用，有潤喉、提振食慾的作用。		一般人均可食用，尤其適合大便乾燥、痔瘡患者食用。
桃子＋香蕉	二者搭配，再配以百合、枸杞子做湯，具有養陰潤肺、生津潤腸的功效。		脾胃虛寒、腹瀉、腎功能不全者忌食。

奇異果

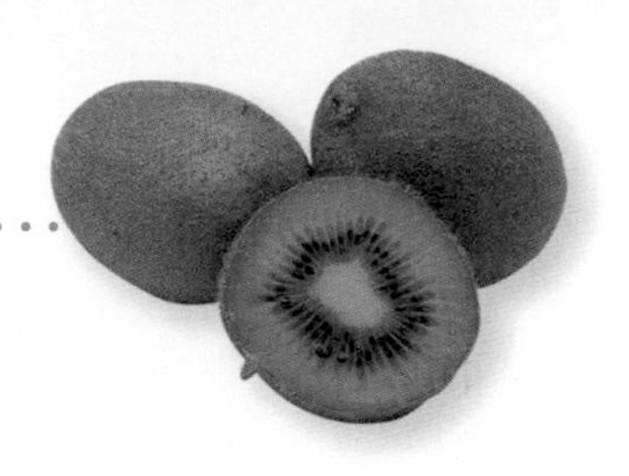

健胃止渴解熱通淋

性味歸經

性：溫　味：甘、酸　歸經：胃、大腸經

養胃功效

奇異果含有豐富的膳食纖維和抗氧化物質，能夠清熱降火、潤燥通便，對便祕和痔瘡有一定預防作用。奇異果含有的蛋白酶可以幫助消化，宜在飯後吃。

營養成分	含量	同類食物含量比較
碳水化合物	14.5 克	中
膳食纖維（不溶性）	2.6 克	中
蛋白質	0.8 克	中
脂肪	0.6 克	低
維他命 C	62 毫克	高
維他命 E	2.43 毫克	高

養胃吃法大全

★ 生吃。奇異果可直接食用，或做成沙拉、榨汁均可。

養胃靠食療

奇異果蘋果香蕉丁

材料　奇異果 200 克，蘋果 1 顆，香蕉 1 根，白糖、太白粉水適量。

做法　❶ 蘋果、香蕉分別洗淨，切小丁，奇異果去皮，切丁。❷ 將奇異果丁、蘋果丁、香蕉丁放鍋內，加適量水煮沸，再加白糖，用太白粉水勾芡，出鍋即成。

養胃功效 有清熱解毒的功效，適用於煩熱、消渴、食慾缺乏、消化不良等。

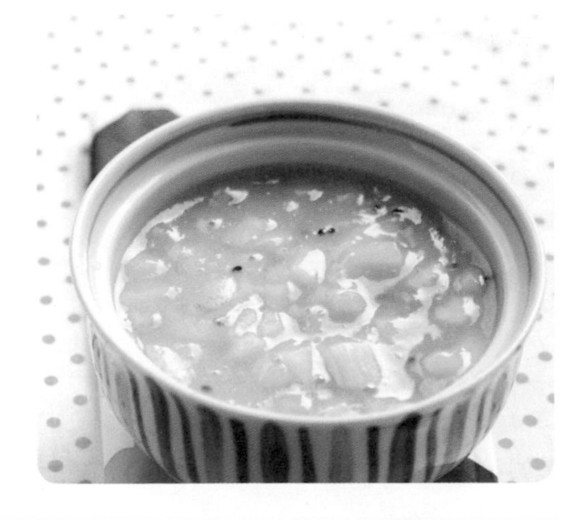

搭配宜忌		人群宜忌	
☺ 優酪乳＋奇異果	缺乏維他命 C 的優酪乳與富含維他命 C 的奇異果搭配，不僅口感好，而且能促進消化。	☺	食慾不振、消化不良、反胃嘔吐以及煩熱、黃疸、消渴、石淋、疝氣、痔瘡等症患者可食用。
 黃瓜＋奇異果	黃瓜中的維他命 C 分解酶會破壞奇異果中維他命 C。		脾虛便溏者、風寒感冒、瘧疾、寒濕痢、慢性胃炎、痛經、閉經、小兒腹瀉者不宜食用。

花生

悅脾和胃扶正補虛

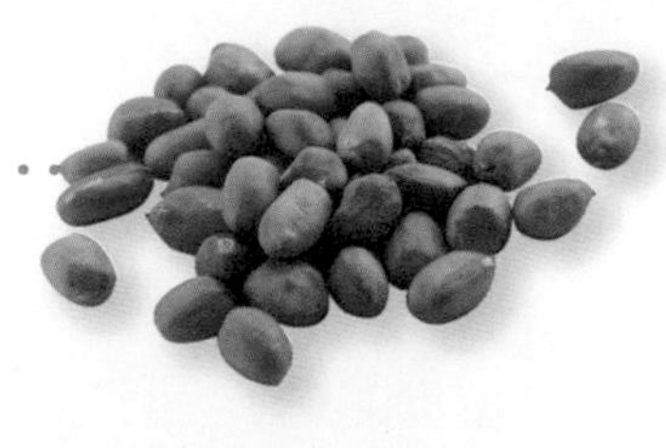

性味歸經

性：平　味：甘　歸經：歸脾、肺經

養胃功效

花生中含有豐富的不飽和脂肪酸，進入胃腸後，能夠平衡胃腸的消化功能，促進胃腸的蠕動。另外，花生多油脂，還能緩解便祕，有助於促進體內毒素的排出。

營養成分	含量（鮮）	同類食物含量比較
脂肪	25.4 克	高
碳水化合物	13 克	中
蛋白質	12 克	高
膳食纖維（不溶性）	7.7 克	中
磷	250 毫克	高
菸酸	14.1 毫克	高
維他命 C	14 毫克	中

小偏方

花生紅豆紅棗湯

花生、紅小豆、紅棗分別 60 克，加水煮湯。一日內分數次服食。

用於脾虛浮腫、食少乏力，對脾虛引起的便溏腹瀉、精神倦怠有一定輔助食療效果。

將紅棗剖開再煮，效果更佳。

養胃吃法大全

- ★ 水煮。水煮花生能完好地保存其營養成分和藥用成分，且味道鮮美，食後對健康有益，但不可過鹹。
- ★ 做糕點。將花生去殼炒熟，或研為細末，用來做糕點的配料，味道香濃可口。
- ★ 煲湯。搭配豬腳、紅小豆、雞爪等做成的花生湯，也是養胃的好選擇。

搭配宜忌		人群宜忌	
☺ 豬腳＋花生	花生補腎養血；豬腳補虛弱、填腎精。二者一起煲湯適合於補中益氣，增加氣力。		一般人均可食用，尤適宜孕婦、腎陽虛、腎精不足者。
	花生多油脂，苦瓜性寒涼，二者同食，易增其滑利之性，多食易致腹瀉。		膽病患者、血黏度高或有血栓的人及熱性體質易上火者忌吃。

花生豬腳湯

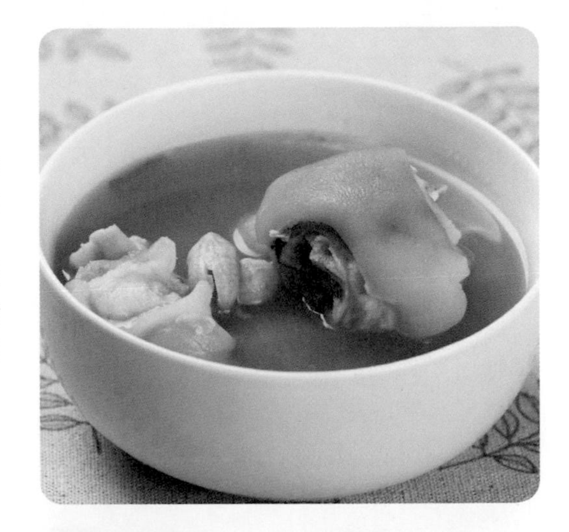

材料　豬腳 1 支，花生 50 克，蔥、薑、鹽、料酒各適量。

做法　❶ 蔥洗淨切段；薑洗淨切片；花生洗淨，備用。❷ 豬腳洗淨，放入鍋內，加清水煮沸，撇去浮沫。❸ 再把花生、蔥段、薑片放入鍋內，調入料酒，轉小火繼續燉至豬腳軟爛。❹ 揀去蔥段、薑片，加入鹽調味即可。

花生紅豆湯

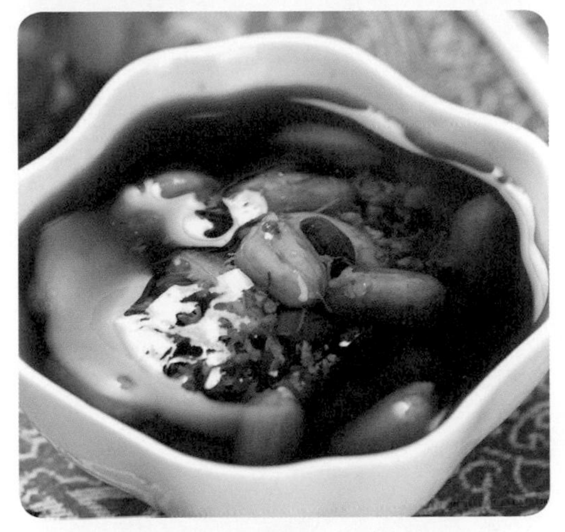

材料　紅豆、花生各 30 克，糖桂花適量。

做法　❶ 將新鮮紅豆與花生清洗乾淨，並用清水泡 2 小時。❷ 將泡好的紅豆與花生連同清水一併放入鍋內，開大火煮沸。❸ 煮沸後改用小火煲 1 小時。❹ 出鍋時放入糖桂花即可。

花生雞腳湯

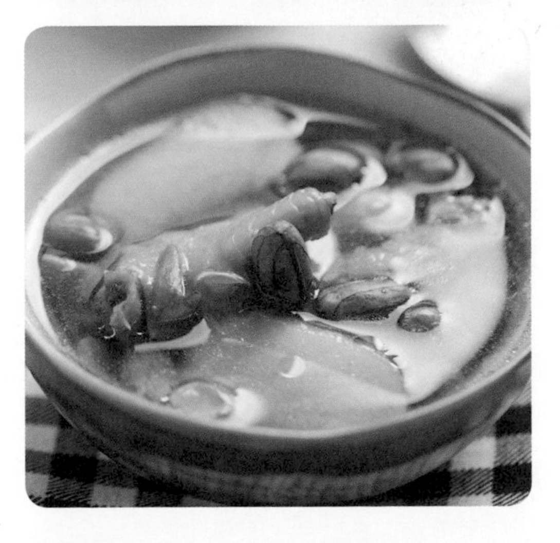

材料　雞爪 2 支，花生 20 克，薑片、黃酒、雞油、鹽各適量。

做法　❶ 將雞爪剪去爪尖，洗淨；花生放入溫水中浸半小時，換清水洗淨。❷ 在鍋中加入適量清水，用大火煮沸，放入雞爪、花生、黃酒、薑片，煮至熟透。❸ 加鹽調味，再用小火燜煮一會，淋上雞油即可。

榛果

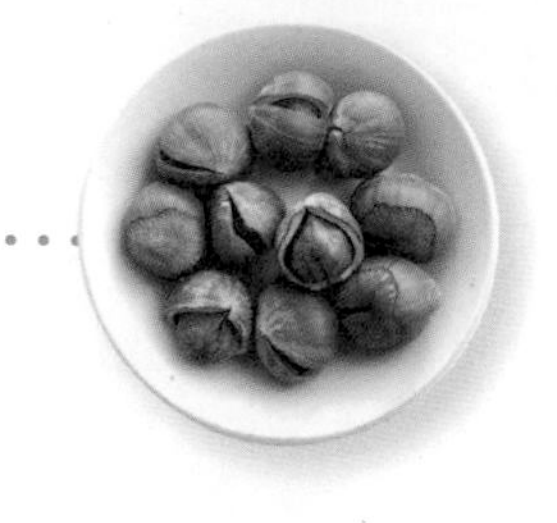

健脾和胃潤肺止咳

性味歸經

性：平　味：甘　歸經：脾、胃經

養胃功效

榛果有補益脾胃、滋養氣血、養肝明目的功效。榛果含有豐富的膳食纖維，不僅能夠促進消化，對便祕還有一定食療效果。

營養成分	含量（乾）	同類食物含量比較
脂肪	44.8 克	高
碳水化合物	24.3 克	中
蛋白質	20 克	高
膳食纖維（不溶性）	9.6 克	高
鉀	1244 毫克	高
鈣	104 毫克	中
胡蘿蔔素	50 微克	中

養胃吃法大全

★ 直接食用。榛果生吃或者炒熟後再吃均可。

★ 搭配食用。可將榛果碾碎放入糕點、牛奶、冰淇淋中，也可與蓮子、白米等一起煮食。

養胃靠食療

榛仁蓮子粥

材料　榛果、蓮子各 35 克，白米 60 克，白糖適量。

做法　❶ 將榛果去殼，蓮子去心。❷ 將榛果、蓮子、白米洗淨，放入鍋中煮至熟爛。❸ 加入白糖調味。

養胃功效　榛果能健脾和胃、益肝明目，搭配蓮子，能促進腸道吸收，主治病後體弱、食少疲乏、氣血不足、小兒疳積等症。

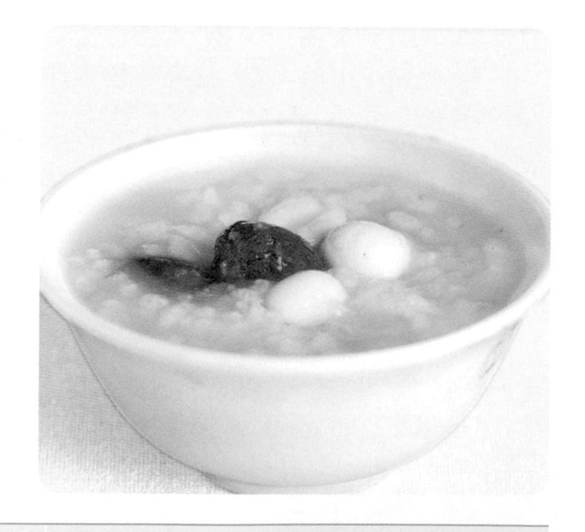

搭配宜忌		人群宜忌	
 山藥＋榛果	兩者搭配，不僅利於脾胃的消化吸收，健脾養胃，而且能夠增強體質。		食慾不振、食量減退者宜食。癌症患者、糖尿病患者宜食。體倦身乏、眼睛變花者宜食。
 其他乾果＋榛果	榛果中含有豐富油脂，與其他乾果在一起食用，容易使人出現消化不良。		肝功能有問題者忌食。

杏仁

潤腸通便降氣平喘

性味歸經

性：微溫　味：苦，有小毒　歸經：肺、大腸經

養胃功效

杏仁味苦下氣，且富含油脂，有降胃火、潤腸的功效。杏仁中不飽和脂肪酸可提高胃腸內黏膜的潤滑作用，調節胃氣，潤腸通便。

營養成分	含量	同類食物含量比較
脂肪	45.4 克	高
碳水化合物	23.9 克	高
蛋白質	22.5 克	高
膳食纖維（不溶性）	8 克	中
鈣	97 毫克	中
維他命 E	18.53 毫克	中

養胃吃法大全

- ★ 直接食用。杏仁可炒熟後直接食用，或蒸熟、煮熟後食用。
- ★ 搭配食用。杏仁也可與其他食物搭配，做粥、餅、麵包等食品。

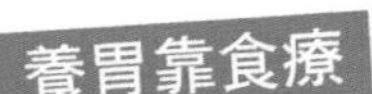

養胃靠食療

南瓜杏仁露

材料　南瓜 100 克，牛奶、椰汁各 150 毫升，杏仁粉 50 克，熟芝麻適量。

做法　❶ 南瓜去皮，切片，放入微波爐中，加熱 8 分鐘。❷ 南瓜放入料理機中打成泥。❸ 鍋中加適量清水，倒入椰汁和杏仁粉。❹ 再倒入南瓜泥，煮開後，關火，倒入牛奶，撒芝麻即可。

養胃功效 富含膳食纖維和脂肪酸，可調節胃氣，對胃火盛造成的口臭、口腔潰瘍、便秘一定的緩解作用。

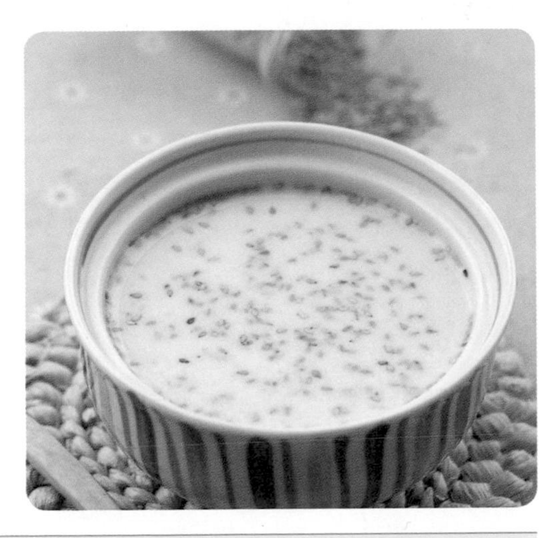

搭配宜忌		人群宜忌	
 牛奶＋杏仁	牛奶與杏仁搭配，是最佳的潤膚美容食品，適合女性飲用。		體重過重者宜食，但需減少其他食物攝入量。癌症患者，以及經受放療、化療的癌症患者宜食。
 菱角＋杏仁	菱角與杏仁一起吃，不利於蛋白質的吸收，會降低人體對其營養的吸收和利用率。		產婦、幼兒忌食。

☹梨子

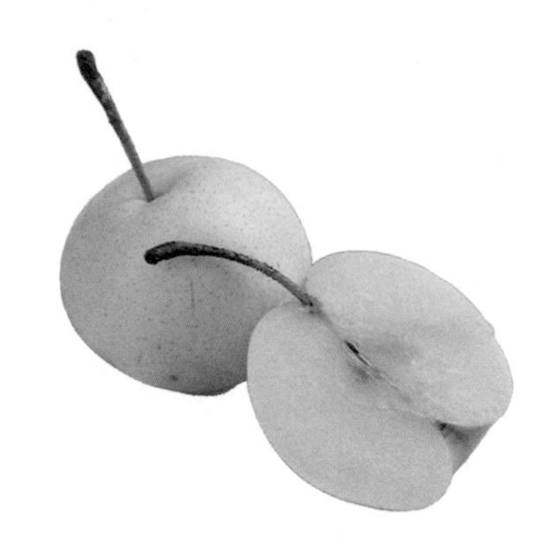

忌吃人群

梨子性涼，故脾胃虛寒、畏冷食者不宜食用；梨子含果酸較多，胃酸多者，也不宜食。

為何不宜

脾胃虛弱者需要多吃一些溫和的、溫暖的食物，以暖胃、養胃，梨性涼，進入胃腸後會刺激胃腸，加重脾虛症狀，易導致腹瀉便溏。腸炎患者吃梨，也會加重病情。但胃火盛者適合吃梨，可以降胃火。

營養成分	含量	同類食物含量比較
水分	85.8 克	高
碳水化合物	13.3 克	低
膳食纖維（不溶性）	3.1 克	高
脂肪	0.2 克	低
維他命 C	6 毫克	低
維他命 E	1.34 毫克	高
維他命 B_2	0.06 毫克	高

☹甘蔗

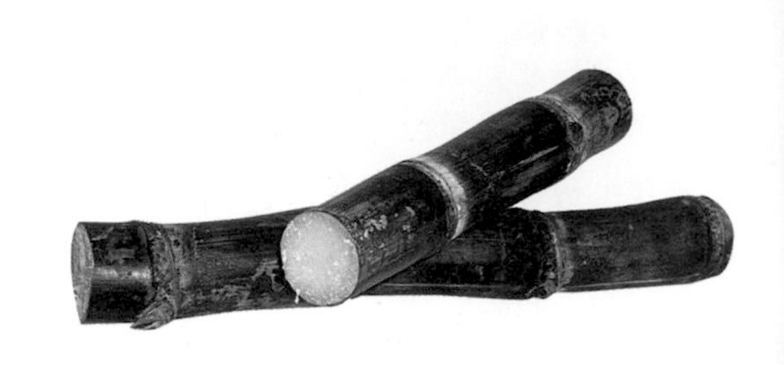

忌吃人群

脾胃虛寒、胃腹寒痛者不宜食用甘蔗。

為何不宜

甘蔗味道甘甜，有滋陰清熱的效果，胃陰虛的人比較適合，表現為平時胃熱，容易口腔潰瘍，這樣的人就可以經常吃點甘蔗來清除胃火。但脾胃虛寒之人則不宜食。《本草經疏》中明確告誡：「脾胃虛寒嘔吐者忌之」。故凡胃痛屬寒者當忌食甘蔗。

營養成分	含量	同類食物含量比較
碳水化合物	16 克	中
膳食纖維（不溶性）	0.6 克	低
蛋白質	0.4 克	低
脂肪	0.1 克	低
維他命 C	2 毫克	低
菸酸	0.2 毫克	低
維他命 A	2 微克	低

☹西瓜

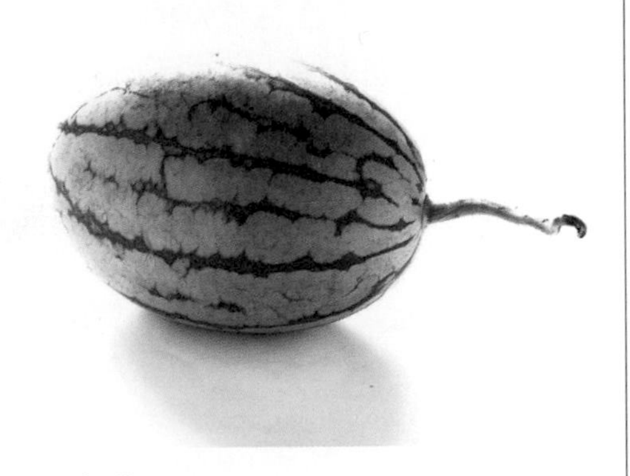

忌吃人群

感冒初期、糖尿病患者、體虛胃寒者。

為何不宜

夏天吃西瓜能清熱去火，可預防暑熱傷身。但西瓜性寒涼，不適合脾胃虛寒的人食用。若是本身脾胃寒再吃西瓜，會加重寒氣，甚至導致胃痛不止。

營養成分	含量	同類食物含量比較
水分	93.3 克	高
碳水化合物	5.8 克	低
蛋白質	0.6 克	低
膳食纖維（不溶性）	0.3 克	低
脂肪	0.1 克	低
維他命 C	6 毫克	低

☹檸檬

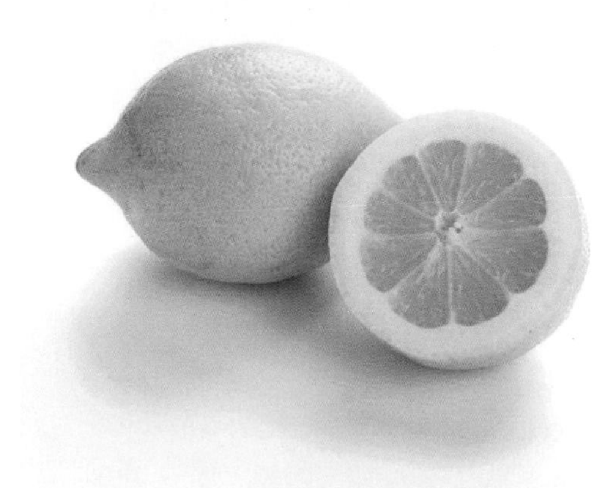

忌吃人群

胃潰瘍、胃酸分泌過多，患有齲齒者和糖尿病患者慎食。

為何不宜

檸檬含有豐富的菸酸和有機酸，胃潰瘍患者食用檸檬，會導致潰瘍面積擴大，加重病情。

營養成分	含量	同類食物含量比較
碳水化合物	6.2 克	低
膳食纖維（不溶性）	1.3 克	中
脂肪	1.2 克	中
蛋白質	1.1 克	中
鈣	101 毫克	高
維他命 C	22 毫克	中

肉蛋奶類

腸胃各細胞的代謝、組成需要充足的蛋白質供應，而食物中的肉、蛋、奶就是人體蛋白質最好的來源。肉、蛋、奶等各食物性溫，含有豐富的熱量，一般都具有暖胃除寒、補中益氣的作用，有利於胃腸功能的保持以及調理。

羊肉

暖胃除寒益氣補虛

性味歸經

性：溫　味：甘　歸經：腎、脾經

養胃功效

中醫認為羊肉性熱，具有暖胃除寒、益氣補虛功效，可促進血液循環，增加人體熱量，而且還能增加消化酶，幫助胃消化。

營養成分	含量	同類食物含量比較
蛋白質	19.0 克	中
脂肪	14.1 克	中
鋅	3.22 克	中
鉀	232 毫克	中

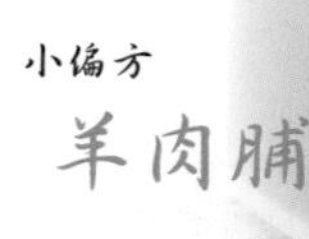

小偏方

羊肉脯

羊瘦肉 500 克，大蒜、韭菜各適量。羊肉切塊，烤成羊肉脯，蒜、韭菜分別洗淨，每次取一塊羊肉脯，就著蒜、韭菜空腹食用。

對反胃、嘔吐有一定的食療效果。

養胃吃法大全

- ★ 煲湯。羊肉湯暖胃驅寒，煲湯時放數個山楂或一些蘿蔔營養會更全面，且更容易消化吸收。
- ★ 做菜。爆炒或燉煮都是羊肉常用的烹飪手法，製作時放些蔥、薑、孜然等作料可去膻味。

搭配宜忌		人群宜忌	
白蘿蔔＋羊肉	羊肉是溫補之品，和具有清熱生津的白蘿蔔搭配，可消積滯、化痰熱，且不會上火。		適宜久病體虛、腎氣耗損、支氣管炎、咳喘者屬寒者和產婦食用。
 醋＋羊肉	羊肉大熱，益氣補虛，而醋性酸溫，宜與寒性食物相配，與羊肉搭配則不宜。		感冒發燒以及患有高血壓、肝病、急性腸炎和其他感染病者不宜食用。

羊肉湯

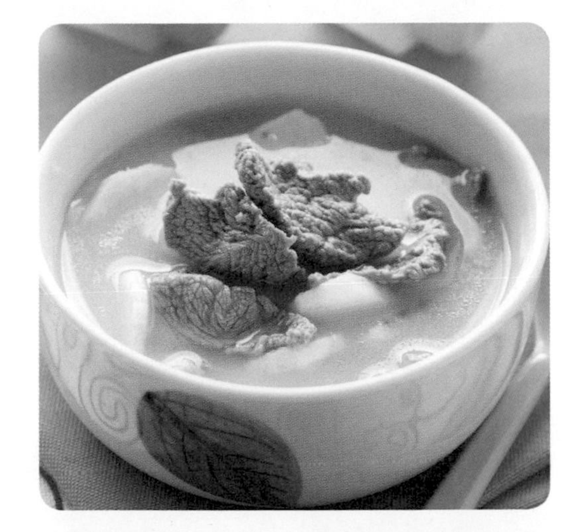

材料　羊肉100克，豌豆20克，蘿蔔50克，薑末、鹽、香菜各適量。

做法　❶ 洗淨羊肉和蘿蔔，都切成小丁；洗淨豌豆，將薑剁成細末，備用。❷ 將蘿蔔丁、羊肉丁、豌豆放入鍋內，放入適量清水，大火燒開。❸ 加入薑末，改用小火燉1小時左右，等到肉熟爛，加入鹽和香菜調味即可。

木瓜煲羊肉

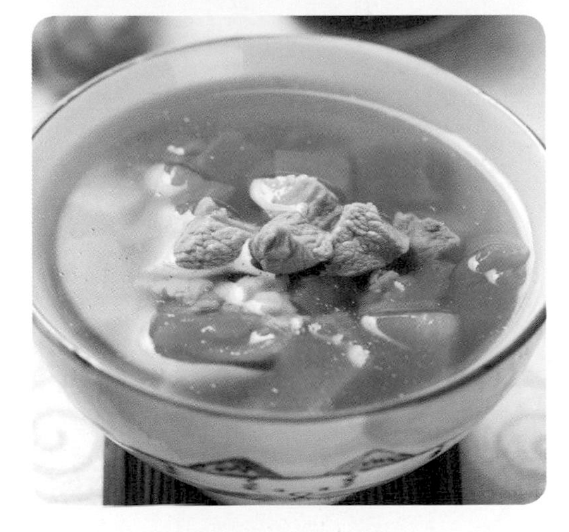

材料　木瓜20克，羊肉100克，鹽適量。

做法　❶ 木瓜剖開，去皮去籽，切成小塊。❷ 羊肉洗淨，切成小塊，再放入沸水中除去血水，撈出。❸ 將木瓜、羊肉放入鍋中，加水，用大火燒沸，再用小火燉至羊肉爛熟後，加鹽調味即可。

冬瓜羊肉湯

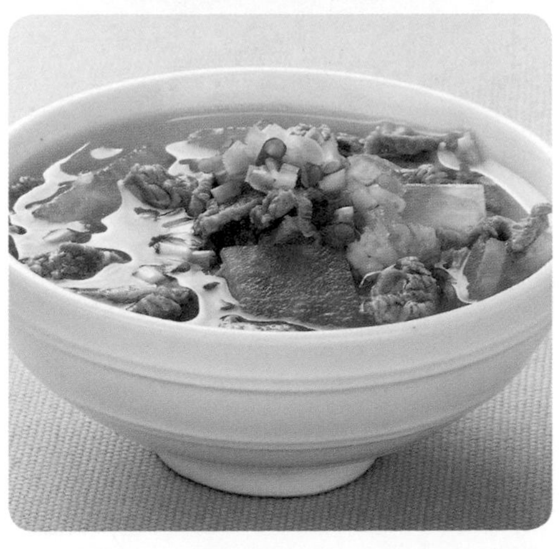

材料　冬瓜、羊肉各100克，香菜、香油、鹽、蔥段、薑片各適量。

做法　❶ 羊肉切成塊，在沸水中焯燙透。❷ 冬瓜去皮、去瓤後洗淨切塊。❸ 在鍋中加清水，燒開後放入羊肉、蔥段、薑片，燉至八成熟時，放入冬瓜，燉至爛熟時，加鹽調味，撒上香菜，淋上香油即可。

豬肚

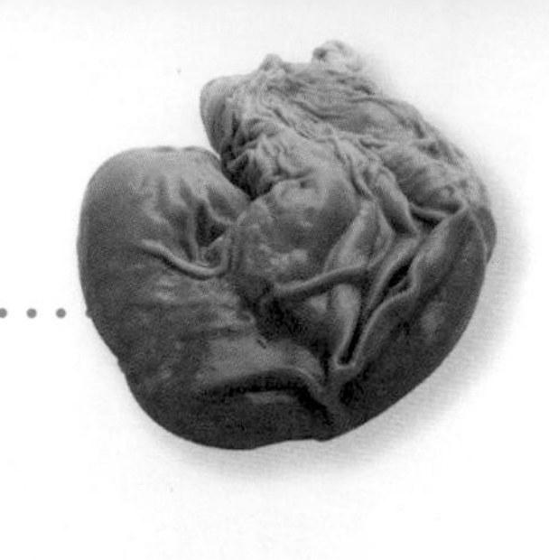

補虛損健脾胃

性味歸經

性：溫　味：甘，微酸　歸經：脾、胃經

養胃功效

《本草經疏》說：「豬肚，為補脾之要品。脾胃得補，則中氣益，利自止矣……。」故豬肚有補益脾胃的功效，對脾虛腹瀉、虛勞瘦弱等症有一定的食療功效。

營養成分	含量	同類食物含量比較
蛋白質	15.2 克	低
脂肪	5.1 克	低
碳水化合物	0.7 克	低
膽固醇	165 毫克	中
磷	124 毫克	低
維他命 B_2	0.16 毫克	低
維他命 B_1	0.07 毫克	低
維他命 A	3 微克	低

養胃吃法大全

- ★ 做菜。涼拌、炒、爆、燒、滷、蒸、煲、燉等手法皆可用於豬肚的烹製。
- ★ 煮粥。將豬肚切細絲或小塊，與白米等煮粥食用，既益脾又養胃。

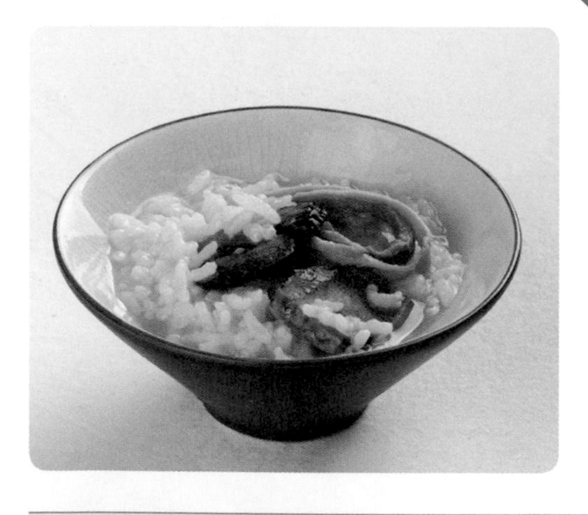

養胃靠食療

豬肚白朮粥

材料　豬肚 500 克，白朮 30 克，黃耆 15 克，白米 150 克，薑片、鹽各適量。

做法　❶ 將豬肚翻洗乾淨，煮熟後切成小塊。❷ 白朮、黃耆洗淨，一併放入鍋中，加適量清水，用大火燒沸後再改用小火煎煮。❸ 煮約 1 小時後加入洗淨的白米、薑片、豬肚熬粥，至粥熟後調入鹽即可。

養胃功效　二者搭配，可以補益脾胃，對慢性胃炎有一定食療效果。

搭配宜忌		人群宜忌	
 蓮子 + 豬肚	蓮子固腎澀精，豬肚補虛損、健脾胃，二者搭配具有補氣血、健脾胃的功效。		一般人均可食用。尤其適合脾胃虛弱、食慾缺乏、泄瀉下利、尿頻、遺精、帶下者。
 雞肉 + 豬肚	豬肚和雞肉都有補虛損的功效，搭配食用可輔助治療虛勞瘦弱之症。		高脂血症患者忌食。

豬血

健脾養胃解毒清腸

性味歸經

性：溫　味：甘、苦　歸經：心、肝經

養胃功效

豬血性溫，有健脾養胃、利大腸的作用，其中所含的豐富營養素，可以促進胃腸細胞的新陳代謝，有助於排出胃腸內的毒素，減少胃腸壓力，對養胃很有幫助。

營養成分	含量	同類食物含量比較
蛋白質	12.2 克	中
脂肪	0.3 克	低
鐵	8.7 毫克	高
硒	7.94 微克	中

養胃吃法大全

★ 做湯。將豬血上的雜質除去，然後用開水汆燙一下，即可用作做湯的主料和副料。

★ 做菜。涼拌、炒、燒、煮或搭配其他食材，豬血也可以做出很多美味的菜餚。

養胃靠食療

豬血豆腐湯

材料　豬血 100 克，豆腐 50 克，香菜、料酒、鹽各適量。

做法　❶ 豬血、豆腐切小塊，放入開水焯一下。❷ 將豬血、豆腐放入鍋中翻炒，倒入料酒去腥，倒入適量清水，加鹽調味。❸ 大火煮開後撒上香菜即可。

養胃功效　豬血可健脾養胃，豆腐能補中益氣，兩者搭配有調節胃腸功能，促進消化，增加體力的作用。脾胃不好者可常食。

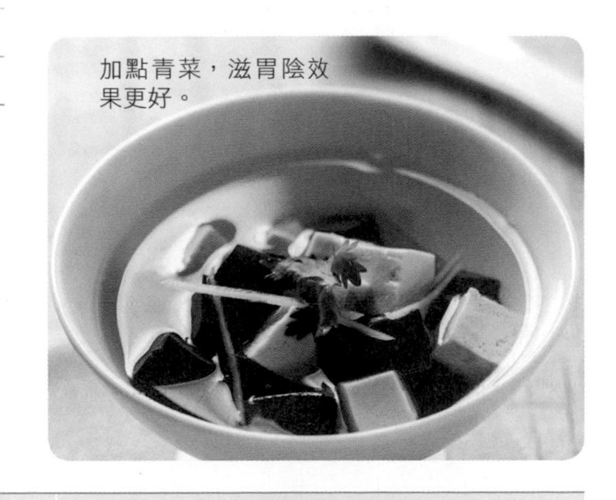

加點青菜，滋胃陰效果更好。

搭配宜忌		人群宜忌	
 菠菜＋豬血	二者均為補血食材，具有下氣、潤腸、助消化等功能，對補血、明目、潤燥都有好處，尤其能補充鐵質。		適宜貧血患者、老人、婦女，從事粉塵、紡織、環境衛生、採掘等工作的人食用。
 黃豆＋豬血	豬血不宜與黃豆同吃，否則易引起消化不良。		高膽固醇血症、肝病、高血壓、冠心病患者應少食；處於上消化道出血階段的患者忌食。

牛肉

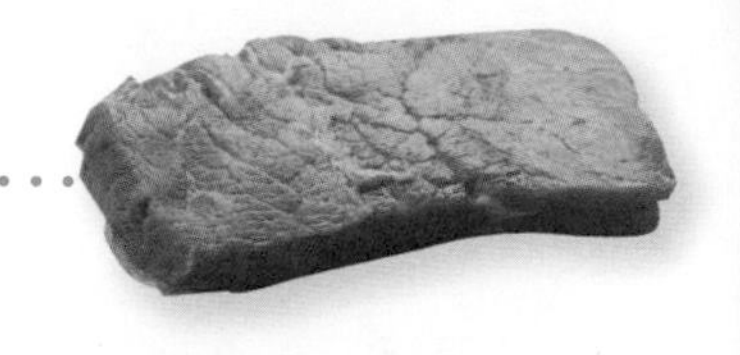

安中益氣養脾胃

性味歸經

性：溫　味：甘　歸經：脾、胃經

養胃功效

寒冬食牛肉，有暖胃作用，為寒冬補益佳品。牛肉具有補脾胃、益氣血、強筋骨等功效，適用於虛損消瘦、消渴、脾虛不運等症。

營養成分	含量	同類食物含量比較
蛋白質	19.9 克	高
脂肪	4.2 克	低
碳水化合物	2 克	低
鉀	216 毫克	中
鈉	84.2 毫克	中
膽固醇	84 毫克	低

養胃吃法大全

- ★ 煲湯。在寒冷的冬天，煲上一鍋牛肉湯，既暖胃又養生。
- ★ 做菜。養胃的吃法以燉牛肉為最佳。

養胃靠食療

馬鈴薯燉牛肉

材料　牛肉 250 克，馬鈴薯、紅蘿蔔各半個，玉米 1 根，蔥、薑、鹽各適量。

做法　❶ 牛肉洗淨，切小塊；馬鈴薯、紅蘿蔔切滾刀塊；玉米切小段。❷ 牛肉塊冷水入鍋，開大火，水開後放入蔥、薑。❸ 加蓋小火燉 1.5 小時。加馬鈴薯、紅蘿蔔、玉米段，加少許鹽調味，小火再燉 10 分鐘即可。

養胃功效　本品健脾益胃，適宜癒合期胃潰瘍患者食用。

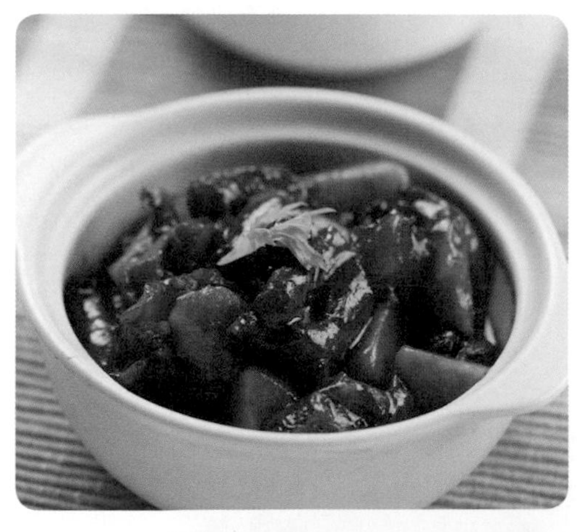

搭配宜忌		人群宜忌	
☺ 白蘿蔔＋牛肉	二者搭配營養豐富。白蘿蔔助消化，有益於胃部健康。	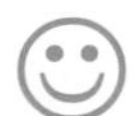	一般人均可食用，尤其適合青少年及病後體虛者食用。
☺ 南瓜＋牛肉	二者搭配有補脾益氣、解毒止痛的療效，多用於胃及十二指腸潰瘍等的調養。		消化力過弱、高脂肪、高膽固醇和部分腎病患者慎食。

鴨肉

滋養肺胃健脾利水

性味歸經

性：微寒　味：甘、鹹　歸經：腎、胃、肺經

養胃功效

鴨肉中的脂肪酸熔點低，蛋白質含量豐富，易於被人體消化吸收，可有效改善營養不良、脾胃虛弱等症。

營養成分	含量	同類食物含量比較
脂肪	19.7 克	中
蛋白質	15.5 克	低
碳水化合物	0.2 克	低
鉀	191 毫克	中
膽固醇	94 毫克	中
鈉	69 毫克	中
鈣	6 毫克	低

養胃吃法大全

★ 煲湯。搭配玉米、海參、海帶等做成的老鴨湯，是湯中的極品。

★ 做菜。涼拌、炒、燉、燜、蒸、醬等烹飪手法都可以用於製作鴨肉。

養胃靠食療

鴨肉粥

材料　白米、鴨肉各 30 克，蔥段、薑絲、鹽、料酒各適量。

做法　❶ 鴨肉洗淨後，鍋中放入清水和蔥段，倒入適量料酒，用中火將鴨肉煮 30 分鐘，取出鴨肉，切絲。❷ 白米洗淨，加入煮鴨的高湯，用小火煮 30 分鐘。❸ 再加入鴨肉絲、薑絲同煮 20 分鐘，放鹽調味即可。

養胃功效 鴨肉中含有豐富的蛋白質，而且容易消化，易被人體吸收。

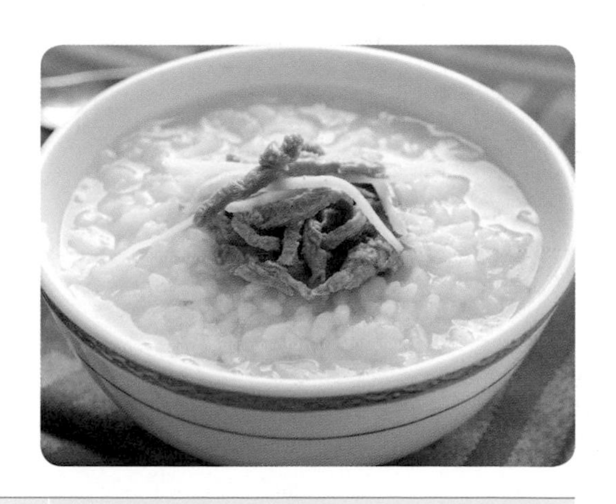

搭配宜忌		人群宜忌	
 酸菜 + 鴨肉	鴨肉滋陰養胃、利尿消腫，與開胃的酸菜搭配，可滋陰養腎、開胃殺菌。		宜腎炎水腫、小便不利、上火、內熱者。
 紅小豆 + 鴨肉	鴨肉補腎、生津；紅小豆利尿消腫；二者搭配能發揮退熱消腫，滋養腎陰的作用。		受涼引起不思飲食、腰腿酸軟及寒性痛經以及慢性腸炎、動脈硬化患者應少食；感冒患者不宜食用。

雞肉

溫中補脾益氣養血

性味歸經

性：溫　味：甘　歸經：脾、肝、腎經

養胃功效

雞肉具有溫補脾腎、益精養血功效，有陽虛氣弱、精血不足、慢性胃炎、胃與十二指腸潰瘍、幽門梗阻、貧血、眩暈等症者可適當多食。

營養成分	含量	同類食物含量比較
蛋白質	19.3 克	高
脂肪	9.4 克	低
碳水化合物	1.3 克	低
鉀	251 毫克	中
膽固醇	106 毫克	低
鈉	63.3 毫克	中
鈣	9 毫克	低

雞肉 90 克，太子參 30 克，淮山藥 15 克，生薑 3 片，鹽適量。雞肉洗淨切塊，與上述藥材一起放入燉盅內，加清水適量，小火隔水燉 2 小時，調入適量鹽即可。

滋陰健脾、益氣養神，對胃脘灼熱，並伴隨口乾喜飲、食積不化等症有一定食療效果。

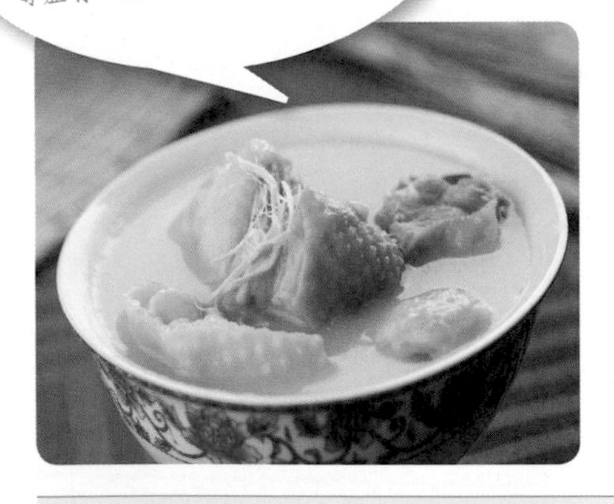

小偏方

參雞湯

養胃吃法大全

- ★ 煲湯。雞湯是非常好的補養佳品，但雞肉的營養比雞湯要高，煲雞湯時要連湯帶肉一起吃。
- ★ 做菜。涼拌、炒、煮、燉、蒸、焖等手法都可用於烹飪雞肉。

搭配宜忌		人群宜忌	
 木耳＋雞肉	木耳有益氣養胃潤肺、涼血止血、降脂減肥等功效，二者搭配，對高血壓、高脂血症、糖尿病有防治作用。		一般人均可食用。尤其適於脾胃虛弱、營養不良、畏寒怕冷、乏力疲勞、月經不調及貧血者。
 青椒＋雞肉	二者搭配，能消除疲勞，減輕壓力，有開胃效果。		便祕、感冒、口腔潰瘍、肝火旺盛、肥胖、動脈硬化、膽囊炎、尿毒症等患者慎食。

香菇雞湯

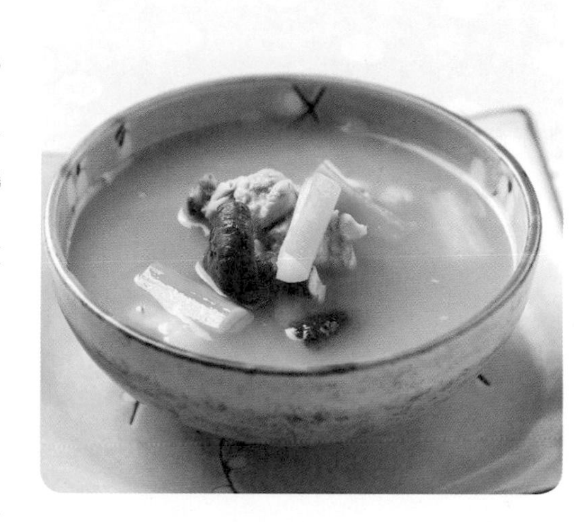

材料 雞腿100克，香菇50克，紅棗3個，薑片、鹽各適量。

做法 ❶ 將雞腿洗淨剁成小塊，與薑片一起放入砂鍋中，加適量清水，燒開。❷ 將香菇、紅棗放入砂鍋中，用小火煮。❸ 待雞肉熟爛後，放入鹽調味即可。

柳丁雞塊

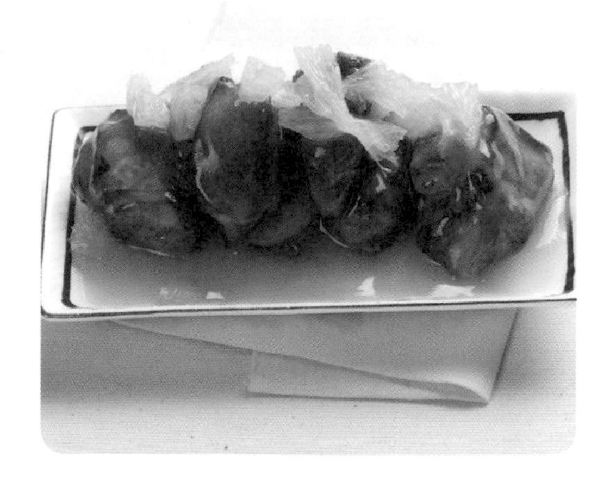

材料 柳丁汁100毫升，雞塊500克，柳丁瓣75克，麵粉、鹽、生薑末各適量。

做法 ❶ 在煎盤裡將黃油加熱至起泡後，放入雞塊，煎至變色，取出，放入平盤中。❷ 煎盤餘油放入麵粉、鹽、生薑末、橙汁，邊燒邊拌，待汁稠濃後放入煎好的雞塊，燒沸，用小火將雞肉燒熟後，再撒上柳丁瓣即成。

麥仁雞肉粥

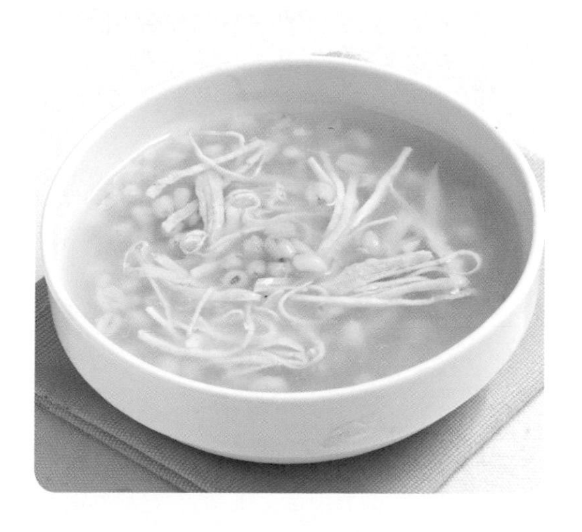

材料 淨母雞1隻，大麥仁500克，雞蛋1顆，鹽適量。

做法 ❶ 將母雞洗淨，入沸水鍋中燙一會兒，倒出血水，鍋內加水適量，調入鹽，煮燉至肉爛離骨，撈出將雞肉撕成絲。❷ 雞蛋打散，煎成蛋皮，切絲。麥仁去雜，洗淨，放入另一鍋內，煮至開花，倒入雞湯鍋內，燒沸。❸ 把雞肉絲、蛋皮絲放碗內，盛入麥仁粥即成。

雞蛋

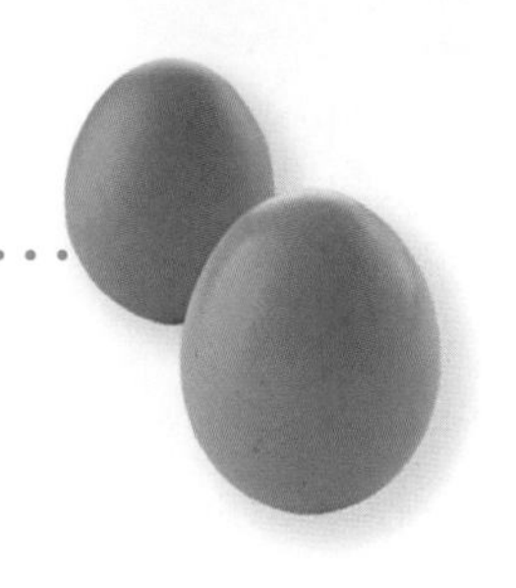

健脾和胃滋陰養血

性味歸經

性：平　味：甘　歸經：脾、胃經

養胃功效

雞蛋黃中的卵磷脂，可以在胃黏膜表面形成一種很薄的保護層，對胃黏膜具有保護作用並抵禦有害因數的損傷。

營養成分	含量	同類食物含量比較
蛋白質	13.3 克	高
脂肪	8.8 克	低
鈣	56 毫克	中
維他命 B_2	0.27 毫克	中

養胃吃法大全

- ★ 熟食。煮雞蛋、蒸雞蛋、燉蛋羹、炒雞蛋均可。
- ★ 做糕點。與麵粉搭配做成蛋糕、餅乾、麵包等風味各異的點心。

養胃靠食療

番茄炒蛋

材料　番茄 2 顆，雞蛋 3 顆，料酒、鹽、白糖各適量。

做法　❶ 番茄洗淨切塊。雞蛋加鹽和少許料酒，充分攪打均勻。❷ 鍋中倒入油燒熱，倒入蛋液炒熟，出鍋。❸ 重新倒入適量油加熱，放番茄煸炒至出水，先調入適量白糖，熄火後再加適量鹽，最後將雞蛋倒入拌勻。

養胃功效　番茄中含有豐富的維他命，能保護胃腸黏膜，與雞蛋搭配，有開胃、養胃作用。

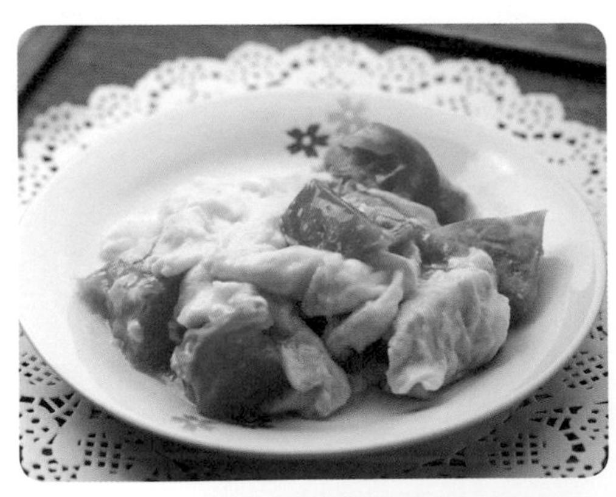

搭配宜忌		人群宜忌
☺ 苦瓜＋雞蛋	苦瓜有獨特的味道，可以清熱降火，與雞蛋同食，能清胃火，保護胃黏膜。	☺ 一般人均可食用。幼兒、孕婦、產婦、病人宜常食。
☺ 枸杞子＋雞蛋	枸杞子與雞蛋搭配能暖胃，對脾胃虛寒有一定的調節作用。	☹ 對蛋白過敏、高熱、腹瀉、肝炎、腎炎、膽囊炎等患者慎食。

鴨蛋

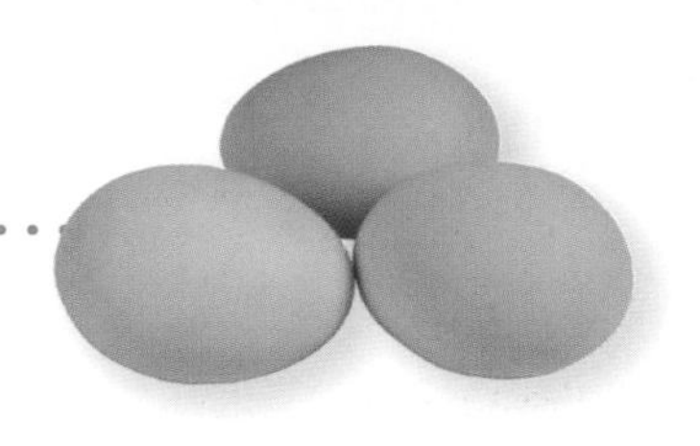

益胃生津滋陰清熱

性味歸經

性：涼　味：甘、鹹　歸經：脾、肺經

養胃功效

鴨蛋有滋陰清熱、生津益胃的作用，對胃陰虧虛、乾嘔、大便乾燥等，都有一定的食療效果。鴨蛋含有較多維他命 B_2，能刺激消化液分泌，增進食慾。

營養成分	含量	同類食物含量比較
脂肪	13 克	中
蛋白質	12.6 克	中
碳水化合物	3.1 克	中
膽固醇	565 毫克	低
維他命 A	261 微克	中
維他命 B_2	0.35 毫克	高

養胃吃法大全

- ★ 鮮鴨蛋。可煮、炒、燉或者做湯。
- ★ 鹹鴨蛋。相比鮮鴨蛋，鹹鴨蛋清肺火、降陰火的功效更強，但含鹽量高，不宜多吃。

養胃靠食療

鹹蛋黃炒苦瓜

材料　苦瓜 250 克，鹹鴨蛋 1 個，料酒 10 克，鹽、白糖各 3 克，蔥末、薑末各 5 克。

做法　❶ 鹹鴨蛋剝殼，取出蛋黃，碾成末；苦瓜洗淨，去瓤，切片。❷ 油燒熱，爆香蔥薑末，放蛋黃炒至出現泡沫狀，加入料酒，下苦瓜片翻炒至熟，加鹽、白糖調味即可。

養胃功效 這道菜清熱祛火，益胃生津，是促進消化的佳餚。

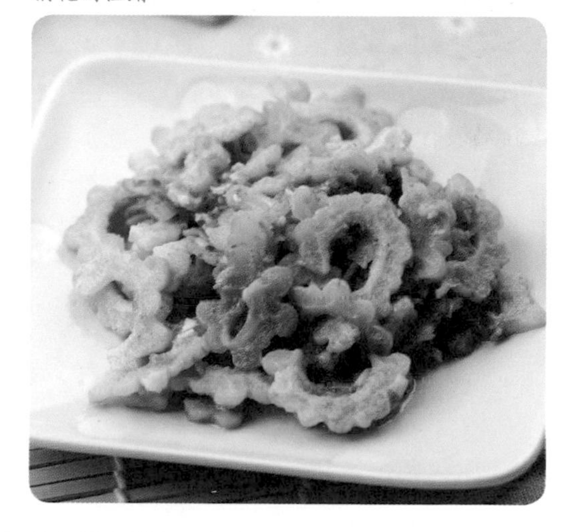

搭配宜忌		人群宜忌	
 苦瓜＋鴨蛋	鴨蛋含有豐富的鈣，苦瓜有大量維他命 C，搭配食用可提高鈣的吸收率。		一般人均可食用。尤其適合肺熱咳嗽、咽喉痛、瀉痢、便祕者。
 木耳＋鴨蛋	二者搭配，可滋腎補腦，對用腦過度、頭昏、記憶力減退等有一定的食療功效。		氣滯腹脹、高血壓、高脂血症、動脈硬化、脂肪肝患者慎食。

牛奶

生津潤腸益脾胃

性味歸經

性：平　味：甘　歸經：心、肺、胃經

養胃功效

牛奶具有補虛損、益脾胃、生津潤腸之功效。 常喝熱牛奶有利於促進腸道的蠕動。

營養成分	含量	同類食物含量比較
碳水化合物	3.4 克	低
脂肪	3.2 克	低
蛋白質	3 克	中
鉀	109 毫克	低
鈣	104 毫克	中
鈉	37.2 毫克	中
鐵	0.3 毫克	低

牛奶 250 克，放入鍋中煮沸，涼溫後調入適量蜂蜜，即可食用。

潤腸通便，促進消化，對習慣性便祕有良好的功效。

小偏方

牛奶蜂蜜飲

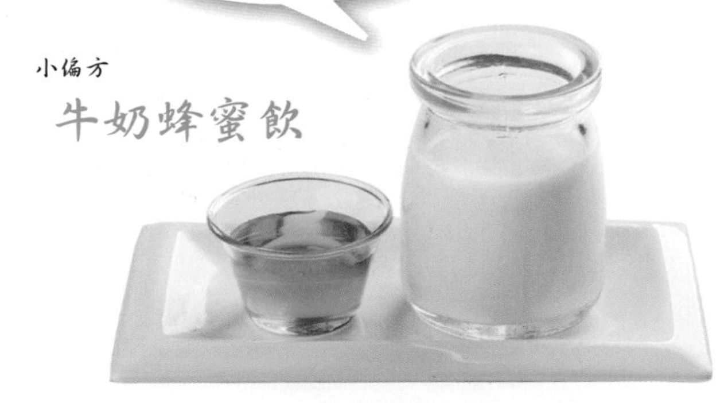

有胃潰瘍的患者不宜飲用。

養胃吃法大全

- ★ 直接飲用。純牛奶或經過殺菌處理的鮮牛奶可直接飲用。
- ★ 搭配食用。牛奶與其他食材搭配食用，可煮粥、做菜、煲湯、做奶茶。

搭配宜忌		人群宜忌	
燕麥＋牛奶	同食有利於蛋白質的消化吸收，且二者營養互補。		一般人均可食用。久病體虛、氣血不足、營養不良、反胃、胃及十二指腸潰瘍、便祕等患者宜常食。
 柿子＋牛奶	富含蛋白質的牛奶與柿子搭配，易在胃中形成蛋白質凝結塊，影響營養的吸收。		對牛奶過敏、對乳糖不耐受、逆流性食道炎、缺鐵性貧血、膽囊炎、胰腺炎等患者應忌食。

牛奶麥片粥

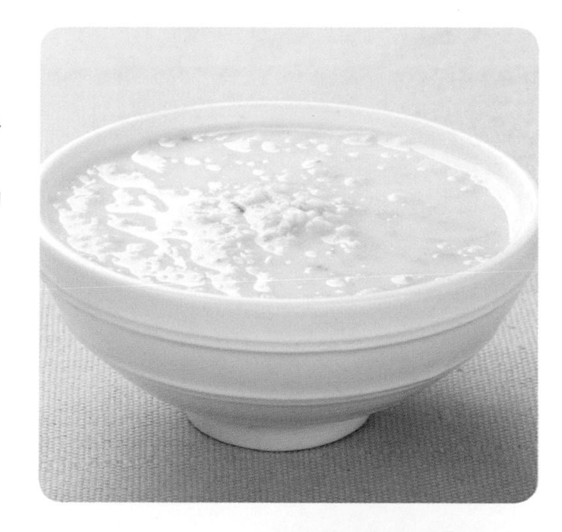

材料　燕麥片 90 克，牛奶、白糖各適量。

做法　❶ 燕麥片加適量清水浸泡 30 分鐘以上，倒入砂鍋，小火煮沸，停火。❷ 等麥片變溫後加適量的牛奶、白糖調味即可食用。

香蕉草莓牛奶羹

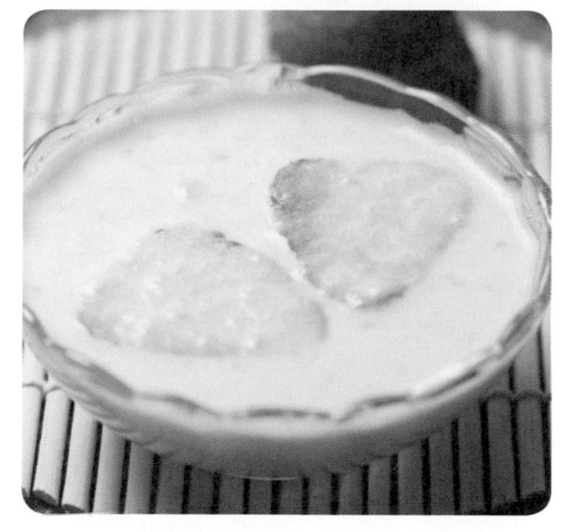

材料　香蕉 1 根，牛奶 250 毫升，新鮮草莓 30 克。

做法　❶ 草莓去蒂洗淨，切成塊。❷ 香蕉剝去外皮，放入碗中碾成泥。❸ 將牛奶、香蕉泥放入鍋內，用小火慢煮 5 分鐘，並不停攪拌。❹ 出鍋時加入草莓塊即可。

牛奶雞蛋羹

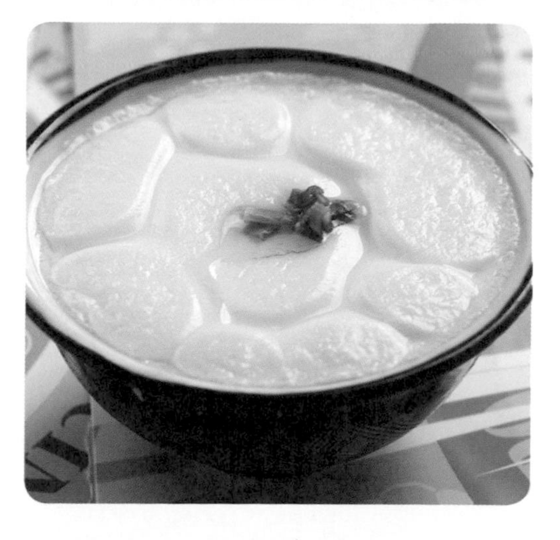

材料　牛奶 250 毫升，雞蛋 1 顆。

做法　❶ 雞蛋打散，倒入牛奶攪拌均勻。❷ 用勺子將表面的泡沫撇去，蓋上保鮮膜，並在保鮮膜上紮幾個小眼。❸ 上鍋蒸，小火 15 分鐘即可。可加少許蔥花點綴。

羊奶

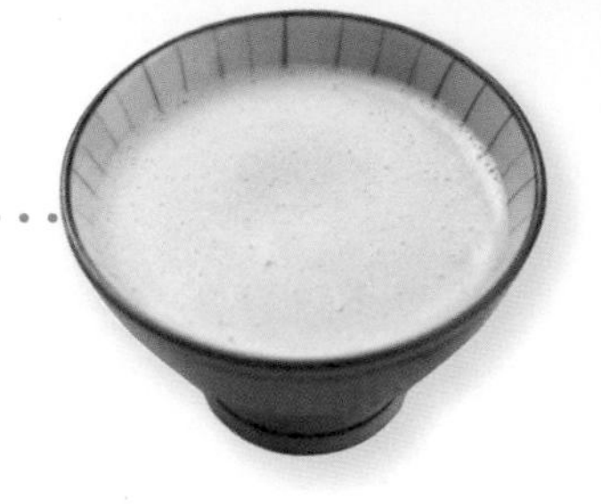

滋陰養胃潤腸通便

性味歸經

性：溫　味：甘　歸經：胃、心、腎經

養胃功效

《本草綱目》記載：「羊乳甘溫無毒，可益五臟、補腎虛、益精氣、養心肺。」現代研究證實，羊奶對慢性胃腸炎、腎病、肝病等有食療和促進康復作用。

營養成分	含量(鮮)	同類食物含量比較
脂肪	3.5 克	中
蛋白質	1.5 克	中
鈣	82 毫克	高
鐵	0.5 毫克	高

養胃吃法大全

- ★ 直接飲用。純羊奶或經過殺菌處理的鮮羊奶可直接飲用。
- ★ 搭配食用。羊奶與其他食材搭配食用，可煮粥、做菜、煲湯、做奶茶。

養胃靠食療

木瓜羊奶

材料　羊奶 200 毫升，冰糖 20 克，木瓜 1 顆。

做法　❶ 將木瓜去皮，從中對剖，挖去籽和瓤後，切小丁。❷ 取一大碗，將羊奶、木瓜、冰糖倒入碗中混合，包上保鮮膜，入蒸鍋蒸 15 ～ 20 分鐘。

養胃功效　可明目清熱、清腸通便、養胃益氣。

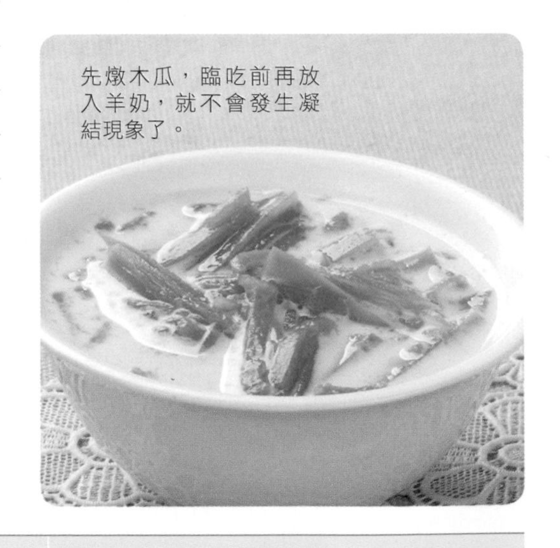

先燉木瓜，臨吃前再放入羊奶，就不會發生凝結現象了。

搭配宜忌		人群宜忌
 木瓜＋羊奶	羊奶和木瓜都含有豐富的蛋白質、維他命 A 及多種礦物質，明目清熱、清腸通便。	適宜營養不良、虛勞羸弱、消渴反胃、咳嗽咯血、慢性腎炎者食用。
 補藥＋羊奶	羊奶中的礦物質易與補藥中的有機物質發生化學反應，導致營養流失。	 急性腎炎、腎功能衰竭、慢性腸炎患者不宜食，腹部手術患者一兩年內忌食。

優酪乳

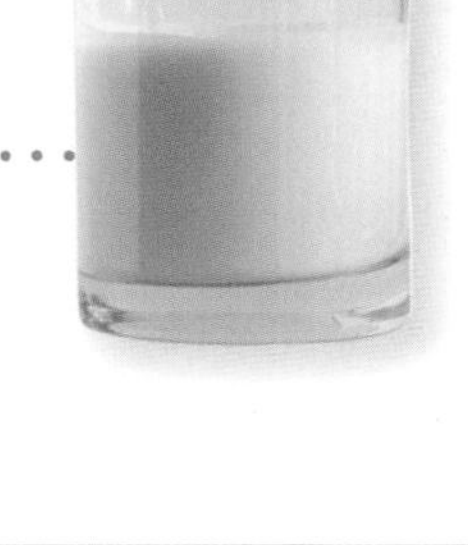

開胃助消化

性味歸經

性：平　味：甘、酸　歸經：心、肺、胃經

養胃功效

優酪乳中含有多種酶，能夠促進消化吸收，增強胃腸的消化功能。優酪乳裡的乳酸菌能夠維護腸道菌群的平衡，抑制有害菌的活動，改善不良的腸道環境。

營養成分	含量	同類食物含量比較
碳水化合物	9.3 克	中
脂肪	2.7 克	低
蛋白質	2.5 克	中
鉀	150 毫克	低
鈣	118 毫克	中
鈉	39.8 毫克	中
鐵	0.4 毫克	低

養胃吃法大全

- ★ 搭配食用。與米飯、麵條、包子、饅頭等搭配食用，可使優酪乳中的營養更好地被吸收利用。
- ★ 水果沙拉。將自己喜歡的各種水果洗淨切塊，與優酪乳攪拌均勻，即成美味營養的水果沙拉。

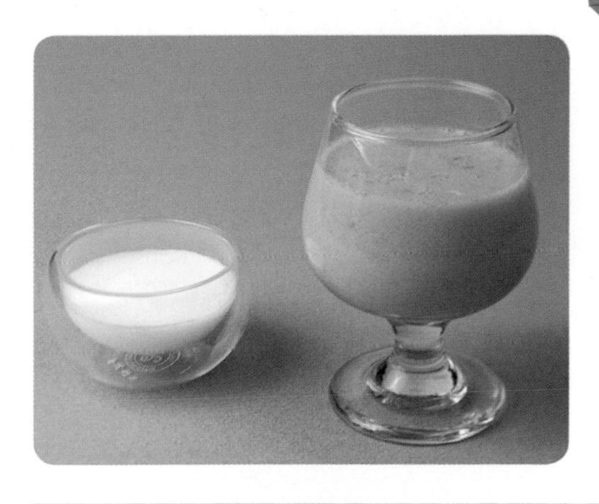

養胃靠食療

番茄優酪乳汁

材料　成熟番茄 200 克，優酪乳 200 毫升。

做法　❶ 將番茄外皮用溫水浸泡片刻，反覆洗淨，連皮切碎。❷ 放入榨汁機中，快速絞 1 分鐘，倒出，加優酪乳拌勻，番茄優酪乳汁即成。

養胃功效　可生津止渴、健胃消食，有防癌抗癌、降壓調脂功效，能緩解便祕，預防腸癌。

搭配宜忌		人群宜忌	
☺ 桃子＋優酪乳	桃子含有豐富的維他命，優酪乳則含大量優質蛋白質，兩者同食使營養更全面。		一般人均可食用。尤其適合身體虛弱、氣血不足、營養不良、腸燥便祕者。
 蘋果＋優酪乳	將蘋果榨成汁與優酪乳調勻後飲用，可改善動脈硬化患者的症狀。		胃酸過多、胃腸道手術後及腹瀉者忌食。

☹肥肉

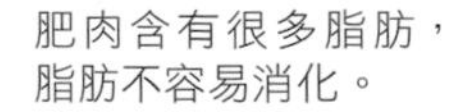

肥肉含有很多脂肪，
脂肪不容易消化。

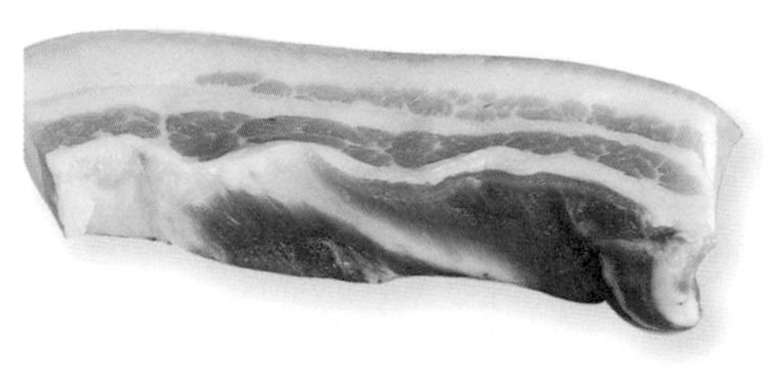

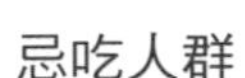

忌吃人群

有長期消化不良，以及慢性胃炎、胃潰瘍患者都不宜吃。普通人也應少吃。

為何不宜

肥肉含有很多脂肪，脂肪不容易消化，而且有潤滑腸道的作用，因此食用肥肉會增加胃腸道的消化負擔。而且高脂肪膳食會促進腸道腫瘤的發生，故結腸癌、直腸癌患者不宜吃肥肉。

營養成分	含量	同類食物含量比較
脂肪	88.6 克	高
蛋白質	2.4 克	低
膽固醇	109 毫克	高
維他命 A	29 微克	低
鈣	3 毫克	低

☹臘肉

嘴饞的時候，吃一兩片
即可，不宜多食。

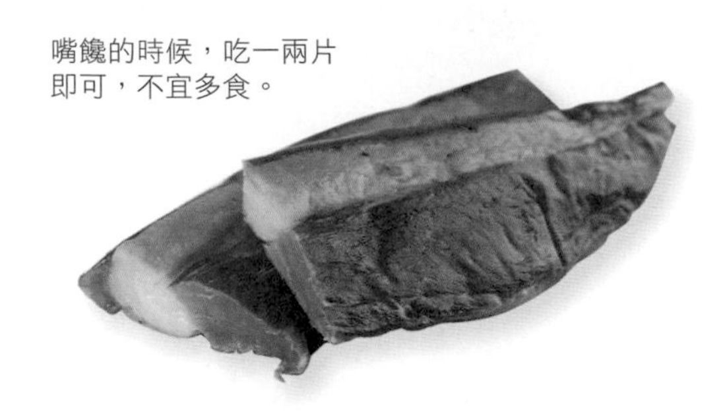

忌吃人群

老年人忌食；胃和十二指腸潰瘍患者禁食。

為何不宜

臘肉在製作的過程中，肉中的很多維他命和微量元素都已喪失，如維他命 B_1、維他命 B_2、菸酸、維他命 C 等，這樣營養失衡的食物對需要營養支援的胃癌患者並不適宜，而且臘肉的脂肪含量、膽固醇含量、鹽含量都極高，對身體不利。

營養成分	含量	同類食物含量比較
脂肪	48.8 克	高
蛋白質	11.8 克	低
碳水化合物	2.9 克	低
鈣	22 毫克	低
維他命 A	96 微克	低

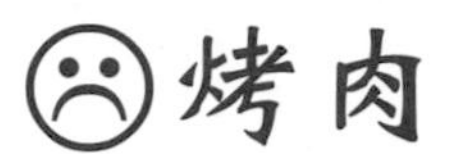

☹烤肉

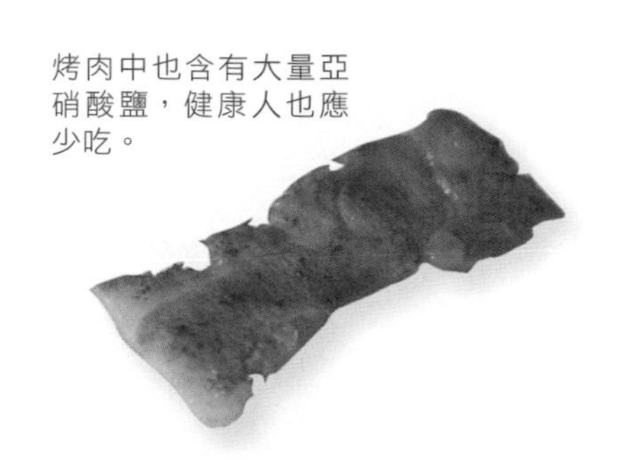

烤肉中也含有大量亞硝酸鹽，健康人也應少吃。

忌吃人群

腸胃功能不佳，高血壓、冠心病患者忌食烤肉。

為何不宜

經過烤製的肉不易消化，會加重腸胃負擔；而且肉在烤製的過程中還加入了孜然、辣椒、胡椒等刺激性的調味料，會刺激胃腺體分泌胃酸，過多的胃酸會損傷胃黏膜，而且肉類食物也不易消化，有胃部疾病者胃腸功能原本較弱，更不宜承受刺激與較重的消化負擔。

營養成分	含量（豬里肌肉）	同類食物含量比較
蛋白質	17.7 克	中
碳水化合物	11.8 克	高
脂肪	3.9 克	低
鈣	6 毫克	低

☹炸雞

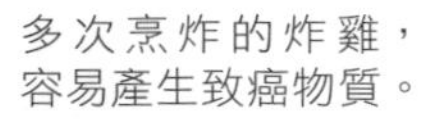

多次烹炸的炸雞，容易產生致癌物質。

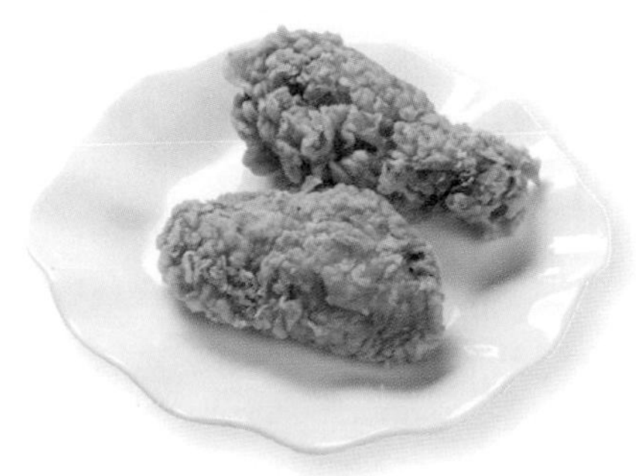

忌吃人群

感冒發熱、內火偏旺、痰濕偏重、肥胖症、熱毒癤腫、高血壓、高脂血症、膽囊炎、膽石症、胃病等患者忌食。

為何不宜

炸雞屬油炸類食品，營養相對單一，其高能量、高蛋白、高脂肪，不易消化，尤其對於有過胃病史的患者更是如此。此外，多次烹炸的炸雞，還容易產生致癌物質。

如果在吃炸雞的同時，再搭配酒類就更會加劇它對胃的刺激，嚴重者會損傷胃黏膜，造成胃潰瘍。

營養成分	含量	同類食物含量比較
蛋白質	20.3 克	高
脂肪	17.3 克	中
碳水化合物	10.5 克	高
維他命 E	6.44	高

海鮮水產類

海鮮水產類中各種魚類、貝類，肉質鮮嫩，而且含有豐富的礦物質、維他命，有助於保護胃腸黏膜。各種魚肉中所含的蛋白質，比禽肉更易煮爛和被吸收，也很適合胃腸疾病恢復期的營養調養。

鯽魚

健脾利濕溫中下氣

性味歸經

性：平　味：甘　歸經：脾、胃、大腸經

養胃功效

鯽魚的主要功效為健脾益氣。老年人脾胃虛弱，飲食不香，經常喝點鯽魚湯能提高脾胃的運化功能，增強身體的免疫力。

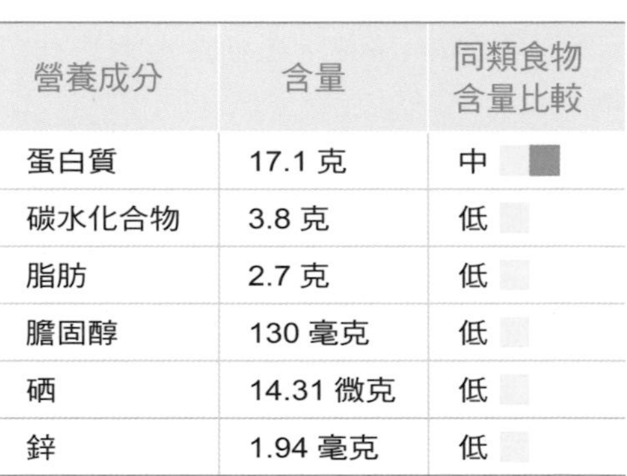

營養成分	含量	同類食物含量比較
蛋白質	17.1 克	中
碳水化合物	3.8 克	低
脂肪	2.7 克	低
膽固醇	130 毫克	低
硒	14.31 微克	低
鋅	1.94 毫克	低

大活鯽魚 1 條，去腸留鱗，大蒜一顆，切片，填滿魚腹，紙包泥封，燒存性，研成細末。每次服 5 克，以米湯送服，每日兩三次。

對脾胃虛弱無力，伴隨食慾乏力等症有一定的食療效果。

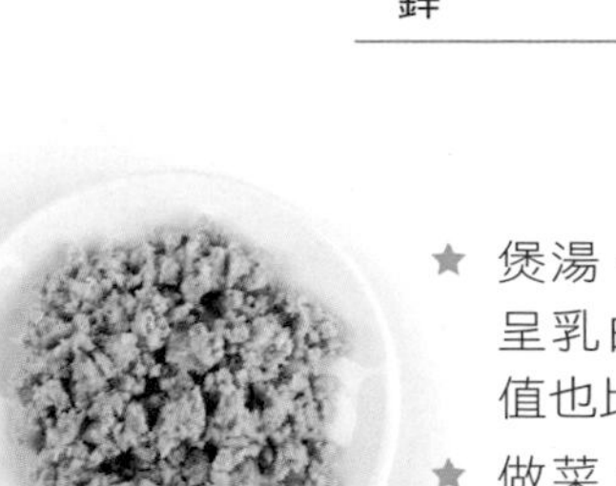

小偏方

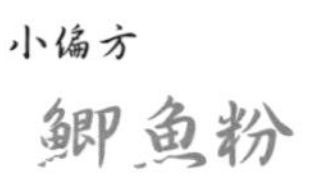

養胃吃法大全

★ 煲湯。鯽魚最好煲湯食用，湯呈乳白色，滋味鮮美，營養價值也比較高。

★ 做菜。紅燒、乾燒、清蒸都可用於烹調鯽魚。

搭配宜忌		人群宜忌	
 豆腐＋鯽魚	二者做湯，具有清心潤肺、健脾益胃的功效，可作為秋冬乾燥季節的清潤湯品。		適宜脾胃虛弱，少食乏力，嘔吐或腹瀉者食用。
 綠茶＋鯽魚	清蒸茶鯽魚，能補虛、止煩消渴，適用於胃火盛所致口渴、多飲不止以及熱病傷陰。		鯽魚補虛，諸無所忌。但感冒發熱期間不宜多吃。

清燉鯽魚

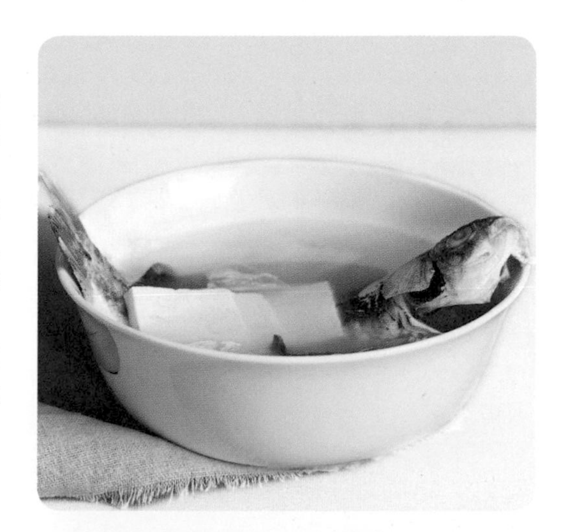

材料　鯽魚 1 條，大白菜 100 克，豆腐 50 克，冬筍、火腿片、水發木耳、薑片、料酒、鹽各適量。

做法　❶ 鯽魚去鱗及內臟，洗淨後，放入鍋中，加油煎炸至微黃，放入料酒、薑片，加適量清水煮開。❷ 大白菜洗淨切塊，豆腐切成小塊。❸ 將大白菜、豆腐塊、冬筍、火腿片、木耳放入鯽魚湯中，中火煮熟後，加鹽調味即可。

鯽魚煲紅棗

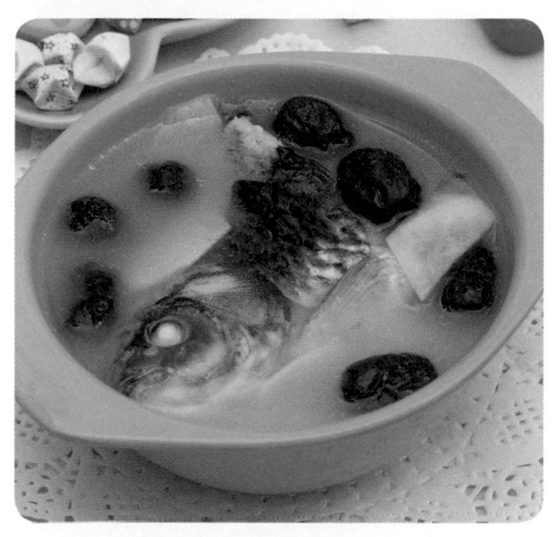

材料　鯽魚 1 條，紅棗 5 顆，薑 2 片，鹽少許。

做法　❶ 鯽魚去鱗剖肚，洗淨，抹乾，撒上少許鹽，醃約 5 分鐘，用少許油略煎至出現微金黃色，鏟起，瀝乾油後待用。❷ 紅棗浸泡至軟，去核，洗淨待用。❸ 把所有原料一同放入湯煲內，加入適量沸水，以小火煲約 2 小時至湯濃，加鹽調味，即可趁熱食用。

木瓜鯽魚湯

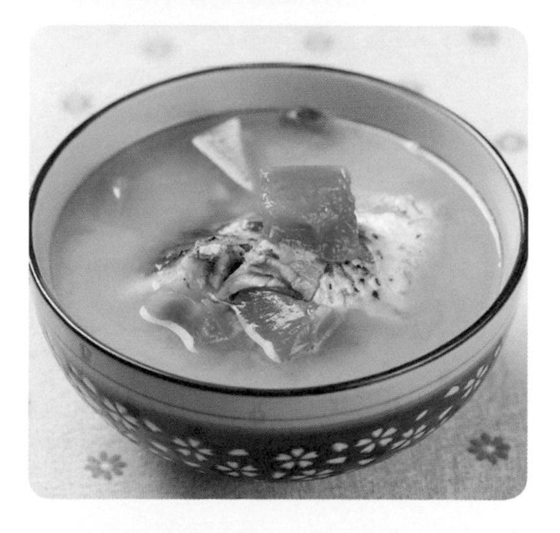

材料　青木瓜 1 顆，鯽魚 1 條，鹽、料酒、薑片各適量。

做法　❶ 青木瓜去籽削皮，切塊備用；鯽魚洗淨，瀝乾水分，用油煎至兩面金黃。❷ 鍋裡放水，放入煎好的鯽魚，加入薑片、鹽、料酒，煮沸後放入木瓜一起煲。❸ 看到湯變得乳白濃稠即可。

草魚

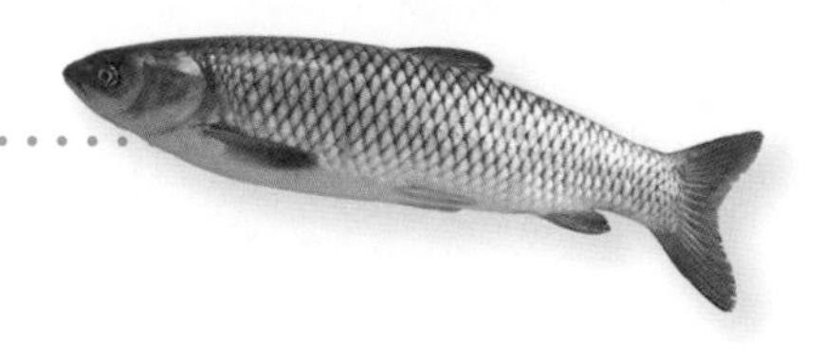

暖胃和中益腸明目

性味歸經

性：溫　味：甘　歸經：肝、胃經

養胃功效

草魚具有暖胃和中、平降肝陽、明目之功效，對身體瘦弱、食慾不振的人來說，草魚肉嫩而不膩，可以開胃、滋補。

營養成分	含量	同類食物含量比較
蛋白質	16.6 克	中
脂肪	5.2 克	高
鉀	312 毫克	高
磷	203 毫克	高
膽固醇	86 毫克	中

養胃吃法大全

★ 做菜。清燉或者紅燒均可，既可保持營養不流失，又能保留草魚的鮮美味道。

養胃靠食療

橘汁草魚

材料　草魚 1 條，橘汁 75 毫升，蝦肉 150 克，豬肉條、蔥花、鹽、雞蛋液、麵粉、太白粉水各適量。

做法　❶ 將洗淨的草魚切片。❷ 將蝦肉、豬肉條，放入盆內，加上鹽、蔥花攪拌成餡，放在魚片上卷成魚卷。❸ 將魚卷掛勻蛋液，再抹上麵粉，下油鍋中炸熟，放入盤中。❹ 原鍋上火，放橘汁，用太白粉水勾芡，澆在魚卷上即成。

養胃功效 可健脾補腎、養血開胃。

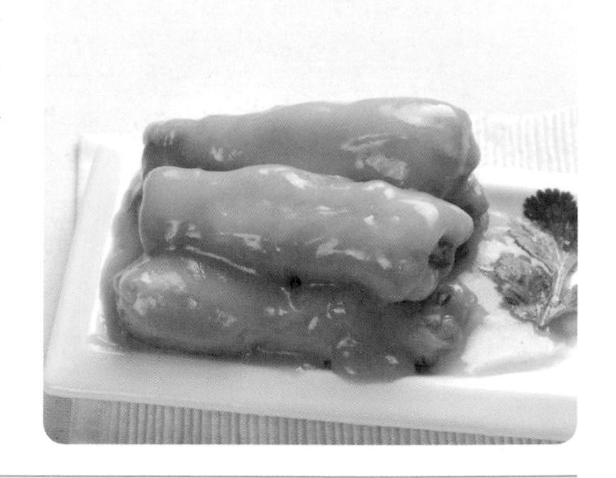

搭配宜忌		人群宜忌	
 豆腐＋草魚	二者搭配，含有豐富的蛋白質、脂肪、碳水化合物、鈣、磷、鐵等礦物質和多種維他命。		一般人均可食用。尤其適合畏寒體質及久病虛弱者食用。
 鹹菜＋草魚	鹹菜在醃製過程中生成了亞硝酸鹽，與含蛋白質的草魚同煮，易生成致癌物亞硝胺。		有瘡癤者忌食。

鰱魚

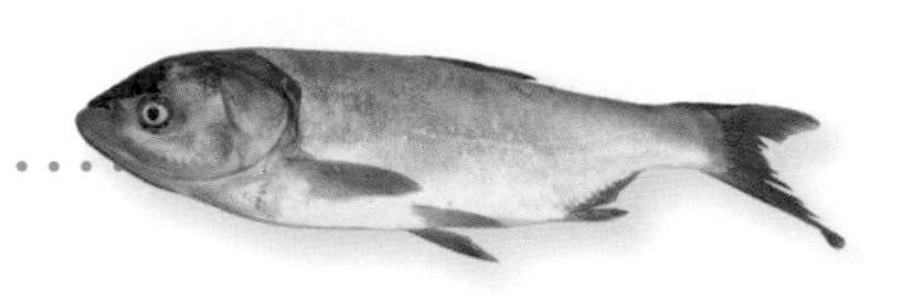

健脾補氣溫中暖胃

性味歸經

性：溫　味：甘　歸經：脾、胃經

養胃功效

鰱魚有健脾補氣、溫中暖胃的功效，尤其適合冬天食用。鰱魚能夠祛除脾胃寒氣，可輔助治療脾胃虛弱及慢性胃炎等症。

營養成分	含量	同類食物含量比較
蛋白質	17.8 克	中
脂肪	3.6 克	低
鉀	277 毫克	高
維他命 A	20 微克	低
硒	15.68 微克	高

養胃靠食療

清蒸鰱魚

材料　鰱魚 1 條，料酒 10 克，鹽、生薑、香菜段各適量。

做法　❶ 鰱魚收拾乾淨，魚身兩側剞花刀，用料酒、鹽醃漬 20 分鐘。❷ 生薑切片，將薑片塞入魚兩側的切口處及魚腹內。❸ 蒸鍋開後，將魚盤放入，大火蒸 10 分鐘後取出，去掉薑片。❹ 將油燒熱，均勻澆在魚身上，撒上香菜段即可。

養胃功效　這款清蒸鰱魚補脾溫中，暖胃補氣，尤其適合脾胃虛寒、食慾缺乏、營養不良者食用。

養胃吃法大全

★ 做菜。清燉或者紅燒均可，既可保持營養不流失，又能保留鰱魚清淡、鮮香的特點。

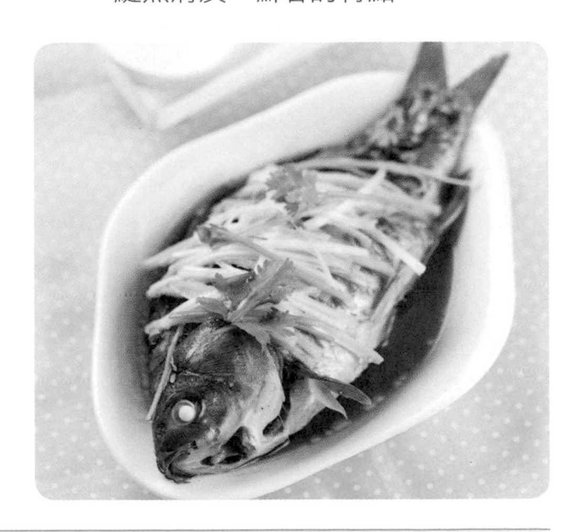

搭配宜忌		人群宜忌
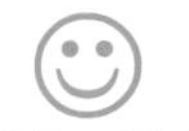 豆腐＋鰱魚	鰱魚頭富含多種膠質和補腦物質，與豆腐搭配，營養豐富，尤其適合體虛型肥胖者。	一般人均可食用。脾胃虛弱、食慾缺乏、瘦弱乏力、腹瀉、潰瘍、水腫、哮喘者宜食。
 絲瓜＋鰱魚	二者燉湯服用，有溫補氣血、生乳通乳的功效，是產後缺乳者的催乳佳品。	 胃熱、瘙癢性皮膚病、蕁麻疹、癬病患者忌食。

帶魚

和中開胃暖胃補虛

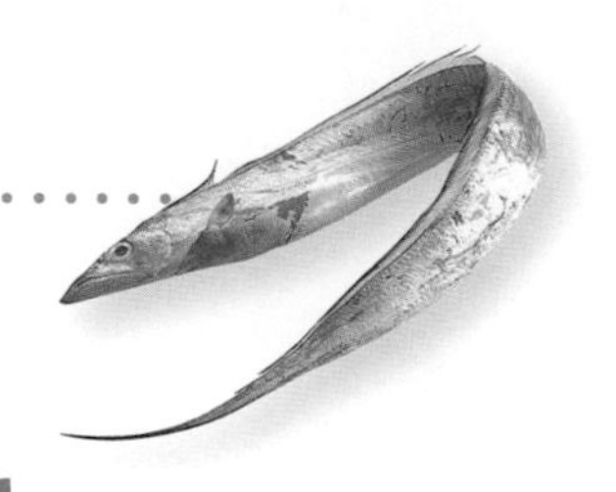

性味歸經

性：溫 味：甘 歸經：胃經

養胃功效

《本草從新》記載，帶魚有「暖胃」、「補虛」的功效。現代醫學也證明，帶魚含有豐富的優質蛋白質，而且非常易於消化，很適合胃腸不適及消化不好的人食用，可以助消化。

營養成分	含量	同類食物含量比較
蛋白質	17.7 克	中
脂肪	4.9 克	中
碳水化合物	3.1 克	低
鎂	43 毫克	中
硒	36.5 微克	中
鋅	0.7 毫克	低

養胃吃法大全

★ 可以燉、紅燒。經過烹調，魚肉非常軟爛，易於消化，其中所含的蛋白質和礦物質有助於保護胃黏膜。

養胃靠食療

紅燒帶魚

材料 帶魚 150 克，油、鹽、蔥絲、薑絲、蒜瓣、料酒、醬油、醋各適量。

做法 ❶ 帶魚去除內臟後，洗淨，切成段。❷ 鍋中倒油燒熱，入帶魚段煎至兩面金黃，撈出。❸ 鍋中留少許剩油，燒熱，下蔥、薑、蒜爆香，下帶魚段翻炒兩下，烹入料酒、醬油、醋和鹽，加水至與帶魚平齊，煮熟即可。

養胃功效 對脾胃虛弱、消化不良有一定的輔助食療作用。

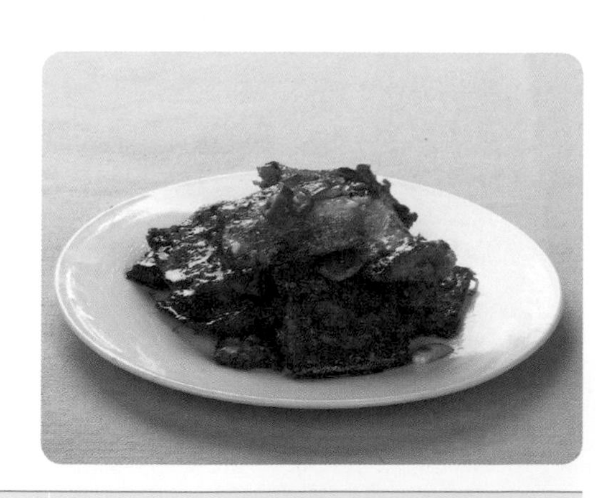

搭配宜忌		人群宜忌
☺ 木瓜 + 帶魚	宜與木瓜搭配，有健脾消食、養陰、補虛的作用。	☺ 適合體質虛弱、營養不良者，胃部有不適者也可適當食用。
☺ 牛奶 + 帶魚	牛奶會破壞帶魚中的鎂，妨礙鎂的吸收。	☹ 體質偏熱，有瘡癤、胃火盛者不宜食用。

海帶

除熱散結潤腸通便

性味歸經

性：寒　味：鹹　歸經：肝、胃、腎經

養胃功效

海帶中含有豐富的膳食纖維，能及時清除腸道內的廢物和毒素，對便祕和直腸癌有一定的預防作用。海帶表面的黏液，進入身體後，有助於保護胃腸黏膜。

營養成分	含量（浸）	同類食物含量比較
碳水化合物	3 克	低
蛋白質	1.1 克	低
膳食纖維（水溶性）	0.9 克	低
脂肪	0.1 克	低
鈣	241 毫克	中
鉀	222 毫克	中
維他命 B_2	0.1 毫克	低
維他命 B_1	0.02 毫克	低

養胃吃法大全

★ 煲湯。鴨肉海帶湯、海帶排骨湯等都是既養胃又好吃的湯品。

★ 涼拌。煮熟後的海帶，搭配蔥、蒜、鹽、醋等調味料涼拌也不錯。

養胃靠食療

鴨肉海帶湯

材料　鴨肉 300 克，泡發海帶 120 克，生薑、料酒、鹽各適量。

做法　❶ 鴨肉洗淨，切塊，用開水焯一下；海帶洗淨，切片；生薑洗淨，切片。❷ 將準備好的原料一併放到砂鍋中，加適量清水，大火煮沸，烹入料酒，小火煲到熟爛後放入鹽調味即可。

養胃功效　鴨肉祛寒除濕，搭配海帶可達到滋補去濕、養胃補腎、除痰健肺的食療作用。

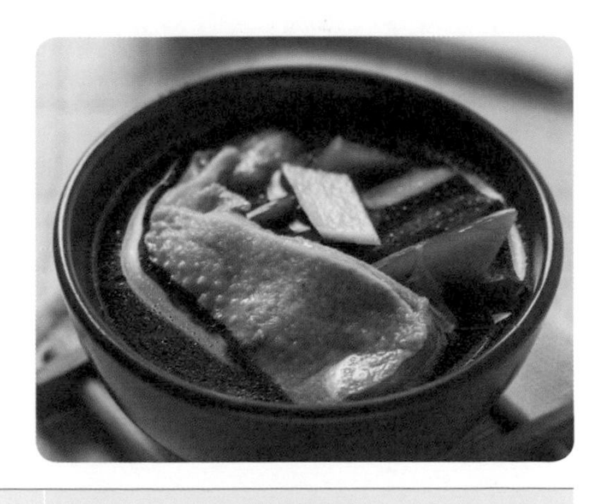

搭配宜忌		人群宜忌	
 銀耳＋海帶	銀耳滋陰清熱、潤肺止咳，搭配海帶食用，能發揮潤肺舒肝、健脾補腎的效果。		一般人群均可食用，尤其是缺鐵性貧血、糖尿病及心血管病患者。
 豬血＋海帶	海帶和豬血一起吃，容易導致便祕，影響人體對營養素的消化吸收。		患有甲亢的人不宜吃海帶，因海帶中碘的含量較豐富，會加重病情。

☹生魚片

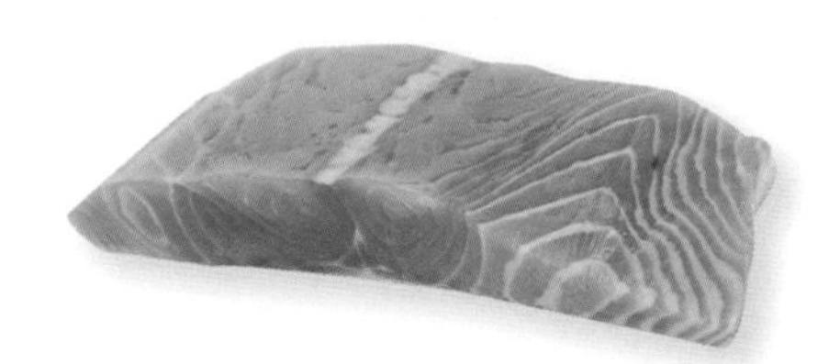

煎鮭魚含有豐富的蛋白質，煎熟食用，更易被人體吸收，適合胃病恢復期食用。

忌吃人群

孕婦、產婦、幼兒、老人及脾胃虛寒者忌食生魚片。

為何不宜

生魚片味道鮮美，但易有寄生蟲，且生魚片很容易變質，進食時未經加熱，這種寒涼食物稍微處理不好就會影響腸胃，特別是孕婦、小朋友、老人更應避免進食這類食品。

營養成分	含量（鮭魚）	同類食物含量比較
蛋白質	17.2 克	中
脂肪	7.8 克	低
膽固醇	68 毫克	中

☹水煮魚

一份水煮魚中需要的辣椒就有這麼多，脆弱的胃怎麼承受得了。

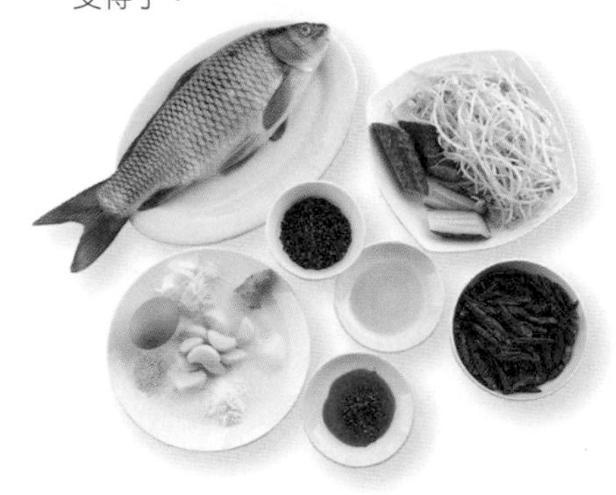

忌吃人群

痔瘡患者、眼疾患者、服用中藥者、慢性膽囊炎、膽石症、胰腺炎患者、心腦血管疾病患者、腎病患者、孕產婦及胃部不適者不宜吃水煮魚。

為何不宜

水煮魚中含有大量的油脂和辛辣之物，對消化道有強烈刺激，嚴重的會使消化道出血，或者誘發潰瘍，還會造成大便乾燥。此外，水煮魚濃重的麻辣口味，使唾液、胃液分泌增多，胃腸蠕動加速，但同時也會強烈刺激人體嬌嫩的胃黏膜。

營養成分	含量（草魚）	同類食物含量比較
蛋白質	17.7 克	中
脂肪	2.6 克	低
碳水化合物	0.5 克	低
鈣	17 毫克	低

☹甲魚

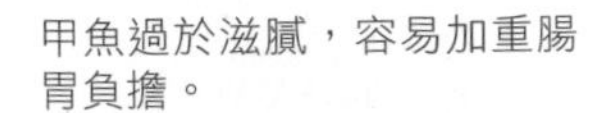
甲魚過於滋膩，容易加重腸胃負擔。

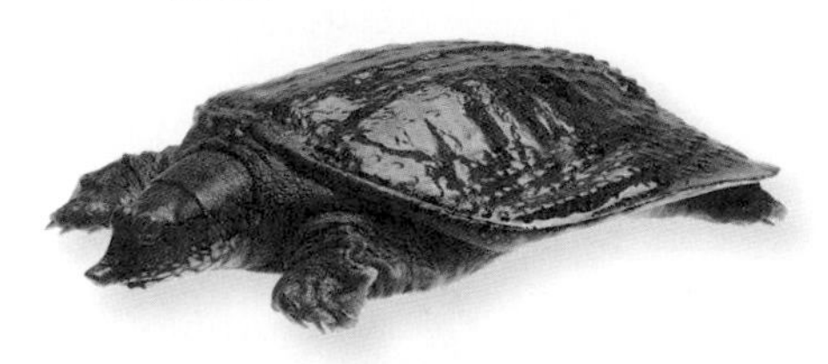

忌吃人群

腸胃功能虛弱、消化不良者應謹慎食用，尤其是患有胃腸炎、胃潰瘍、膽囊炎等消化系統疾病患者不宜食用；失眠者、孕婦、產婦忌吃。

為何不宜

中醫認為甲魚味厚，過於滋膩，進入身體後容易加重腸胃負擔，不利於消化，所以腸胃功能虛弱，如有食慾不佳、噁心、嘔吐、腹脹等症狀，或者舌苔厚膩時，不宜吃甲魚。但在早期、病輕或胃腸功能尚好時，可以適當吃一些，但宜清燉。

營養成分	含量	同類食物含量比較
碳水化合物	3 克	低
蛋白質	1.1 克	低
膳食纖維（水溶性）	0.9 克	低
脂肪	0.1 克	低
鈣	241 毫克	高
鉀	222 毫克	中
維他命 B_1	0.02 毫克	低
維他命 B_2	0.1 毫克	高

☹螃蟹

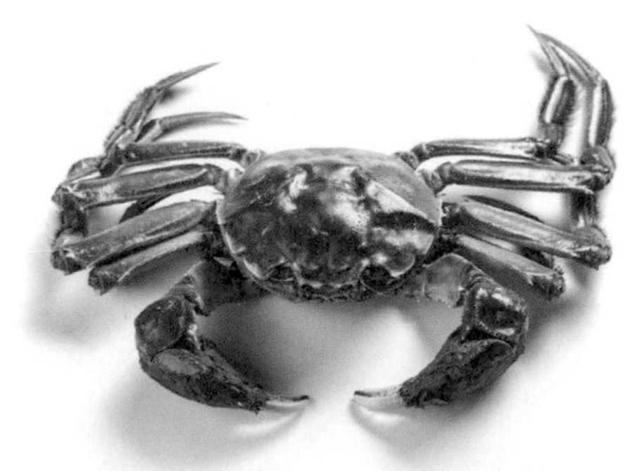
螃蟹容易造成過敏。

忌吃人群

慢性胃腸病患者、腹瀉、過敏體質及孕婦忌食螃蟹。

為何不宜

螃蟹為海鮮發物，且性寒，多食容易導致腹瀉、腹痛，而且慢性胃腸病患者及胃腸功能較差，食用後更容易引起不適，增加患者的痛苦，加重病情。

營養成分	含量（河蟹）	同類食物含量比較
蛋白質	17.5 克	中
脂肪	2.6 克	低
碳水化合物	2.3 克	低
膽固醇	267 毫克	高
鈣	126 毫克	中

其他

《景嶽全書》中記載「胃氣為養生之王」，所以養生當以脾胃為先。脾胃運化水穀，脾胃好了，身體才會更加健康。除了每餐必吃的五穀、蔬菜、水果外，生活中還有很多其他的常見食物，對脾胃也有重要影響，比如蜂蜜。

蜂蜜

調理腸胃養氣潤肺

性味歸經

性：平　味：甘　歸經：肺、脾、大腸經

養胃功效

蜂蜜富含的果糖和大量碳水化合物，可促進胃黏膜修復，對慢性胃炎、胃及十二指腸潰瘍等有輔助治療的作用。

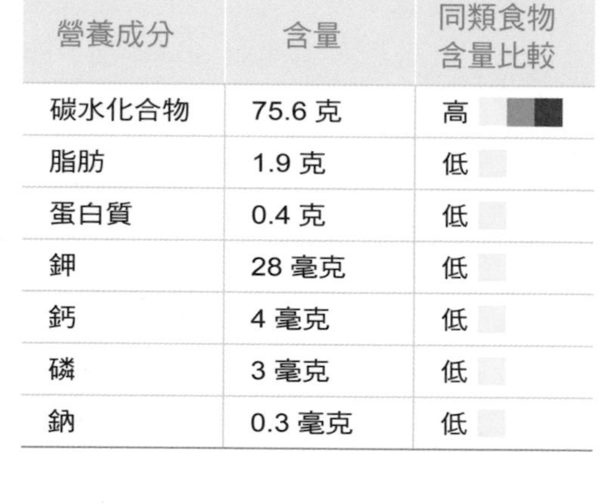

營養成分	含量	同類食物含量比較
碳水化合物	75.6 克	高
脂肪	1.9 克	低
蛋白質	0.4 克	低
鉀	28 毫克	低
鈣	4 毫克	低
磷	3 毫克	低
鈉	0.3 毫克	低

藕一根，蜂蜜適量。藕洗淨，去皮，將一段切下來，將蜂蜜注入到藕孔裡，用牙籤將切下來的一段固定好，放屜中蒸熟，切片食用。

蜂蜜和藕都具有滋陰養胃效果，適合胃內有火的胃潰瘍患者食用。

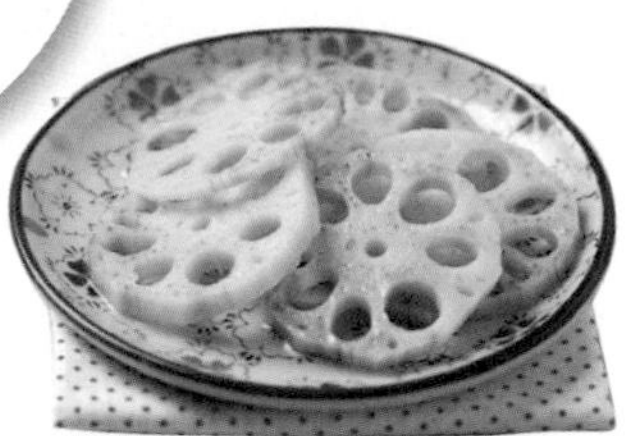

小偏方

蜂蜜藕

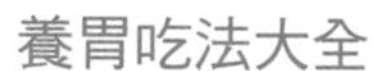

養胃吃法大全

★ 代茶飲。用溫開水沖服。

★ 作配料。可與其他食物搭配食用，比如煲湯、煮粥、做飲料、做蛋糕。

搭配宜忌		人群宜忌	
☺ 梨＋蜂蜜	蜂蜜可清熱解毒、養氣潤肺，梨能夠生津潤燥、化痰止咳，二者搭配食用，對便祕有一定緩解功效。		一般人均可食用，尤其適宜老人、小孩、便祕患者、高血壓患者、支氣管哮喘患者食用。
 豆腐＋蜂蜜	豆腐性寒，能清熱涼血，與蜂蜜同食易導致腹瀉。		糖尿病患者應少食蜂蜜，未滿一歲的嬰兒不宜吃蜂蜜。

紅糖蜜茶飲

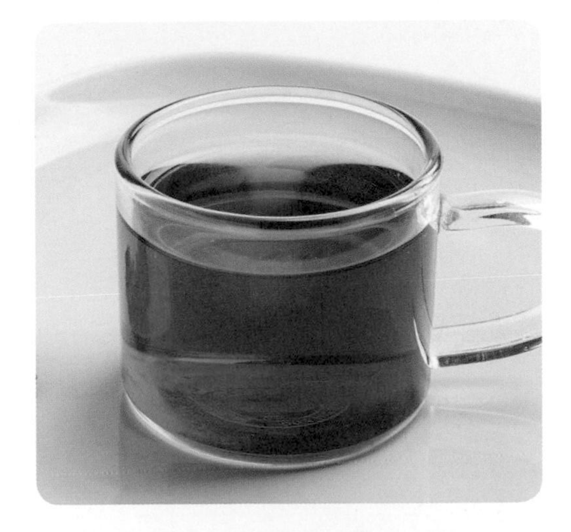

材料 紅茶 5 克，蜂蜜、紅糖適量。

做法 ❶ 將紅茶放入杯中，用沸水沖泡，加蓋燜 10 分鐘。❷ 調入蜂蜜與紅糖適量，拌和均勻即成。

菊花蜜茶

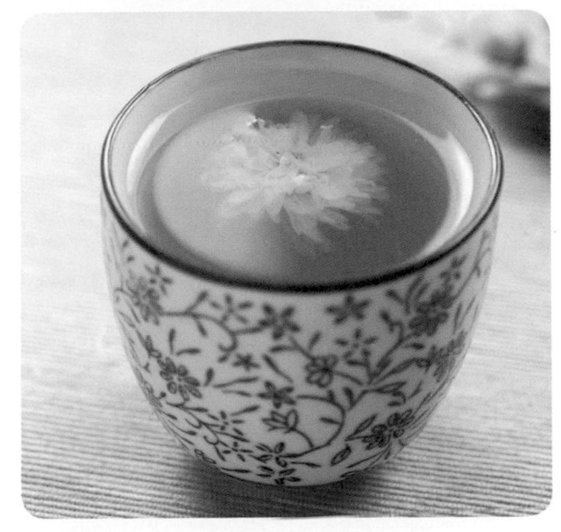

材料 菊花 5 朵，蜂蜜適量。

做法 ❶ 將菊花放入杯中，倒入開水沖泡，加蓋燜 10 分鐘。❷ 再調入蜂蜜即可。

蜂蜜雞翅

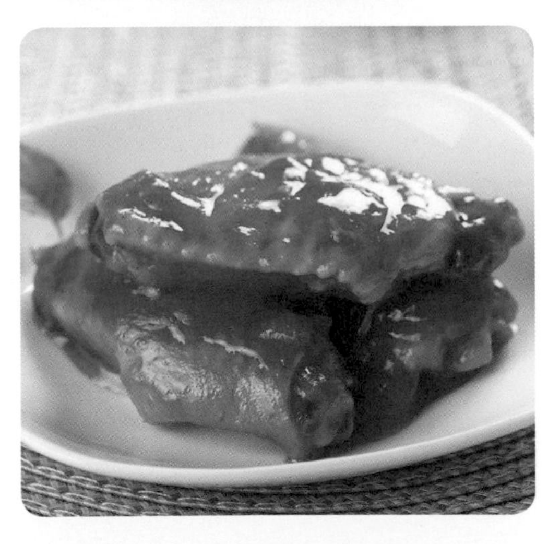

材料 雞翅根 10 根，蜂蜜水 1 大勺，醬油、蠔油、番茄醬、蒜各適量。

做法 ❶ 雞翅根用刀在根部切一圈，切斷筋和肉，然後用手將雞翅肉往下扒到底。❷ 將醃料拌勻，均勻地塗抹在雞翅上。建議至少醃製 3 小時以上。❸ 將烤箱預熱 200℃，雞翅骨頭根部包上錫紙。❹ 入烤箱烤約 20 分鐘左右，中間取出刷一次蜂蜜。

大蒜

溫中健胃消食理氣

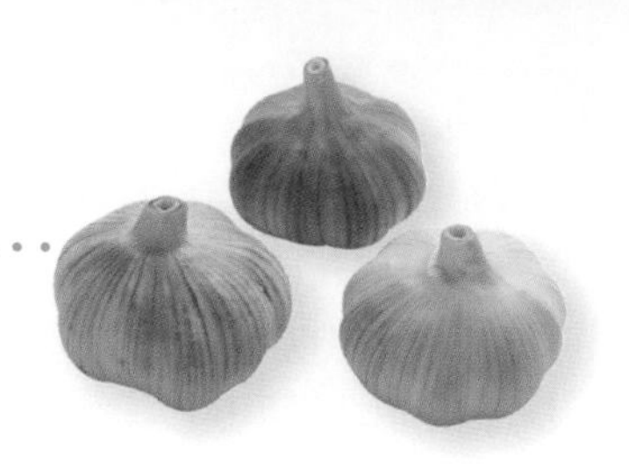

性味歸經

性：溫　味：辛　歸經：脾、胃、肺經

養胃功效

大蒜能溫中健胃、消食理氣、解毒殺蟲，對脘腹冷痛、飲食積滯、飲食不潔或食物中毒、嘔吐腹瀉、腸胃不和等症有一定緩解作用。

營養成分	含量	同類食物含量比較
蛋白質	4.5 克	中
膳食纖維（不溶性）	1.1 克	中
鉀	302 毫克	中
磷	117 毫克	高
鈣	39 毫克	中
鈉	19.6 毫克	中

養胃吃法大全

★ 單獨食用。可直接食用或搗成蒜泥、醃成糖醋蒜食用。

★ 搭配食用。可煎湯、作調料或和肉餡一起做成春卷、餛飩等食用。

養胃靠食療

蒜香羊肉蝦羹

材料　羊肉 200 克，大蒜 50 克，蝦米 30 克。

做法　❶ 將羊肉洗淨，切薄片。❷ 先用水煮蝦米、大蒜，待蝦米煮熟後下羊肉片，肉熟即成。❸ 飲湯吃蝦與肉。

養胃功效　這款蒜香羊肉蝦羹溫補腎陽、補氣暖胃，適合脾胃虛寒的胃病患者食用。

眼睛發紅、視物不清者不宜飲用。

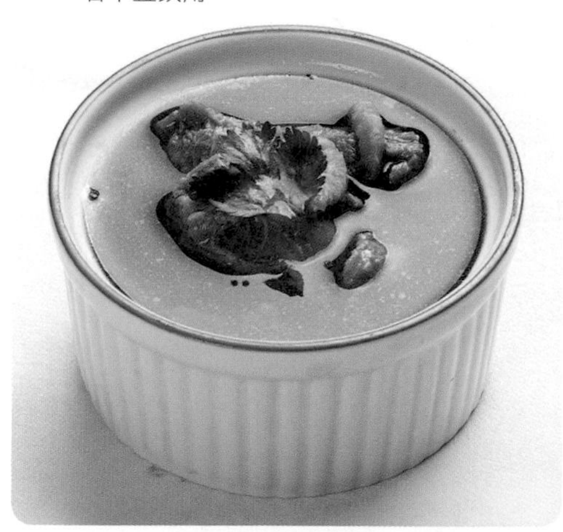

搭配宜忌		人群宜忌	
 醋＋大蒜	大蒜在酸性環境裡殺滅細菌的功效能提高四倍，對治療痢疾、腸炎效果更好。		一般人均可食用。尤其適合癌症、高血壓、動脈硬化、肺結核患者。
蜂蜜＋大蒜	蜂蜜中的有機酸遇到大蒜素會發生不利於人體的生化反應，刺激腸胃，因此不宜同食。		陰虛火旺及慢性胃炎、消化性潰瘍病患者慎食。眼疾患者忌食。

生薑

溫中益胃散寒解表

性味歸經

性：溫　味：辛　歸經：肺、脾經

養胃功效

生薑有健胃、刺激食慾的作用。如果飯前吃幾片生薑，可刺激唾液、胃液的分泌，增加胃腸蠕動，促進食慾。

營養成分	含量（乾）	同類食物含量比較
碳水化合物	64 克	高
膳食纖維（不溶性）	17.7 克	高
蛋白質	9.1 克	高
鈣	62 毫克	中
鉀	41 毫克	低
鈉	9.9 毫克	低

養胃吃法大全

★ 老薑。煎湯、作調料或配料均可。

★ 嫩薑。即常說的子薑，可涼拌、清炒、爆炒等。

養胃靠食療

紅糖薑湯

材料　生薑 150 克，紅糖適量。

做法　❶ 生薑連皮用水洗淨，拍碎。❷ 薑與紅糖一起入鍋，加適量水，大火煮沸後改用小火，繼續煮 10 分鐘即可。

養胃功效　可溫中散寒、補脾開胃，尤其適合胃寒疼痛、食慾不振、消化不良等症。

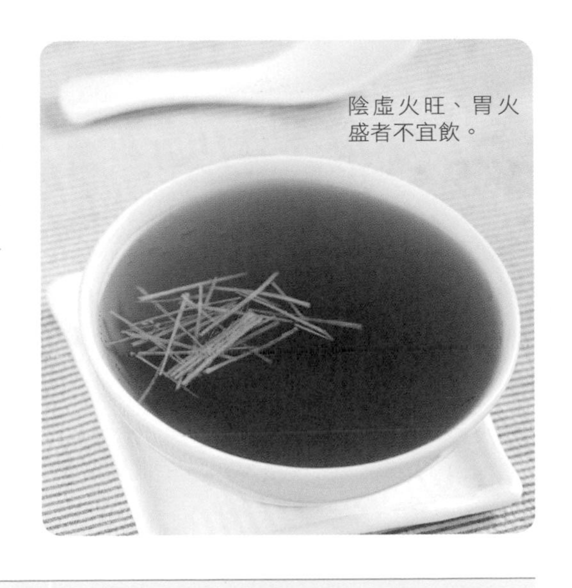

陰虛火旺、胃火盛者不宜飲。

搭配宜忌		人群宜忌	
 紅棗＋生薑	搭配煮粥或者煮湯，可溫補腸胃，對脾胃寒涼、食慾乏力有一定的食療效果。	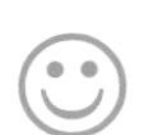	一般人均可食用。體質偏寒、胃寒、食慾缺乏、風寒感冒者宜食。
 蓮藕＋生薑	蓮藕清熱生津、補益脾胃，與生薑搭配，對心煩口渴、嘔吐不止有一定療效。		陰虛火旺、胃熱、胃潰瘍、痔瘡、肝病等患者慎食。

☹濃茶

不要空腹飲茶，否則對胃腸刺激更大。

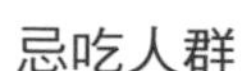

忌吃人群

胃酸分泌過多者、胃炎、胃潰瘍、便祕患者忌食，熬夜者也不宜喝濃茶。

為何不宜

濃茶會刺激胃的腺體分泌胃酸，破壞胃黏膜屏障，擴大潰瘍的面積；濃茶會稀釋胃液，降低胃液的濃度，影響胃的正常消化功能，從而引起消化不良等症狀，加重胃炎的病情。因此慢性胃炎患者一定要注意不能喝濃茶。

營養成分	含量（以綠茶為例）	同類食物含量比較
碳水化合物	50.3 克	高
蛋白質	34.2 克	中
膳食纖維（不溶性）	15.6 克	中
脂肪	2.3 克	低
鉀	1661 毫克	高
鈣	325 毫克	高
鈉	28.2 毫克	中

☹濃咖啡

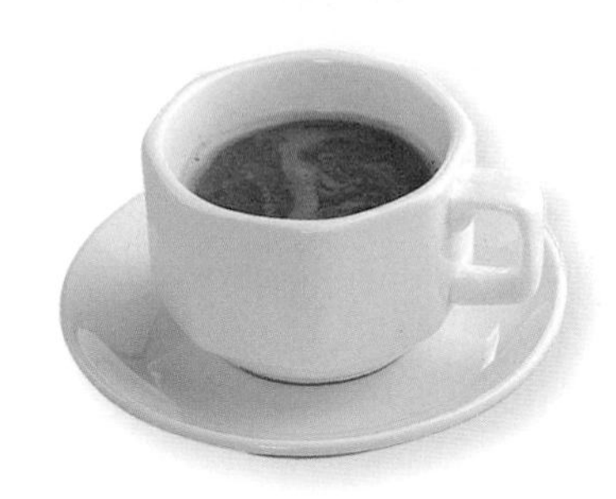

下午最好不要喝咖啡，以免影響晚上睡眠。

忌吃人群

高血壓、冠心病患者，胃病患者，維他命 B_1 缺乏者，便祕者忌食。

為何不宜

咖啡具有一定的刺激性，可加快腸胃的蠕動，從而促進排便，但長期大量飲用咖啡，會使腸胃產生耐受性從而發生胃腸蠕動減慢，導致便祕；咖啡中含有咖啡鹼，咖啡鹼具有一定的利尿作用，也易造成大便乾結，加重便祕者的病情。

營養成分	含量	同類食物含量比較
碳水化合物	68.9 克	高
蛋白質	17.1 克	高
脂肪	8.8 克	高
鉀	2013 毫克	高
磷	204 毫克	中
鈣	81 毫克	中
鈉	2.2 毫克	低

☹巧克力

巧克力等含糖高的食物，胃潰瘍者都應少吃。

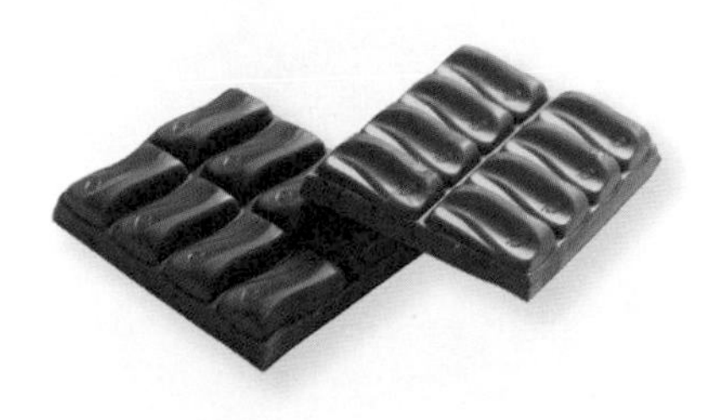

忌吃人群

容易胃灼熱、頭痛，罹患心血管病、糖尿病及肥胖的人不宜食用。

為何不宜

巧克力的脂肪含量很高，過多的脂肪攝入會延遲胃排空，加重胃的消化負擔；巧克力的含糖量也極高，會刺激胃酸的分泌，使胃酸增加，從而影響潰瘍面的恢復。因此，鑒於這兩方面的原因，胃及十二指腸潰瘍者應忌食巧克力。

營養成分	含量	同類食物含量比較
碳水化合物	53.4 克	中
脂肪	40.1 克	高
蛋白質	4.3 克	中
鉀	254 毫克	低
磷	114 毫克	高
鈣	111 毫克	高

☹冰淇淋

炎熱的夏季，也要少吃冷飲，以免傷胃。

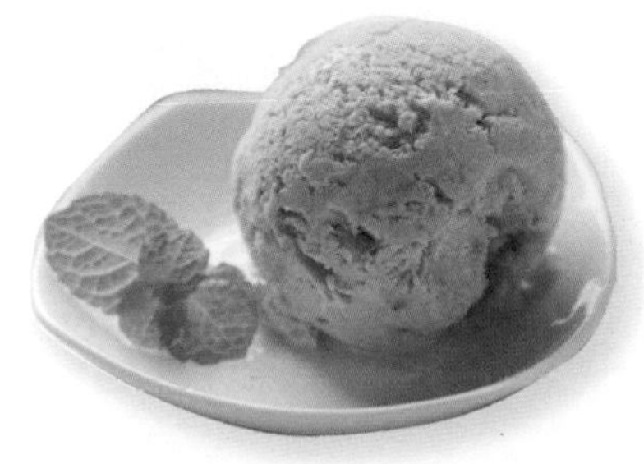

忌吃人群

老年人、兒童不宜食用。糖尿病、胃腸炎、膽囊炎、肝炎、腸胃功能紊亂等患者忌食。有三叉神經痛和頭痛的患者不宜食。

為何不宜

冰淇淋進入胃腸道後，冷刺激會導致胃腸道血管驟然收縮，可能會引起胃腸道痙攣，進而引發腹痛、腹瀉、嘔吐等胃腸功能紊亂的症狀，所以脾胃虛的人不宜食用。

營養成分	含量	同類食物含量比較
碳水化合物	17.3 克	中
脂肪	5.3 克	中
蛋白質	2.4 克	低
鎂	12 毫克	低
維他命 E	0.24 毫克	低

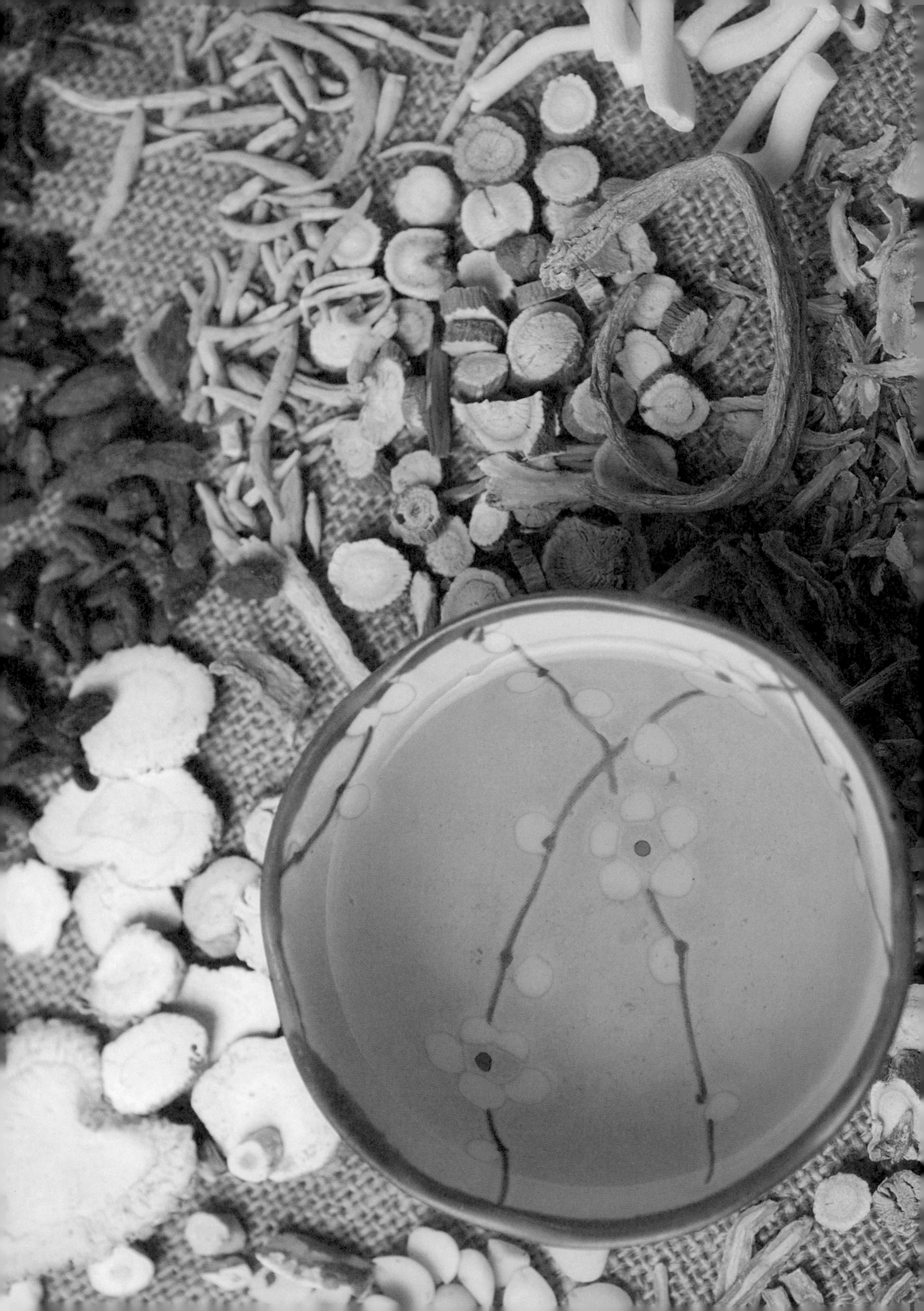

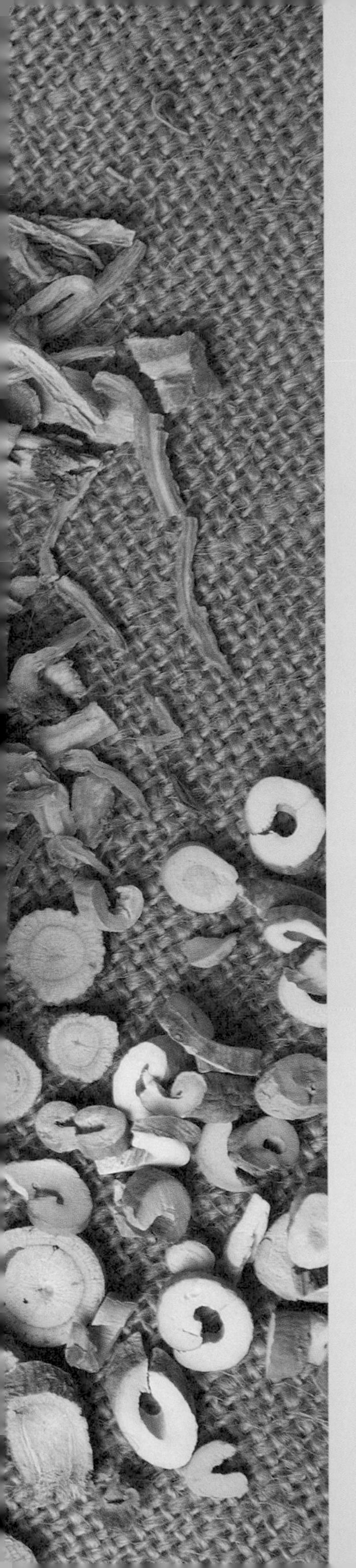

第三章 養胃中藥辨證吃

中藥是恩物，我們靠它治病養生，靠它延年益壽。它不僅可以幫我們固本培元，養護我們的臟腑，還能為我們解除痛苦，消除疾患。在養胃護胃方面，中藥更有其不可忽視的獨特功效！但中藥也需辨證吃，只有吃對了，養胃的功效才能更好發揮。

山楂

消食健胃行氣散瘀

性味歸經

性：微溫　味：酸、甘　歸經：脾、胃、肝經

養胃功效

山楂中的酸性成分能刺激胃酸分泌，增加消化酶的活性，可開胃消食，適量吃些山楂及山楂製品，能健胃消食。

山楂片20克，金銀花6克，放在鍋內用小火炒熱，加入白糖60克，改用小火炒成糖餞，用開水沖泡即可。

這款茶飲消積食、清胃潤肺，適合慢性胃炎、消化不良等患者飲服。

小偏方

山楂金銀花茶

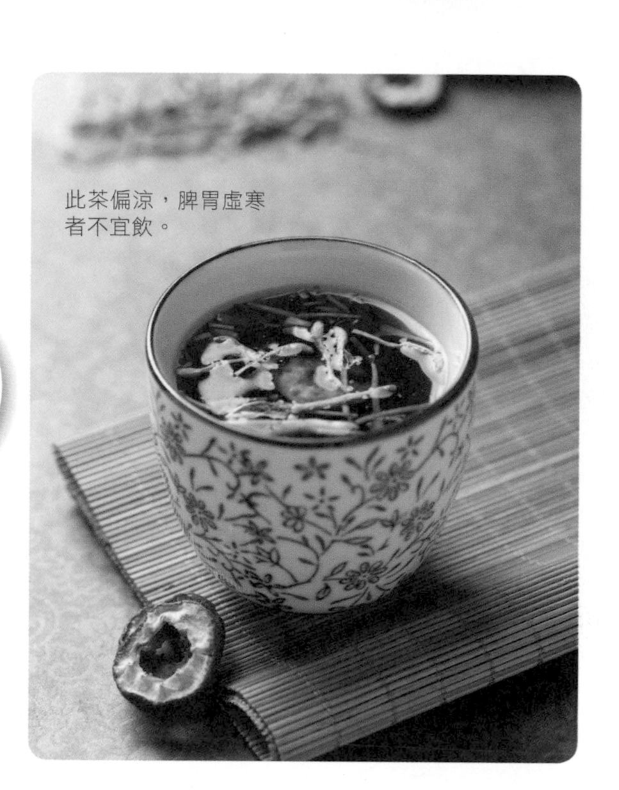

此茶偏涼，脾胃虛寒者不宜飲。

養胃吃法大全

★ 泡茶、煮茶。山楂泡茶、煮茶能夠健脾消食，尤其是肉食積滯時，喝一杯山楂茶，能有效幫助消化肉食，緩解積滯帶來的不適，對小兒乳食積滯也有效。

搭配宜忌		人群宜忌	
☺ 排骨＋山楂	燉排骨的時候配點山楂，可令排骨燉得更爛，更利於消化吸收。	☺	適宜腹脹、消化不良、食積以及食慾不振的人食用。
☹ 海鮮＋山楂	海鮮中的魚、蝦、貝等都含有豐富的鈣，易與山楂中的鞣酸結合成不易消化的物質。	☹	胃酸過多、脾胃虛弱而無積滯者忌吃；孕婦忌食，會刺激子宮收縮，可能導致流產。

山楂烏梅茶

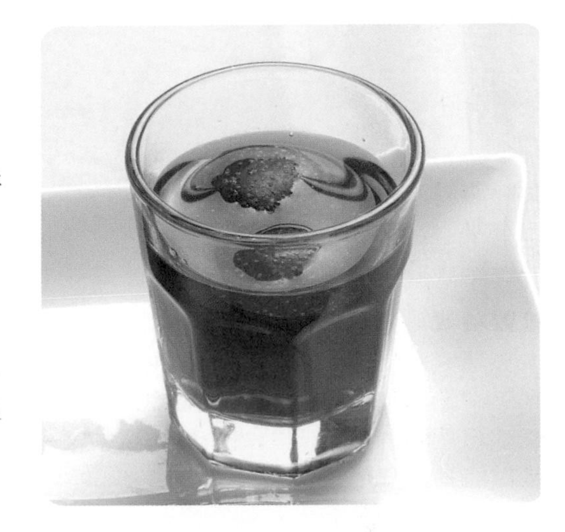

材料　山楂15克，烏梅3顆，冰糖適量。

做法　❶ 山楂、烏梅洗淨，大火燒開，轉小火煮20分鐘。❷ 加冰糖調味即可。

養胃功效 山楂和烏梅都有增加胃酸分泌的作用，二者煮茶飲用，能健脾開胃，潤腸通便。消化不良或腸道不暢時可飲用，但不宜大量或長時間飲用，可能會導致腹瀉，也不適合腸胃虛弱的人飲用。

白糖拌山楂藕絲

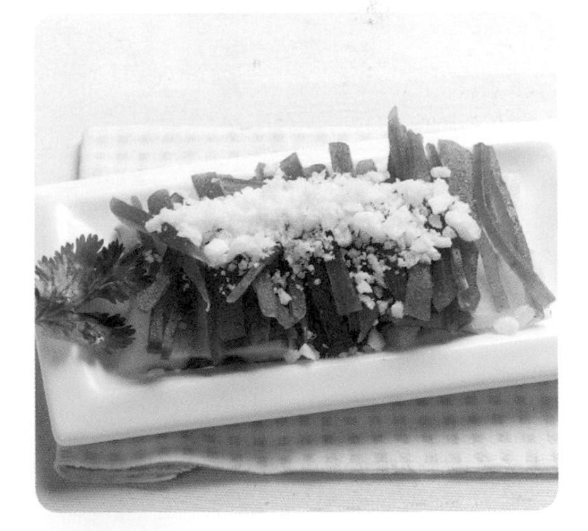

材料　山楂糕50克，嫩藕250克，白糖30克，醋適量。

做法　❶ 將嫩藕洗淨，去皮，切成絲，入沸水鍋燙一下，撈出瀝乾水分。山楂糕切成絲。❷ 取盤將藕絲放入，山楂糕絲堆在藕絲上。❸ 白糖、醋加適量水調成汁，澆在盤中即成。

養胃功效 活血化瘀、開胃消食，主治胃潰瘍、慢性結腸炎等。

徐長卿山楂茶

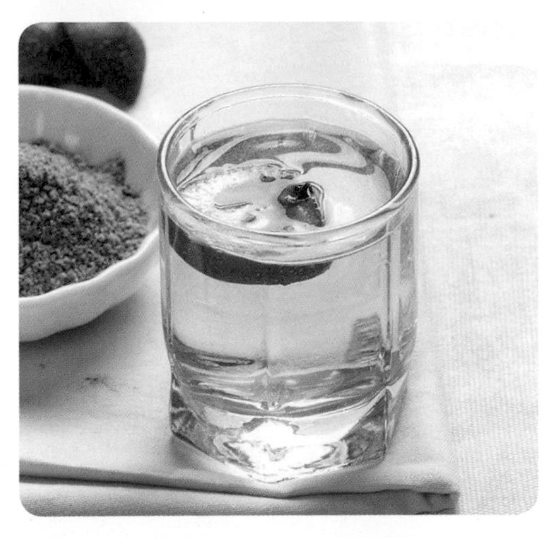

材料　徐長卿10克，山楂15克。

做法　❶ 將徐長卿研末，山楂切片，同放入大杯中。❷ 用剛煮沸的開水沖泡，加蓋焖10分鐘，每日代茶飲。

養胃功效 活血化瘀、行氣止痛，凡脘脅脹痛持久、噯氣頻作、消化力弱的慢性胃病者均可飲用此茶。

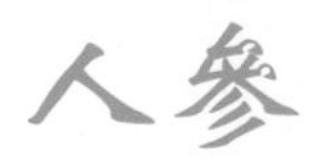

人參

補脾益肺養胃生津

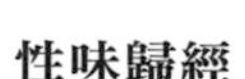

性味歸經

性：平　味：甘、微苦　歸經：脾、肺、心經

養胃功效

人參具有大補元氣、補脾益肺、益胃生津的功效。各個臟腑的氣虛之證都可用人參來進行補益，服用人參也能補脾胃之虛。

養胃靠食療

米皮糠人參茶

材料　白米皮糠 20 克，生晒參 3 克。

做法　❶ 將生晒參洗淨後切成薄片，與白米皮糠同入鍋中，加水適量煎煮 2 次，每次 45 分鐘。❷ 合併 2 次煎液，小火濃縮至 200 毫升，即可飲用。

養胃功效 補虛益氣、和胃抗癌，適用於營養不良性水腫、慢性胃炎、維他命 B 群缺乏症及消化道癌症的防治。

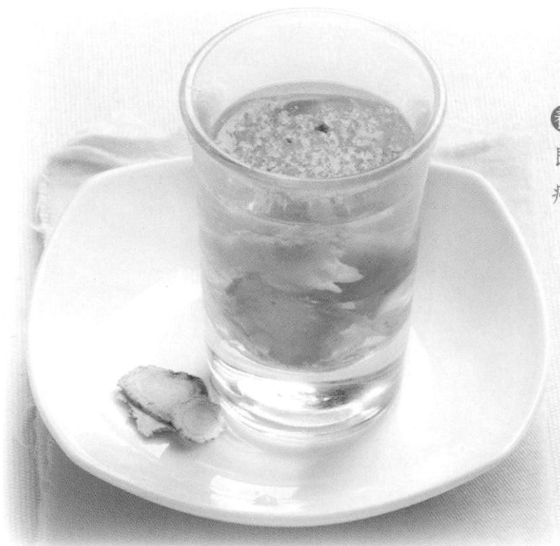

含有豐富的維他命 B 群，有保護胃黏膜的作用。

養胃吃法大全

★ 每日用量 2 ～ 5 克。人參可煎服、切片或研粉服用，也可用燉、嚼、沖、泡等多種方法來進行食療。比較適合秋冬季節食用，春夏季不宜，容易上火。

搭配宜忌		人群宜忌	
 雞肉＋人參	人參有補益元氣的功效，雞肉溫中益氣、填精補髓，同食可補元氣、養血養顏。	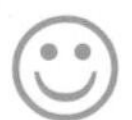	中老年人、身體虛弱者宜少量長期服用。
蘿蔔＋人參	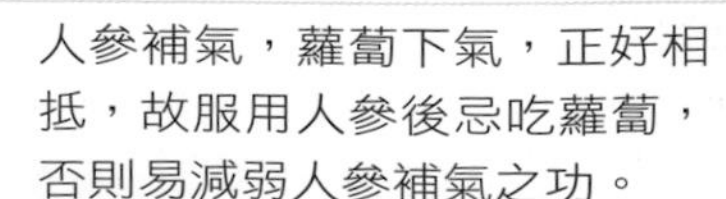 人參補氣，蘿蔔下氣，正好相抵，故服用人參後忌吃蘿蔔，否則易減弱人參補氣之功。		實證、熱證、青壯年正氣不虛者慎食。虛證兼水腫患者慎食。

白朮

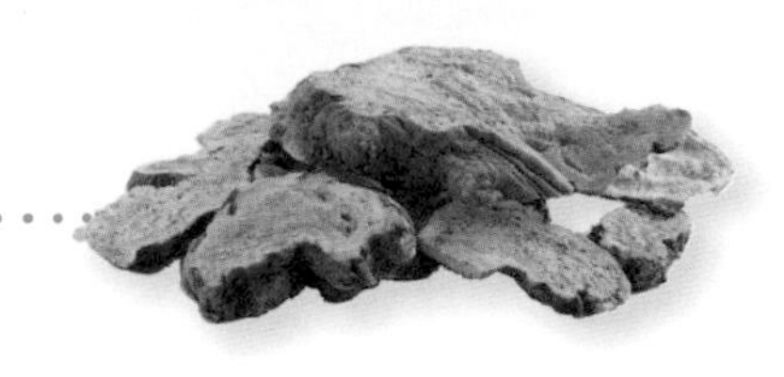

補脾益胃燥濕和中

性味歸經

性：溫　味：苦、甘　歸經：脾、胃經

養胃功效

白朮有補脾、益胃、燥濕、和中、安胎的功效，主治脾胃氣弱、不思飲食等症。白朮還能抑制胃液分泌，對胃黏膜損傷有預防作用。

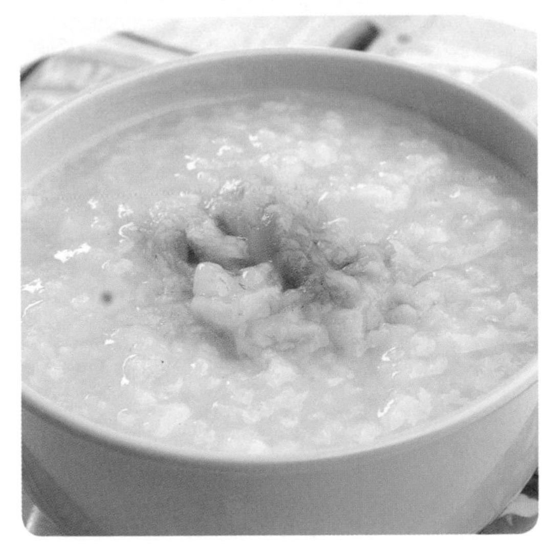

養胃靠食療

豬肚白朮粥

材料　豬肚100克，白朮、黃耆各15克，白米50克，薑片、鹽各適量。

做法　❶ 將豬肚翻洗乾淨，煮熟後切成小塊。❷ 白朮、黃耆洗淨，一併放入鍋中加適量清水，用大火燒沸後再改用小火煎煮。❸ 煮約1小時後加入洗淨的白米、薑片、豬肚熬粥，至粥熟後調入鹽即可。

養胃功效　三者搭配，可以補益脾胃，是慢性胃炎患者的食療佳品。

豬肚洗淨後，放入沸水中焯5分鐘再烹製為好。

養胃吃法大全

★ 每日用量2～15克。白朮可生用、炒製，但忌與桃、李、大白菜、青魚等一同食用。

搭配宜忌		人群宜忌	
 豬肚＋白朮	白朮可健脾益氣，與豬肚一起食用，對胃下垂患者有一定輔助治療作用。		脾胃氣虛、不思飲食、倦怠無力、慢性腹瀉、消化吸收功能低下者宜食；自汗、易汗、虛汗以及小兒流涎者宜食。
 白菜＋白朮	白朮性溫，能健脾益氣，白菜性寒，與白朮功效相反，兩者相克。		陰虛燥渴，氣滯脹悶者忌服。

太子參

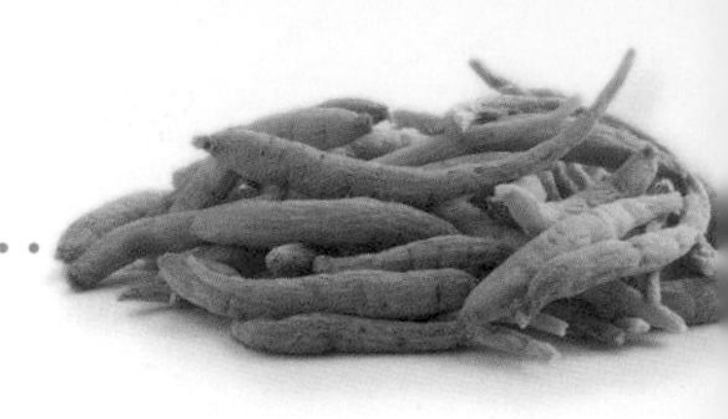

補益脾胃滋陰生津

性味歸經

性：平　味：甘、微苦　歸經：心、脾、肺經

養胃功效

太子參也是一味補氣中藥，和西洋參一樣，太子參不僅能益脾胃之氣，也有滋陰生津功效，而且太子參藥力平和、藥效和緩，為一味清補之品。

養胃靠食療

太子參燴鴿肉

材料　太子參15克，鴿肉100克，冬筍10克，鮮湯、鹽、醬油、料酒、蔥段、生薑片各適量。

做法　❶ 將鴿肉洗淨切片，下熱油鍋炒熟。❷ 將太子參、冬筍分別洗淨切片，放鍋中，加鹽、醬油、料酒、蔥段、生薑片、鮮湯，一同燒熟。❸ 燴入鴿肉片，燒至熟爛即成。

養胃功效　補益脾胃、滋陰養顏，非常適合肺燥乾咳、神疲體倦、食慾缺乏者食用。

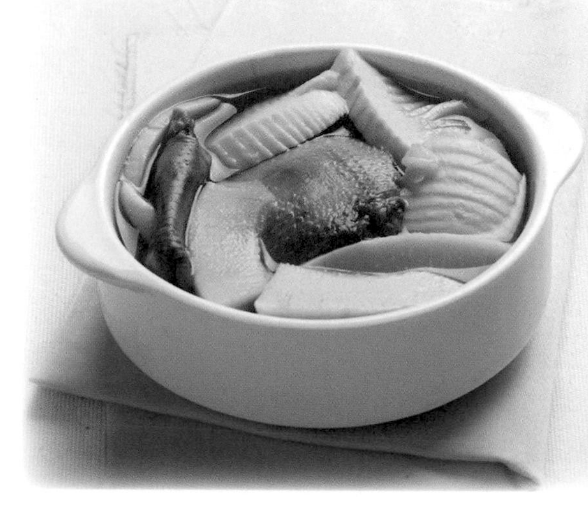

《本草綱目》記載，調理身體以白色鴿子肉最佳。

養胃吃法大全

★ 每日用量為10～15克。太子參可與其他食材搭配，用來做湯、煎湯、熬粥等，但不宜與蘿蔔、山楂等下氣之物搭配。

搭配宜忌		人群宜忌	
☺ 銀耳＋太子參	太子參能益氣健脾、生津益肺，與銀耳同食，對便祕、肺寒咳嗽有一定食療效果。		脾胃氣陰兩虛、身體虛弱者宜食。
☺ 青豆＋太子參	青豆健脾、益氣、補虛，太子參補氣養胃，搭配食用，有益氣養胃的功效。		表實邪盛者不宜食。

甘草

補脾益氣祛痰止咳

性味歸經

性：平　味：甘　歸經：心、脾、肺、胃經

養胃功效

甘草中的某些有效物質，對胃酸分泌過多有抑制作用，並有抗酸和緩解胃腸平滑肌痙攣的作用，對胃及十二指腸潰瘍有一定治療作用。

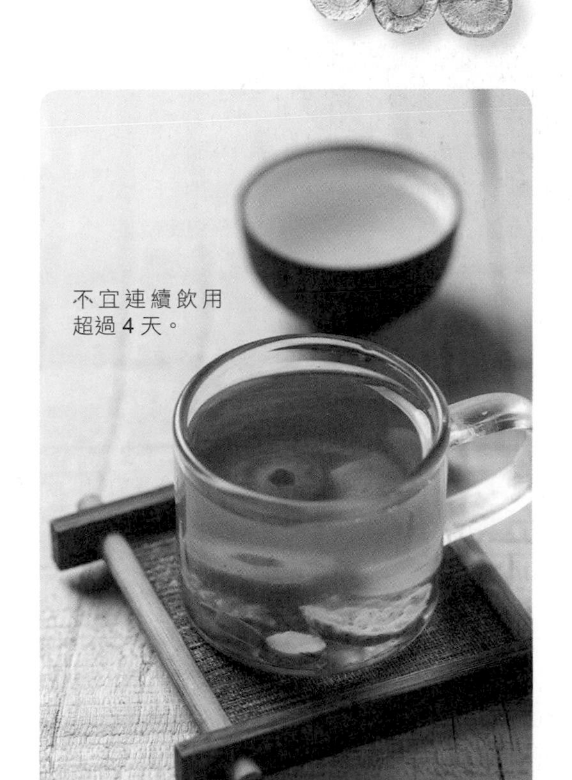

山楂75克，洛神花20克，甘草4克，水600毫升，冰糖適量。將所有茶材放入鍋中，加水煮開。轉小火，繼續煮10分鐘後即可關火。加適量冰糖煮化，濾去殘渣即可。

具有很好的健脾益胃、理氣解鬱的功效，適宜氣鬱體質者食用。

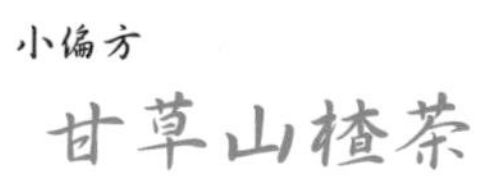

養胃吃法大全

★ 每日用量為3～5克。甘草如作配方用，就煎服；如只有甘草一味藥，就每天開水泡3～5克飲用即可。但生甘草不宜長期、過量服用，不宜與京大戟、芫花、甘遂、海藻同用。

搭配宜忌		人群宜忌 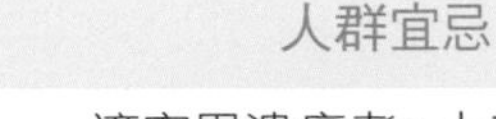	
 黑豆＋甘草	甘草與黑豆煎汁同飲，有解毒功效，適合食物或藥物中毒者。		適宜胃潰瘍者、十二指腸潰瘍者、神經衰弱者、支氣管哮喘者、血栓靜脈炎患者。
 鯉魚＋甘草	甘草不宜和任何魚類搭配食用，甘草有助濕壅氣的作用，魚也有助濕效果，二者搭配會加重水腫。		濕阻中滿、嘔惡及水腫脹滿者忌服。

黨參

健脾和胃補中益氣

性味歸經

性：平　味：甘　歸經：脾、肺經

養胃功效

黨參為補中益氣之要藥，抗潰瘍，抑制胃酸分泌，主治食慾缺乏、大便溏軟等症。黨參中的皂苷成分能夠調節腸道運動，調節胃腸功能。

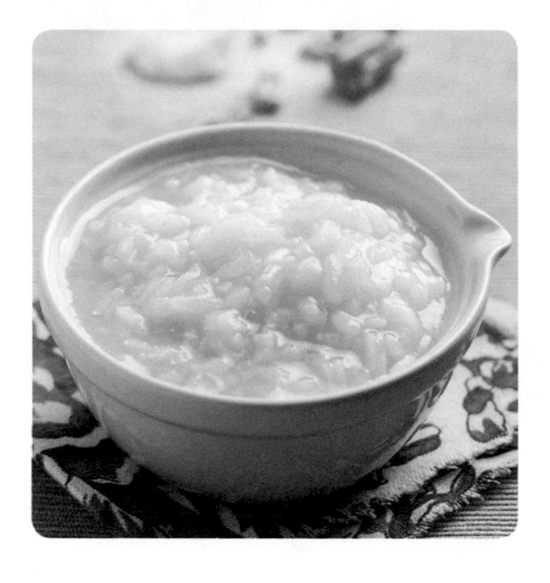

養胃靠食療

黨參山藥粥

材料　黨參 10 克，山藥、薏米各 30 克、白米 50 克。

做法　❶ 山藥去皮切塊其他材料洗淨。
❷ 將所有材料一起煮粥食用。

養胃功效　黨參補中益氣、山藥健脾益胃，搭配煮粥，可治厭食症。

晚餐時吃一碗，搭配素炒青菜，對脾胃最為有益。

養胃吃法大全

★ 每日 15 ～ 30 克。內服煎湯，或熬膏、入丸、散，或與其他食材搭配煮粥、做飯、做菜均可。但忌與藜蘆一同食用。

搭配宜忌		人群宜忌	
☺ 黃耆＋黨參	黃耆補中有瀉，黨參補氣生津，二藥配伍，補脾胃、益肺氣之力倍增。	☺	脾胃氣虛、神疲倦怠、四肢乏力、食少便溏、慢性腹瀉者，以及體質虛弱、氣血不足、面色萎黃、病後產後體虛者宜食。
☹ 蘿蔔＋黨參	蘿蔔下氣，黨參補氣，二者搭配會降低黨參的補氣作用。	☹	氣滯、肝火盛者禁用；邪盛而正不虛者不宜用。

參耆紅棗粥

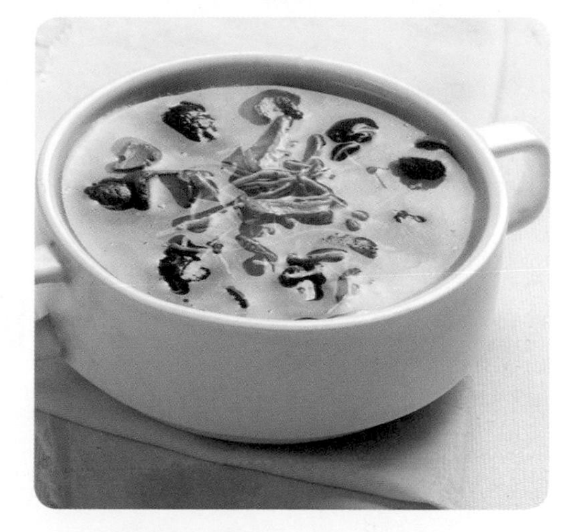

材料　黨參 20 克，黃耆 15 克，紅棗 10 枚，白米 100 克。

做法　❶ 先水煎黨參、黃耆。❷ 慢火煮 40 分鐘後，去藥渣留汁。❸ 放入白米、紅棗共煮成粥即可。

養胃功效　黨參具有補中益氣、和胃益肺的功效，適合脾胃氣虛的慢性胃炎患者食用；黃耆有補中益氣、利尿排毒的作用；紅棗有補氣血的作用。三者搭配，特別適合慢性胃炎患者服用。

黨參小米茶

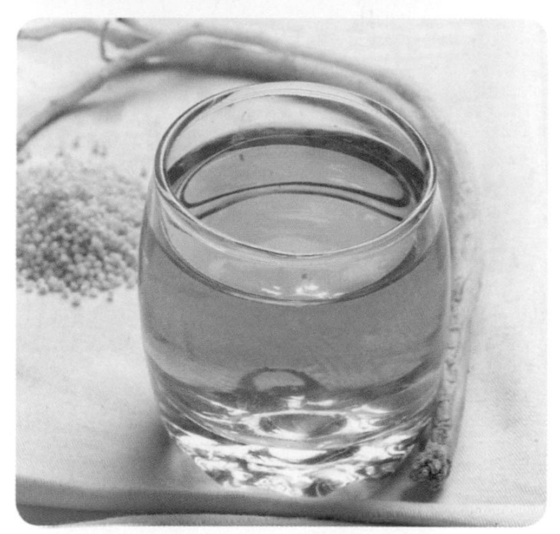

材料　黨參 10 克，炒小米 30 克。

做法　❶ 將黨參、炒小米加 1,000 毫升水，煮製 500 毫升。❷ 代茶飲服，隔日 1 劑。

養胃功效　健胃補脾、養陰止渴，幫助消化，適用於慢性萎縮性胃炎、肥厚性胃炎、胃及十二指腸潰瘍等。

鱅魚黨參湯

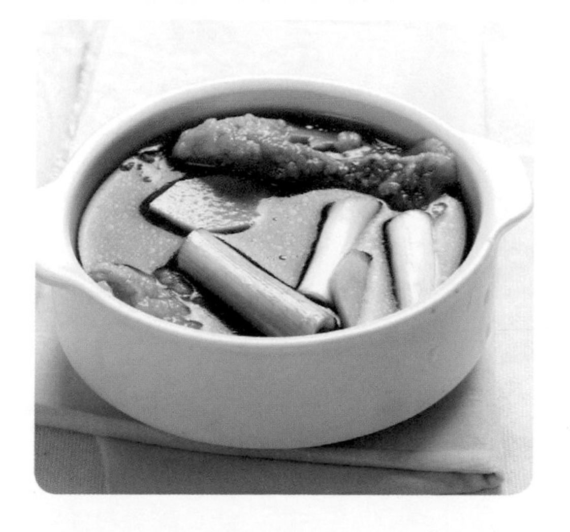

材料　鱅魚 1 條，黨參 15 克，草果 5 克，陳皮、桂皮各 3 克，乾薑 6 克，胡椒 10 粒，蔥段、薑片、鹽各適量。

做法　❶ 將鱅魚洗淨，黨參、草果、陳皮、桂皮、乾薑、胡椒洗淨，一同入鍋。❷ 加適量的水，先用大火煮沸，再轉用小火慢燉，至魚肉熟爛。❸ 加入蔥段、薑片、鹽調味，稍煮即成。

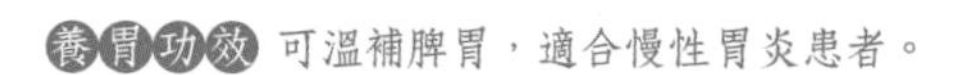

養胃功效　可溫補脾胃，適合慢性胃炎患者。

黃耆

補脾益胃補氣固表

性味歸經

性：溫　味：甘　歸經：肺、脾、肝、腎經

養胃功效

黃耆是補氣藥，可提升脾肺之氣，增強脾胃的運化功能，從而發揮利水消腫、增強食慾的作用。

養胃靠食療

黃耆蟲草鴨

材料　黃耆 30 克，冬蟲夏草 15 克，肉蓯蓉 20 克，老鴨 1 隻，鹽少許。

做法　❶ 將老鴨去腸臟，肚中放入黃耆、冬蟲夏草、肉蓯蓉，以竹籤縫合，加水燉至鴨肉爛熟。❷ 加鹽調味即可。

養胃功效 有溫腎補脾、補虛強身的功效，適用於食道癌氣虛陽微者，以及長期飲食不下、面色蒼白、身體虛弱者。

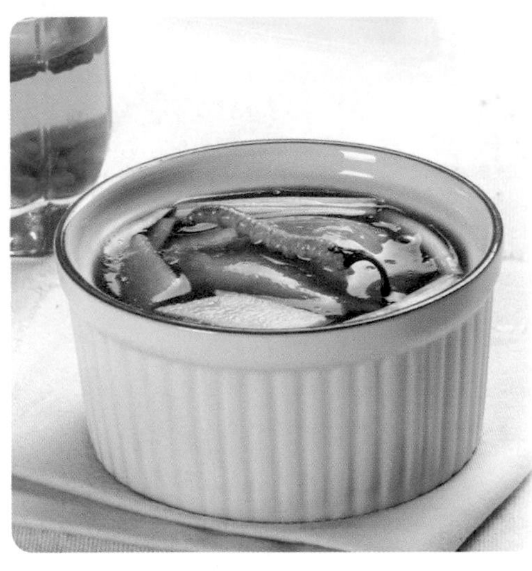

加點山藥，補益脾胃的效果更好。

養胃吃法大全

★ 黃耆一般跟其他食材搭配，用來做成一些藥膳食用，也可煎湯、煎膏、浸酒、入菜餚等。但黃耆不宜與杏仁、玄參等一起食用。

搭配宜忌		人群宜忌	
☺ 牛肚＋黃耆	二者搭配同食，有補益脾胃之功效，適用於脾胃虛弱、乏力者。	☺	氣血不足、體虛而易患感冒、慢性潰瘍、內傷勞倦、脾虛泄瀉等症患者以及一切氣虛體弱者都適宜食用。
☹ 蘿蔔＋黃耆	黃耆補氣，蘿蔔則具有行氣、降氣功效，二者搭配會削弱黃耆的補氣功效。	☹	患有發熱病、急性病、熱毒瘡瘍、陽氣旺以及食滯胸悶、胃脹、腹脹等病症者不宜食用。

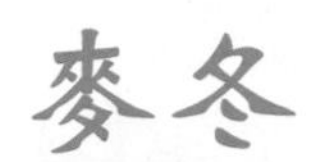

麥冬

益陰養胃潤肺清心

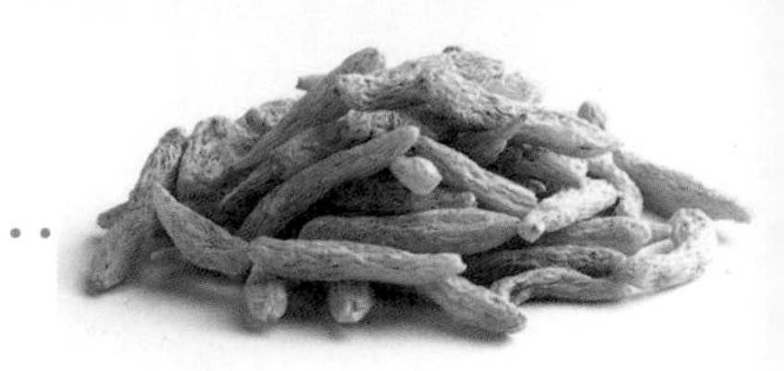

性味歸經

性：寒　味：甘、微苦　歸經：心、肺、胃經

養胃功效

麥冬中含有胺基酸、葡萄糖等有效成分，具有溫和滋補、益胃生津的作用，對食慾缺乏、消化不良、胃陰不足、舌乾口渴、納呆不飢等症有很好的療效。

養胃靠食療

山藥麥冬燉燕窩

材料　鮮山藥150克，麥冬20克，燕窩5克，雞湯750毫升，鹽2克。

做法　❶ 將山藥去皮，切成丁，麥冬去內梗，洗淨。❷ 燕窩用45℃溫水浸泡，洗淨。❸ 將燕窩、山藥、麥冬、雞湯、鹽同放燉杯內，置大火上燒沸，再用小火燉35分鐘即成。

養胃功效 本品可以滋陰清肺、潤燥生津，對腸燥便秘有一定的食療效果。

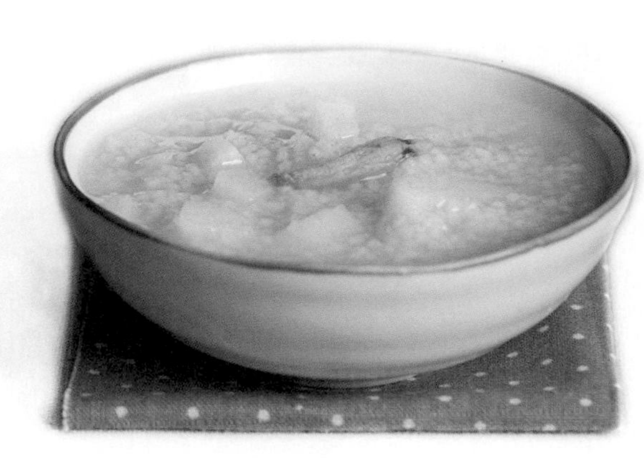

養胃吃法大全

★ 麥冬可用於煎湯、泡茶、做粥等，連心同用，可滋陰清心，去心用，可養胃陰。

搭配宜忌		人群宜忌	
☺ 丹參＋麥冬	沸水沖泡後代茶飲用，有活血滋陰的功效。	☺	適宜胃陰虛、咽乾口渴、便祕者、熱病、肺燥乾咳等患者食用。
☹ 鯽魚＋麥冬	麥冬養陰、清熱化痰、可滋養陰液，鯽魚利水消腫，二者功能相左，不宜同食。	☹	凡脾胃虛寒、泄瀉、痰多、感染風寒者均應忌服。

黃精

補氣養陰健脾潤肺

性味歸經

性：平　味：甘　歸經：脾、肺、腎經

養胃功效

黃精具有補氣健脾、益腎等多種功用，可改善脾胃氣虛所導致的倦怠乏力、食慾乏力等。

養胃靠食療

黃精粥

材料　黃精 5 克，白米 50 克。

做法　❶ 黃精洗淨，白米淘洗乾淨。❷ 黃精入砂鍋，加適量清水，大火煮沸，小火煎 15 分鐘，取汁。❸ 將黃精汁倒入白米中，一起煮粥，熬到熟爛即可食用。

養胃功效　這款粥用黃精以滋養脾肺，適用於脾胃虧虛、肢軟乏力、納差食少、胃脘隱痛、肺虛燥咳、乾咳無痰等，有一定的緩解作用。

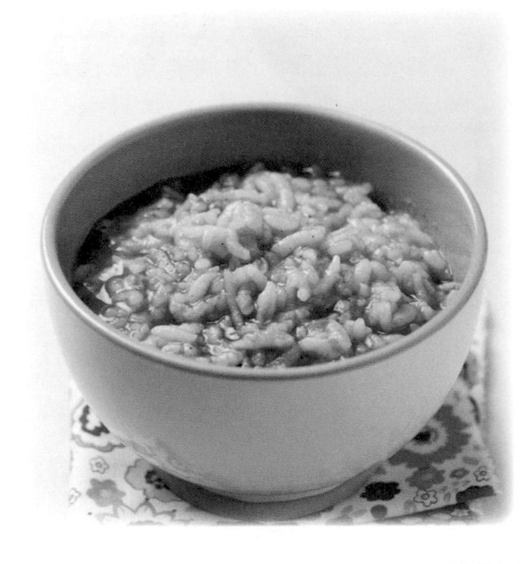

黃精助濕，乾燥的秋季食用更好。

養胃吃法大全

★ 每日用量為 5 ～ 10 克。黃精可煎湯或入丸散劑，也可用來做湯、燉肉、熬粥等。

搭配宜忌		人群宜忌	
☺ 黨參＋黃精	黨參補氣生津，與補氣健脾的黃精搭配，能夠更好地補益脾胃之氣。	☺	陰虛、氣虛體質者宜常食。
☺ 白朮＋黃精	白朮和黃精都是補益脾胃的常用中藥，配伍之後其補益脾胃的功效更強。	☹	黃精性滋膩，易助濕邪，因此脾虛有濕、咳嗽痰多者不宜服。

雞內金

健胃消食通淋化石

性味歸經

性：平　味：甘　歸經：脾、胃、小腸、膀胱經

養胃功效

雞內金具有消食化積的功效，適用於食積不化，脘腹脹滿。雞內金含胃泌素等，能增加胃液的分泌量和胃液酸度，增強消化力。

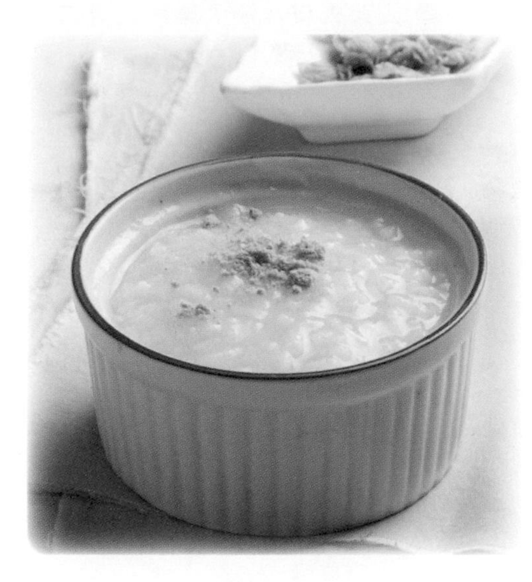

養胃靠食療

雞內金粥

材料　雞內金 5 克，白米 50 克。

做法　❶ 先將雞內金，研為細末備用。❷ 取白米淘淨，放入鍋內，加清水適量煮粥。❸ 待沸後調入雞內金粉，煮至粥成服食，每日 1 劑，連續 3 ～ 5 天。

養胃功效　雞內金有健胃消食的功效，適用於消化不良，食積不化，小兒疳積等症。

養胃吃法大全

★ 每日用量為 5 ～ 10 克。雞內金可生吃、炒製、焦吃及做粥吃，但不宜過多食用。

搭配宜忌		人群宜忌	
☺ 白糖＋雞內金	雞內金煎汁與白糖同飲，可健胃消食，對小兒疳積有一定的食療功效。		適宜消化不良、小兒疳積、形體消瘦、腹大腹脹、脾胃虛弱、食積脹滿、腸結核、骨結核等。
☺ 鱔魚＋雞內金	雞內金能健胃消食，與鱔魚搭配食用，可用於小兒因消化不良導致的營養不良之症。	☹	胃酸過多及體質過敏者忌食。

山藥

健脾補肺固精益腎

性味歸經

性：平　味：甘　歸經：脾、肺、腎經

養胃功效

山藥有健脾補肺、固精益腎、補肺止咳的功效。山藥中所含的澱粉酶、多酚氧化酶等成分，有利於脾胃消化吸收功能，對脾胃虛弱、食慾乏力、久泄久痢有緩解作用。

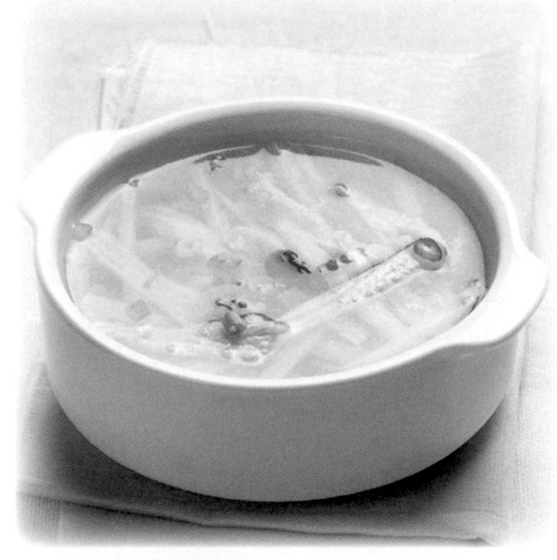

養胃靠食療

山藥里肌湯

材料　山藥100克，豬里肌肉50克，高湯、鹽各適量。

做法　❶ 山藥去皮洗淨，與豬里肌肉一同切成絲。❷ 倒入事先燒好的高湯中煮沸，用鹽調味後即可食用。可加少許蔥花、枸杞子點綴。

養胃功效 佐餐食用，有健脾和胃的功效，適合胃潰瘍患者。

煲湯時間不宜太長，20分鐘左右即可。

養胃吃法大全

★ 山藥可炒、燉、煮等。山藥鮮品多用於虛勞咳嗽及消渴病，炒熟食用可治脾胃、腎氣虧虛。但山藥皮有麻、刺等口感，不宜食用。

搭配宜忌		人群宜忌	
☺ 鴨肉＋山藥	山藥的補陰功效很強，與鴨肉同食，可消除油膩，還能發揮滋陰健脾的功效。	☺	脾虛食少、久瀉不止、腎虛遺精、帶下、尿頻者宜常食。
☺ 苦瓜＋山藥	苦瓜和山藥均有減肥、降血糖的功效，一起食用可增強減肥排毒的效果。	☹	山藥有收澀作用，故大便燥結者不宜食用；糖尿病患者也不宜食用過多。

山藥扁豆雞金粥

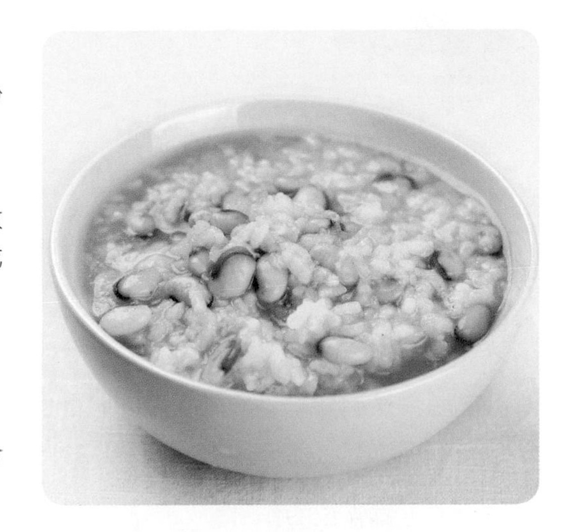

材料　山藥、白扁豆各30克，雞內金粉10克，白米100克。

做法　❶ 山藥去皮洗淨，白扁豆洗淨，白米淘洗乾淨。❷ 將以上食材放入鍋中，加適量清水，慢火煮成粥，出鍋前放入雞內金粉。

養胃功效 此品有健脾和胃、消積化濕的功效，適用於結腸癌脾胃虛弱伴飲食積滯、消化不良、食少腹脹便溏者。

山藥羊肉糯米粥

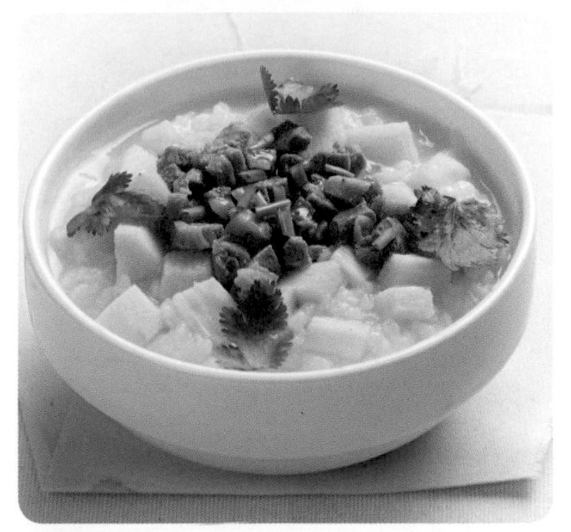

材料　羊肉、糯米各50克，鮮山藥100克。

做法　❶ 將羊肉洗淨切碎，山藥洗淨去皮搗碎，一同加水煮爛。❷ 加入淘洗乾淨的糯米，再加水適量，一同煮粥即成。可加少許蔥花、香菜碎點綴。

養胃功效 日服1劑，有補脾止瀉、補氣暖胃的功效，對脾胃虛寒型胃病有一定食療效果。

半夏山藥粥

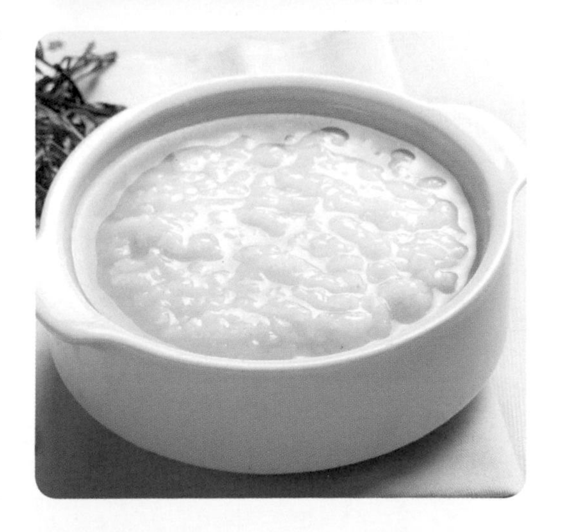

材料　清半夏15克，山藥粉25克，白米50克，白糖適量。

做法　❶ 將清半夏用溫水淘去礬末，以砂鍋煎取100克清湯。❷ 去渣後與白米一同加水煮粥。❸ 待粥將成時加入山藥粉煎兩三沸，然後加入白糖調味。

養胃功效 日服1劑，有燥濕化痰、降逆止嘔的功效，適用於急性胃炎。

肉桂

補元陽暖脾胃

性味歸經

性：溫　味：苦、甘　歸經：脾、胃經

養胃功效

肉桂中所含的桂皮油能促進胃功能，也能直接對胃黏膜產生緩和的刺激作用，使胃液分泌增加，蠕動增強，有健脾和胃的功效。肉桂還有抗潰瘍、抗腹瀉的作用。

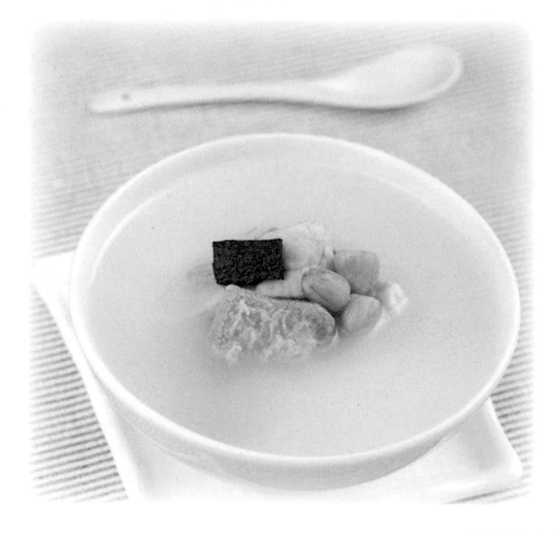

養胃靠食療

羊肉肉桂湯

材料　羊肉 500 克，肉桂 3 克，花生仁、鹽各適量。

做法　❶ 將花生仁、肉桂放在燉羊肉的鍋中，燉約 2 小時。❷ 肉熟之後，加鹽調味即可。

養胃功效 此菜品無論吃肉還是喝湯，都可以發揮溫中健胃、暖腰膝、治腹冷、氣脹的作用。

肉桂性偏溫，內火偏盛者不宜用。

養胃吃法大全

★ 每日用量為 2 ～ 5 克。肉桂可水煎服，或研末成丸、散，浸酒內服。但肉桂不宜過量食用，且忌與蔥一起食用。

搭配宜忌		人群宜忌	
☺ 紅糖＋肉桂	肉桂溫經活血，紅糖和血行瘀、溫養脾胃，搭配煎湯，可治血瘀腹痛或胃寒少食。	☺	適宜平素畏寒怕冷，四肢手腳發涼、胃寒冷痛、食慾不振、嘔吐清水、腹部隱痛喜噯、腸鳴泄瀉者食用。
☺ 雞肝＋肉桂	雞肝切片，與肉桂粉拌勻，隔水蒸熟後吃，可治腎陽不足所致的小兒遺尿等症。	☹	內熱較重、內火偏盛、陰虛火旺者忌服，孕婦慎服。

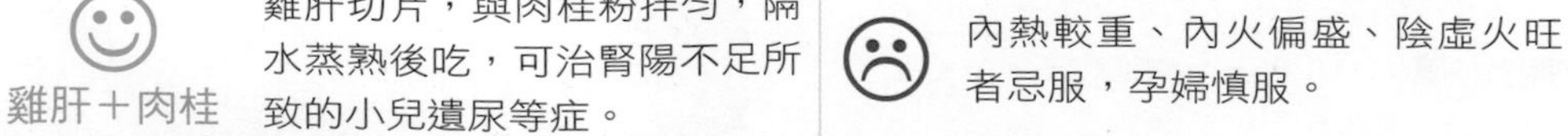

陳皮

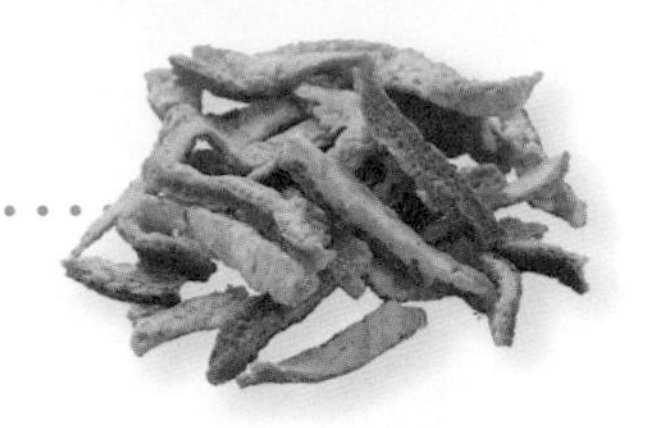

理氣健脾燥濕化痰

性味歸經

性：微溫　味：辛、苦　歸經：脾、肺經

養胃功效

陳皮所含揮發油，對胃腸道有溫和的刺激作用，可促進消化液的分泌，排除腸管內積氣。陳皮還具有抗炎的作用，對胃炎有一定的防治功效。

陳皮、紅茶、紅糖各5克。將陳皮洗淨，與紅茶一同放入鍋中。煮沸後加入紅糖即可。

陳皮具有理氣健脾、調中化痰的功效，搭配紅茶、紅糖，適合脾胃不和以及痰濕中阻的胃下垂患者食用。

小偏方

陳皮紅茶飲

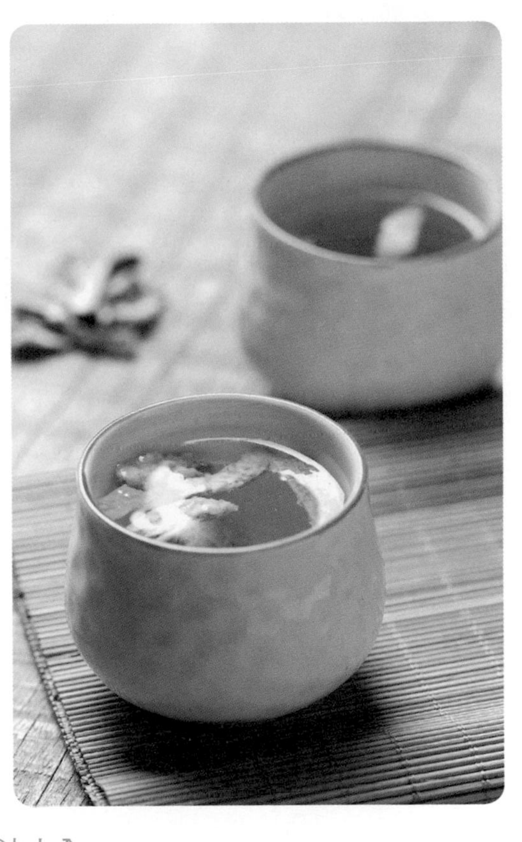

養胃吃法大全

★ 每日用量為5～15克。陳皮可以泡茶、做粥，或者加入保健食品中，製成口服液、片劑等。但陳皮不宜食用過量，也不宜與半夏、南星一同食用。

搭配宜忌		人群宜忌	
☺ 大白菜＋陳皮	陳皮理氣健脾，配上高膳食纖維的大白菜，能夠促進腸胃蠕動，幫助消化。	☺	適宜脾胃氣滯、脘腹脹滿、消化不良、食慾不振、咳嗽多痰之人食用。
☺ 荔枝核＋陳皮	陳皮和荔枝核搭配，對胃脘脹痛有很好的療效。	☹	氣虛體燥、陰虛燥咳、吐血及內有實熱者慎服。

青皮

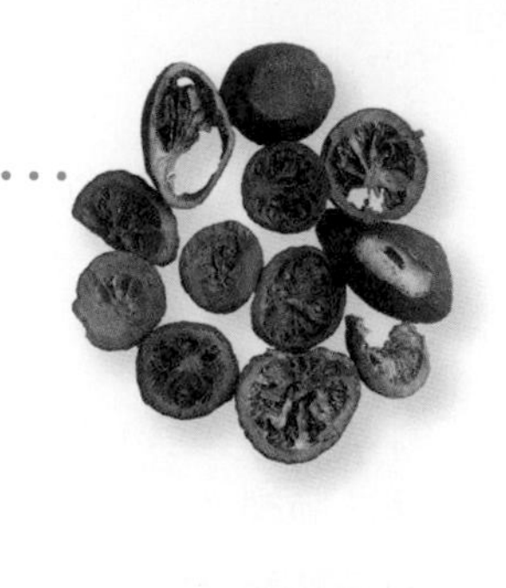

消積化滯疏肝破氣

性味歸經

性：微溫　味：苦、辛　歸經：膽、肝經

養胃功效

青皮有破滯氣、疏肝膽之功效。氣滯則脾胃運行不暢，食物堆積在胃，青皮所含有的陳皮苷等成分，能破滯氣，可改善因肝脾不和所導致的消化不良。

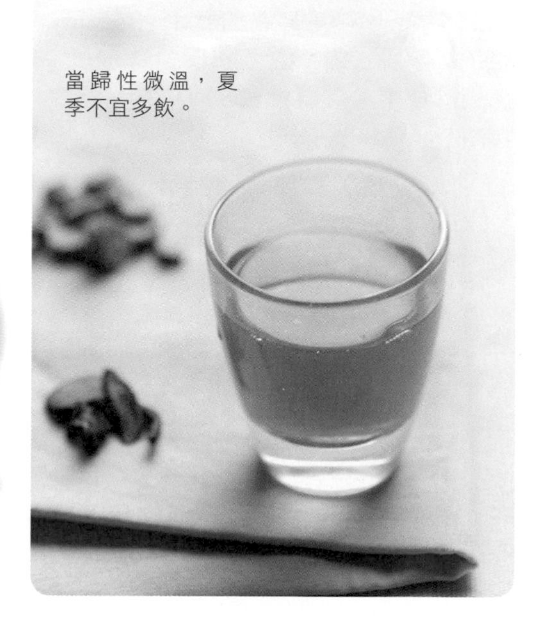

當歸性微溫，夏季不宜多飲。

當歸10克，青皮6克。將當歸、青皮分別揀雜，洗淨，晒乾或烘乾，研為粗末。裝入濾紙袋中，封口掛線，放入杯中。用沸水沖泡，加蓋燜10分鐘即成。

此茶活血化瘀，行氣止痛，凡病久血虛，症見面色不華、胃脘疼痛持續、舌多紫瘀的患者皆可服飲本方。

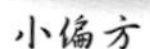

小偏方

當歸青皮止痛茶

養胃吃法大全

★ 每日用量為3～10克。青皮可煎湯內服，或與南瓜等食材搭配作為藥膳食用，但最好與人參、黨參等藥物同用，以防耗氣傷脾。

搭配宜忌		人群宜忌	
☺ 枳殼＋青皮	枳殼行氣導滯，青皮疏肝破氣、消積化滯，二者配伍可有效理氣、和胃、止痛。	☺	胸脅胃脘疼痛、積食、肝氣鬱結者宜食。
☺ 麥芽＋青皮	生麥芽可健脾和胃，與青皮同飲，可疏肝解鬱、理氣止痛。	☹	氣虛的人不宜食用，老弱虛羸者以及肝脾氣虛者應禁用。

厚朴

健脾止痛溫中下氣

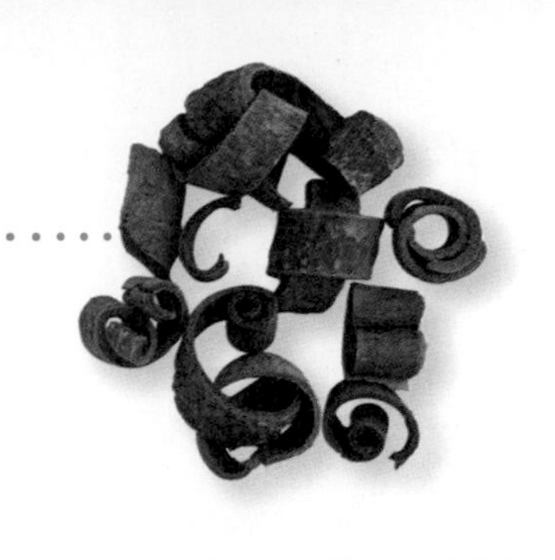

性味歸經

性：溫　味：苦、辛　歸經：脾、胃、大腸經

養胃功效

厚朴具有溫中下氣、燥濕消痰等功效。厚朴中的厚朴酚對胃、十二指腸痙攣有一定的抑制作用；其揮發油成分能促進唾液、胃液的分泌，加快胃腸蠕動。

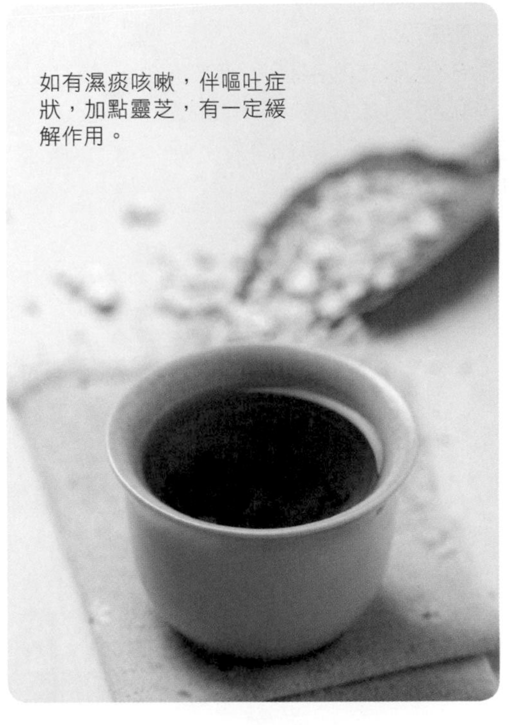

如有濕痰咳嗽，伴嘔吐症狀，加點靈芝，有一定緩解作用。

半夏5克，厚朴4克，冰糖適量。將半夏和厚朴分別洗淨。在砂鍋內加適量清水，下入半夏和厚朴熬煮成藥汁。根據個人口味添加冰糖調味即可。

厚朴是一味溫和的藥材，可以化積消滯，配合半夏一起服用，效果更佳。

小偏方

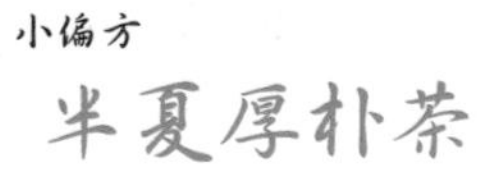

半夏厚朴茶

養胃吃法大全

★ 每日用量為3～10克。厚朴主要用來煎成湯藥內服，可與蒼朮、陳皮、杏仁等配伍，但忌與澤瀉、寒水石、豆類同食。

搭配宜忌		人群宜忌	
☹ 豆類＋厚朴	厚朴含有鞣酸，豆類富含蛋白質，二者搭配影響蛋白質吸收，還可能導致腹瀉。	☺	適宜胸腹脹痛、反胃、嘔吐、瀉痢，以及中風、傷寒、頭痛疾病患者食用。
☹ 鯽魚＋厚朴	厚朴行胃腸氣滯，鯽魚益胃氣，二者功能相反，故服用厚朴時不宜食用鯽魚。	☹	孕婦慎用。

佛手

和胃止痛舒肝理氣

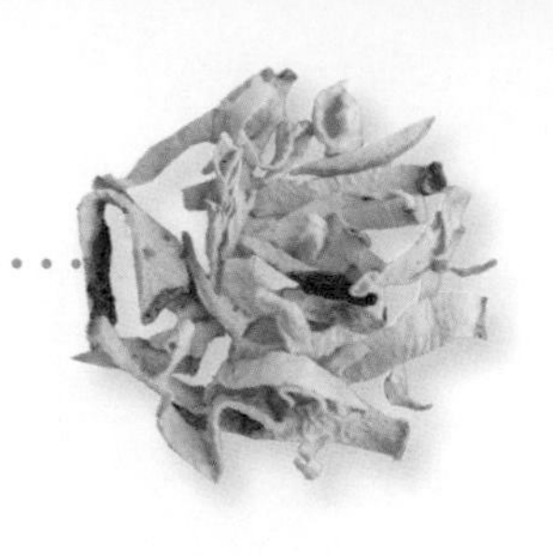

性味歸經

性：溫　味：辛、苦、酸　歸經：肝、脾、肺、胃經

養胃功效

佛手是優良的舒肝和胃藥，對一般消化問題如打嗝、消化不良，以及厭食、貪食症均有良好的療效。

夏季飲用時，放點西瓜綠衣，可以解暑消熱。

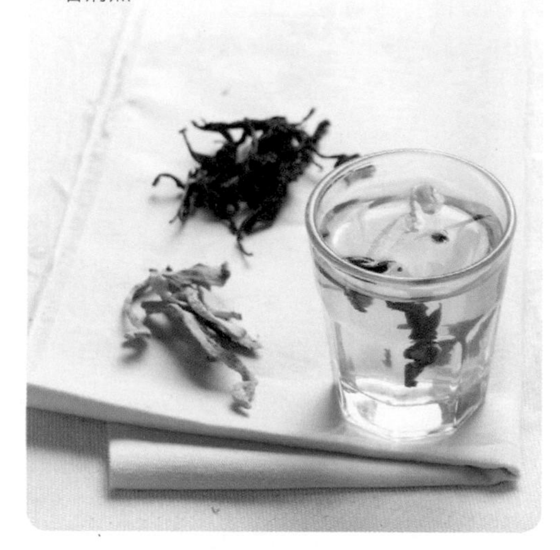

將佛手花6克揀雜，撕碎，與綠茶3克同放入大杯中，用剛煮沸的開水沖泡，加蓋燜10分鐘即成。

當茶頻頻飲服，有行氣解鬱和胃的功效，可治慢性淺表性胃炎及神經性胃炎。

小偏方

佛手花茶

養胃吃法大全

★ 佛手有涼拌、炒食、涮火鍋等多種食用方法，常見的有佛手炒麵筋、佛手炒蝦米、佛手魚柳、佛手燉排骨等。

搭配宜忌		人群宜忌	
☺ 白米＋佛手	二者搭配能疏肝、行氣、和胃，對消化不良、厭食有一定的輔助療效。	☺	適宜消化不良、胸腹脹悶，以及氣管炎、哮喘病患者食用。
 海鮮＋佛手	二者配伍，會彼此影響營養吸收。		陰虛有火，無氣滯症狀者慎服。

涼拌佛手

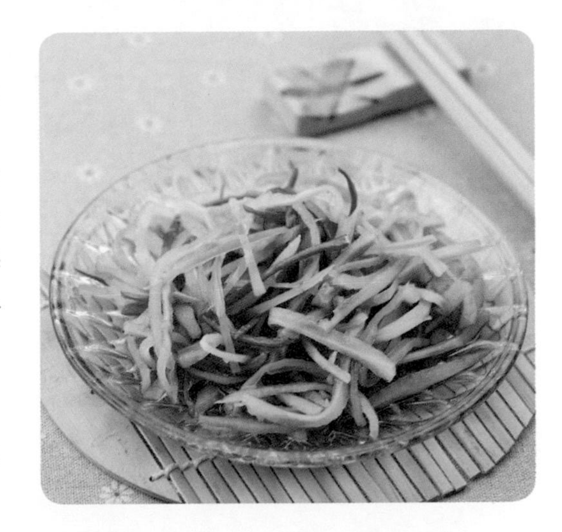

材料　佛手 300 克，紅、青新鮮辣椒各 1 條，醬油，白糖各適量。

做法　❶ 佛手切絲，青、紅椒去籽、切絲。❷ 在玻璃容器中放入適量的醬油、白糖。❸ 佛手絲和辣椒絲放入煮沸的水中略焯，撈起，放入玻璃容器中拌勻即可。

養胃功效 本品清爽可口，能夠增進食慾，對消化不良、腸胃不暢等症有一定的食療效果。

黃連佛手茶

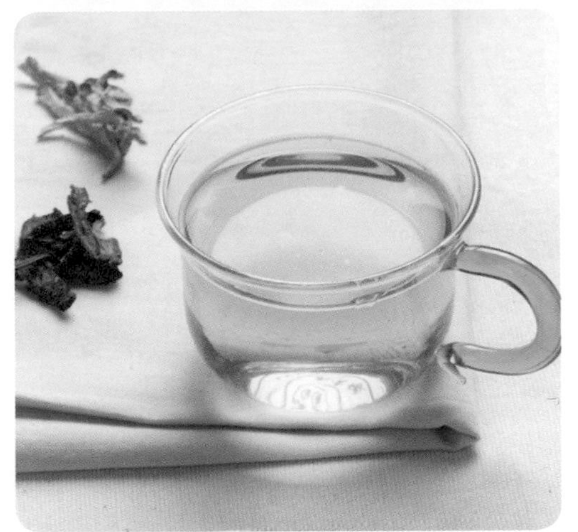

材料　黃連 3 克，佛手片 10 克。

做法　❶ 將黃連、佛手片分別揀雜，黃連洗淨，晾乾或晒乾，切成薄片。❷ 黃連與佛手片同放入大杯中，用剛煮沸的開水沖泡，加蓋燜 15 分鐘即成。

養胃功效 可清熱燥濕、行氣止痛，凡胃中鬱熱、氣機不暢的各類慢性胃病患者皆可飲此茶。

佛手百合湯

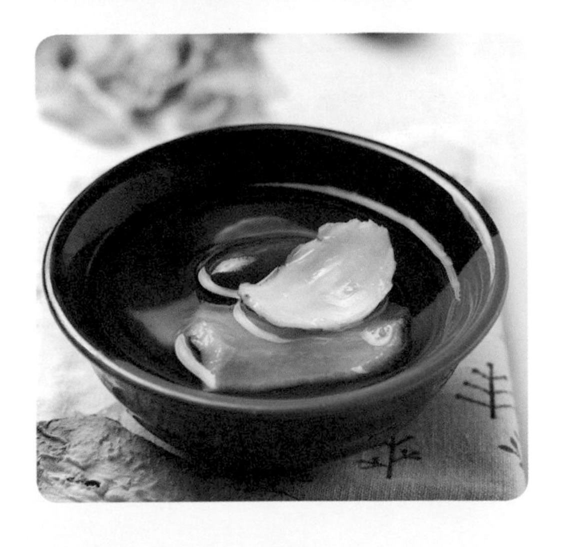

材料　佛手 10 克，紅棗 8 個，百合 12 克，冰糖適量。

做法　❶ 紅棗、佛手、百合洗淨，放到砂鍋中，加適量清水，大火煮沸，小火煎 20 分鐘。❷ 加適量的冰糖調味即可飲用。

養胃功效 此湯可疏肝健脾、理氣化痰，對氣機不調型胃病有一定食療效果。

吳茱萸

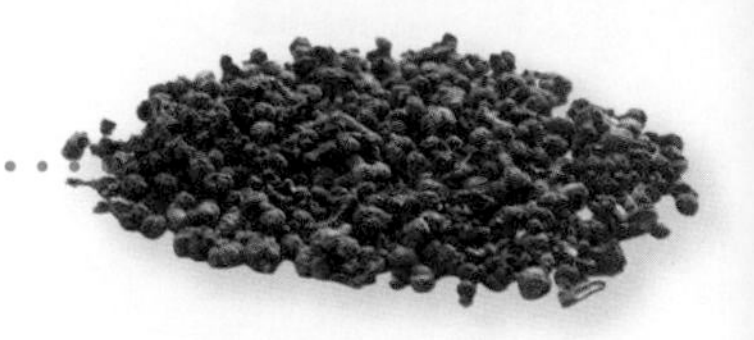

降逆止嘔散寒止痛

性味歸經

性：熱　味：辛、苦，有小毒　歸經：肝、胃經

養胃功效

具有散寒止痛、溫中下氣、止嘔燥濕等功效。適用於胃病所致消化不良、食慾缺乏、脘腹脹痛、嘔吐清涎、噯氣吞酸等症。

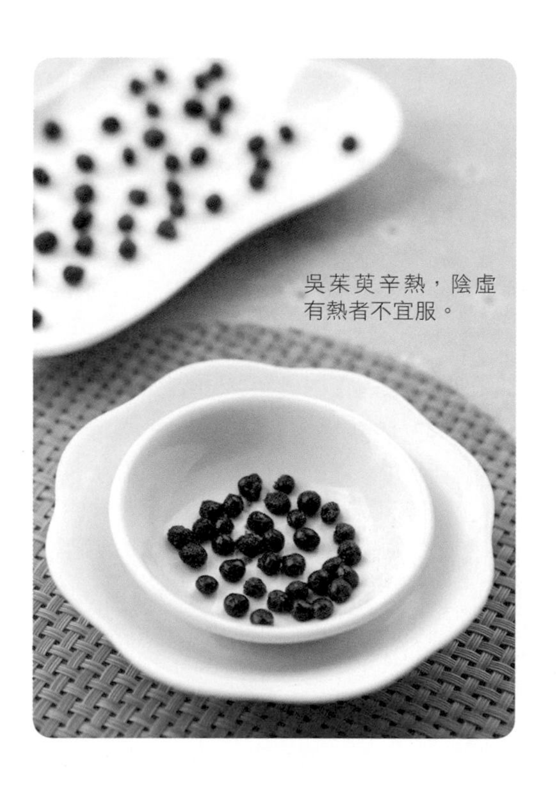

吳茱萸辛熱，陰虛有熱者不宜服。

取黃連、吳茱萸，以 2：1 的比例，研成細末，和蜜製成紅小豆大小的丸劑，1 次 20 丸，每天 3 次，飯後食用。

對胃酸分泌過多的反酸、胃隱隱痛，有一定的緩解作用。

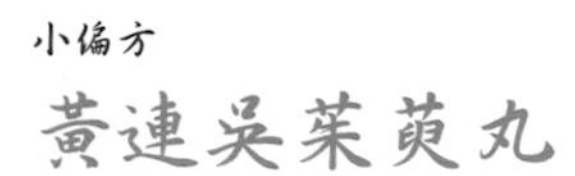

養胃吃法大全

★ 每日用量為 2 ～ 5 克。吳茱萸可煎湯服用，或外用，或研末入丸散劑，也可與其他食材搭配煮粥食用。

搭配宜忌		人群宜忌
☺ 黃連＋吳茱萸	二者搭配可緩解黃連的大苦、大寒，使消胃火、瀉肝火的功效更強。	☺ 虛寒胃痛、噁心打嗝、濕疹、口腔潰瘍及高血壓患者宜食。
☹ 丹參＋吳茱萸	丹參養血安神，吳茱萸興奮中樞神經，二者同用會抵消功效。	☹ 陰虛火旺者忌食。

枳實

破氣消積化痰散痞

性味歸經

性：溫　味：苦　歸經：脾、胃、大腸經

養胃功效

枳實具有破氣消積、行氣除痞等功效，可助運化、消積食，積滯去則脾胃自健。因此，枳實適用於多種病因引起的消化不良、食積腹脹、呃逆嘔吐、腹痛便祕。

枳實3克，白朮6克，綠茶2克。將枳實、白朮分別揀雜，洗淨，晒乾或烘乾，共研成粗末，裝入濾紙袋中，封口掛線。與綠茶同放入大杯中，用剛煮沸的開水沖泡，加蓋燜10分鐘即成。

補脾健胃、消積化食、行氣止痛，主治脾胃虛弱、食積氣滯、胃脘痞脹、消化不良等。

小偏方

枳朮止痛茶

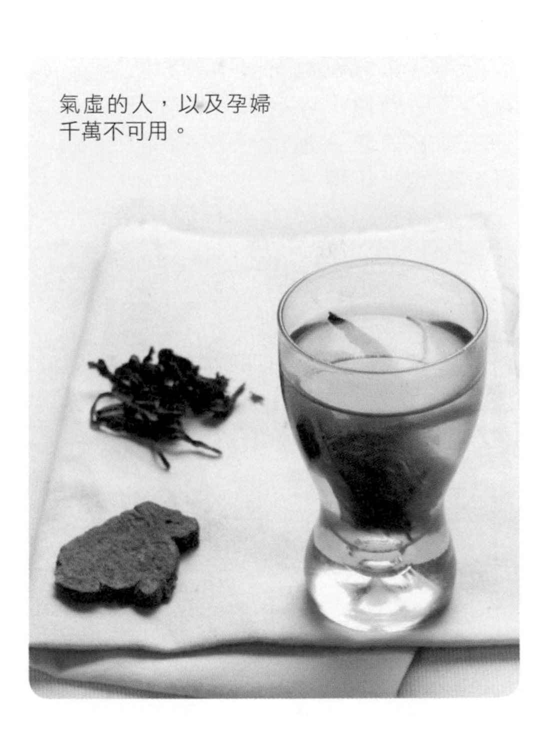

氣虛的人，以及孕婦千萬不可用。

養胃吃法大全

★ 每日用量為3～9克。枳實可生用，或炒製、入丸、煎服均可。用枳實5克煎湯，飯前服用，對胃下垂有一定輔助治療效果。

搭配宜忌		人群宜忌	
 白朮＋枳實	白朮健脾益氣，枳實破氣散痞，二者合用有很好的消食、強胃功效。	☺	具有很好的理氣消脹作用，適用於脾胃氣滯所致的消化不良、噯氣、脹滿等症。
 茯苓＋枳實	茯苓利水滲濕、益脾和胃，與枳實配伍可養胃、去燥，治療便祕。		脾胃虛弱者及孕婦忌食。

木香

溫中和胃行氣止痛

性味歸經

性：溫　味：辛、苦　歸經：脾、胃、大腸、膽經

養胃功效

木香具有行氣止痛、溫中和胃的功效，適用於胃炎等疾患所致脾胃氣滯之食慾缺乏、食積不化、脘腹脹痛、呃逆嘔吐等。

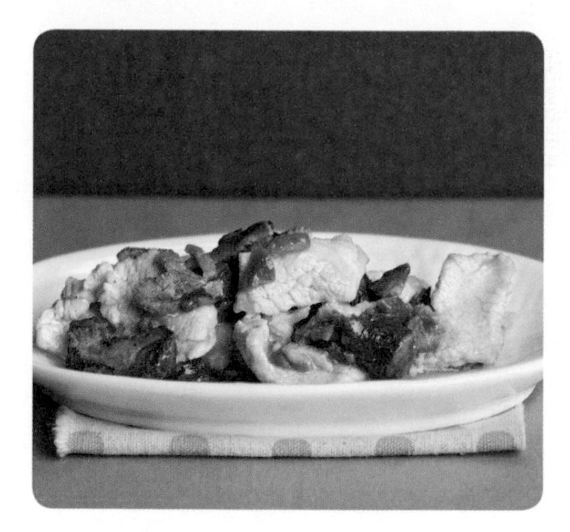

養胃靠食療

木香陳皮炒肉片

材料　豬瘦肉200克，木香、陳皮各3克，鹽適量。

做法　❶ 先將木香、陳皮洗淨，陳皮切絲，備用；豬瘦肉洗淨，切片。❷ 在鍋內放少許油，燒熱後放入豬肉煸炒片刻。❸ 加適量清水，待熟時放入陳皮、木香及鹽翻炒幾下即可。

養胃功效　木香具有行氣止痛、健脾消食的功效，常用於胸脘脹痛、瀉痢後重、食積不消、不思飲食等症，適合胃酸減少者食用。

胃腸有潰瘍者不宜食用。

養胃吃法大全

★ 每日用量為3～10克。木香可煎湯內服，或研末入丸散劑，但用量需減半。

搭配宜忌		人群宜忌	
☺ 檳榔＋木香	二者合用，可用於治療積滯胃腸之脘腹痞脹、大便祕結、瀉痢腹痛、裡急後重以及蟲積腹痛等。	☺	一般人均可服用。
☺ 陳皮＋木香	木香行氣止痛，陳皮理氣和胃、燥濕化痰，二者合用，有和胃寬中、行氣止痛之功效。	☹	陰虛津液不足者慎服。臟腑燥熱、胃氣虛弱者忌食。

石斛

益胃生津滋陰清熱

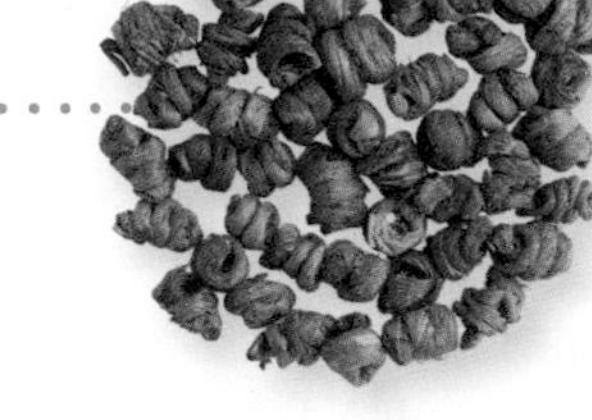

性味歸經

性：寒　味：甘、淡、微鹹　歸經：胃、腎、肺經

養胃功效

石斛煎劑口服，能促進胃液分泌而幫助消化，使腸道蠕動亢進而通便，對口渴多飲、咽乾舌燥、大便祕結等症有輔助療效；但若用量過大，反使腸肌麻痹。

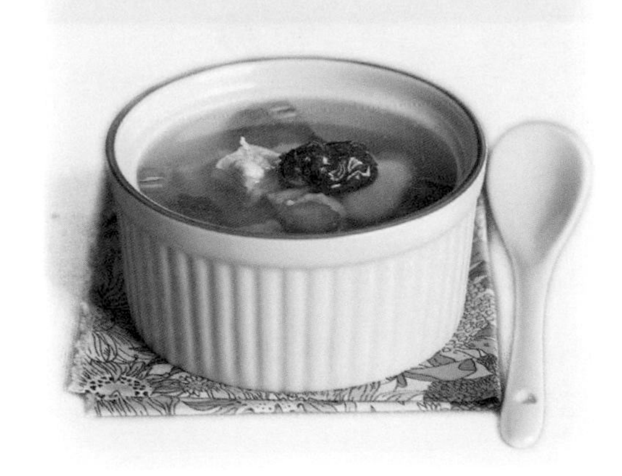

養胃靠食療

白芍石斛瘦肉湯

材料　豬瘦肉250克，白芍、石斛各10克，紅棗4顆，鹽適量。

做法　❶ 瘦豬肉切塊，白芍、石斛、紅棗（去核）洗淨。❷ 把全部用料一起放入鍋內，加清水適量，大火煎沸後，小火煮一兩小時，加鹽調味即成。

養胃功效　石斛具有生津益胃、清熱養陰的功效，白芍有緩解腹痛、腹瀉的作用。二者搭配，可養陰益胃、緩急止痛。

養胃吃法大全

★ 每日用量為6～12克，鮮品15～30克。石斛可以新鮮食用、泡茶、泡酒，以及用在各種膳食中搭配食用。但石斛不宜與巴豆、僵蠶、雷丸同用。

搭配宜忌		人群宜忌	
☺ 麥冬＋石斛	麥冬溫和滋補、益胃生津，與同樣滋補胃腎陰津的石斛搭配，可滋陰養胃。	☺	一般人群均可食用。
☺ 北沙參＋石斛	北沙參滋陰潤肺、養胃生津，與石斛搭配，是養胃潤燥的佳品。	☹	熱病早期陰未傷者、溫濕病未化燥者、脾胃虛寒者、腹瀉者忌食。

茯苓

健脾和胃寧心安神

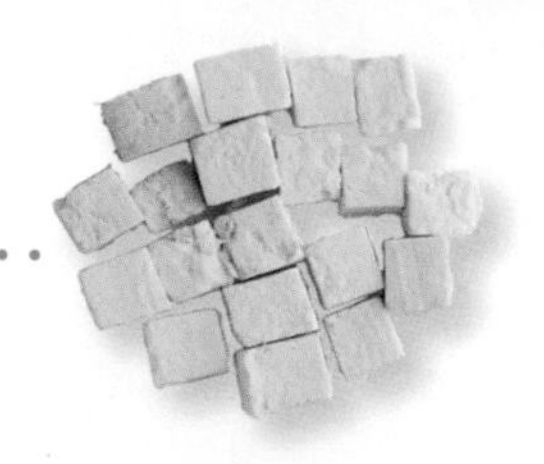

性味歸經

性：平　味：甘　歸經：心、脾、腎經

養胃功效

茯苓具有健脾和胃、利水滲濕、寧心安神等功效，適用於慢性胃病所致脾胃虛弱、消化不良、餐後腹脹、食少便溏等症。

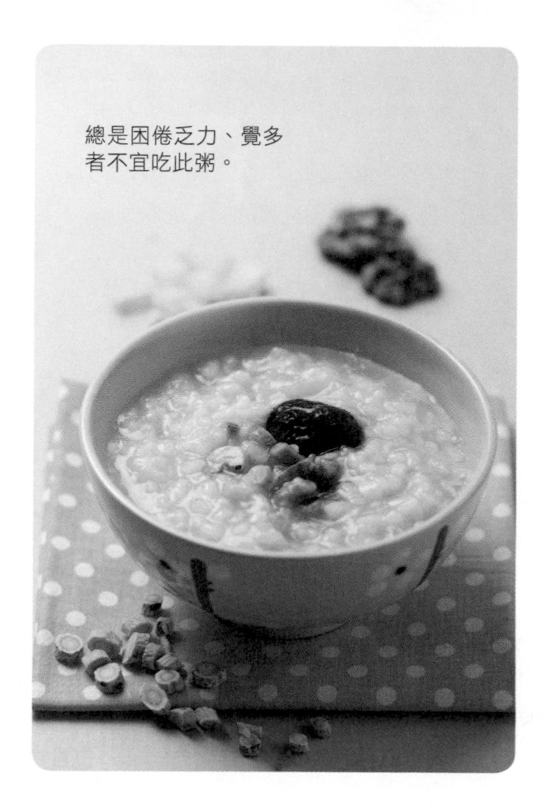

總是困倦乏力、覺多者不宜吃此粥。

取黃耆、核桃各5克，紅棗10顆，茯苓10克，白米100克。分別將上述材料洗淨，加適量清水，煮粥即可。

有利水滲濕、健脾補中的功效，適用於脾虛久瀉者。

小偏方

耆棗茯苓粥

養胃吃法大全

★ 每日用量為 10 ～ 15 克。茯苓可做粥、煲湯、做餅。如偏於寒濕者，可與桂枝、白朮等配伍。但茯苓不宜過多食用。

搭配宜忌		人群宜忌	
☺ 小米＋茯苓	以小米和茯苓煮粥，再搭配一點赤小豆，有健脾益胃、消腫解毒的功效。	☺	一般人均可食用。尤宜於水濕內困、水腫、尿少、眩暈心悸、胃口欠佳、大便稀爛、心神不安、失眠、多夢者。
☺ 豬舌＋茯苓	茯苓能利水滲濕，煎湯後燴炒豬舌，可用於脾胃運化功能不健、水濕停滯之症。	☹	腎虛多尿、虛寒滑精、氣虛下陷、津傷口乾者慎服。

茯苓栗子粥

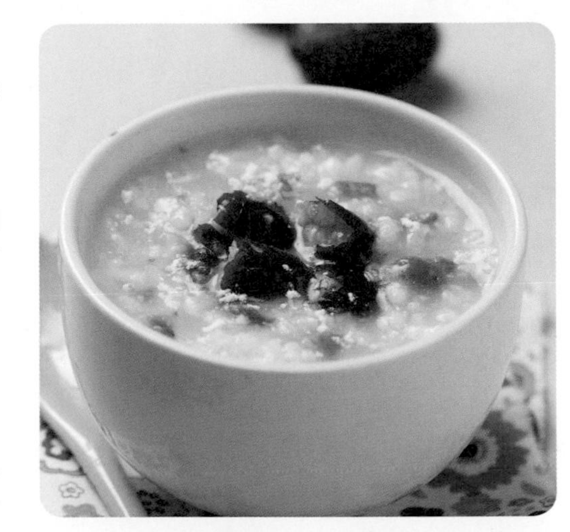

材料　茯苓10克，栗子25克，紅棗10顆，白米100克，冰糖適量。

做法　❶ 加水先煮栗子、紅棗、白米。❷ 茯苓研末，待米半熟時徐徐加入，攪勻，煮至栗子熟透。❸ 可加冰糖調味。

養胃功效 茯苓補脾利濕，栗子補脾止瀉，紅棗益脾胃。本方用於脾胃虛弱，飲食減少，便溏腹瀉。

白朮茯苓燉豬肚

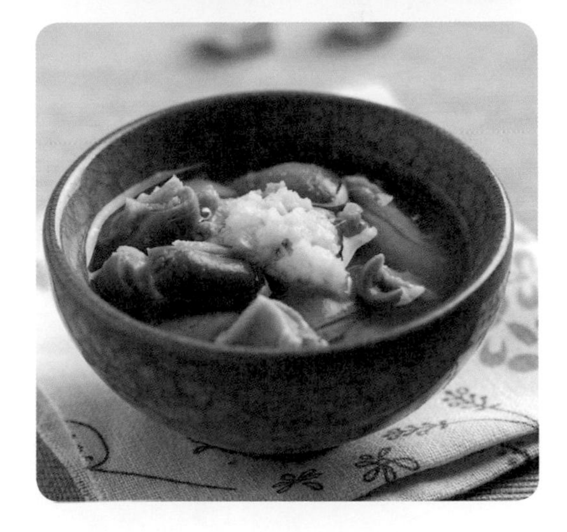

材料　炒白朮3克，茯苓10克，豬肚250克，鹽、薑末各適量。

做法　❶ 將白朮、茯苓等洗淨，入砂鍋中，加水適量，煎煮2次，去渣取汁。❷ 豬肚洗淨，切塊，加水煎煮至豬肚熟爛，倒入藥汁，稍煮，入鹽、薑末調味即可。

養胃功效 每日服1次，有健脾、益氣、除濕的功用。

芡實茯苓糕

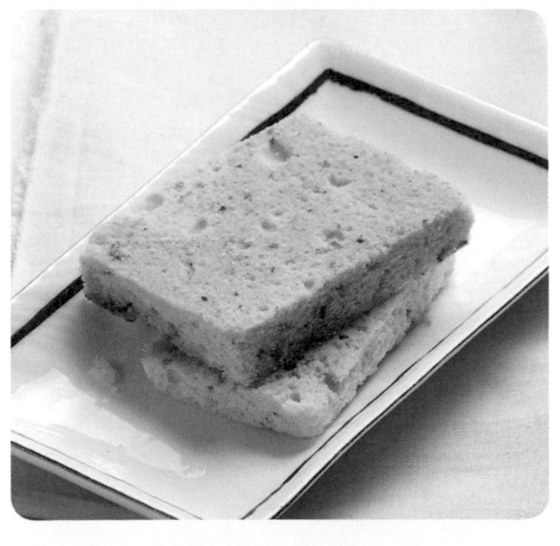

材料　芡實、去心蓮子、山藥各15克，茯苓10克，白米500克，白糖50克。

做法　❶ 將芡實、茯苓、山藥、蓮實、白米分別研為細粉末。❷ 白糖放入盆內，加入上述粉末，混合均勻，倒入清水適量，揉成團狀，並做成糕。❸ 上籠用大火蒸25分鐘，待熟透離火即成。

養胃功效 健脾養胃、補腎養心。

神曲

消食化積健脾和胃

性味歸經

性：溫　味：苦　歸經：脾、胃、大腸經

養胃功效

中醫認為，神曲具有消食化積、健脾和胃的功效。在食物中加入神曲，可改善飲食停滯、消化不良、脘腹脹滿、食慾缺乏、嘔吐瀉痢等症。

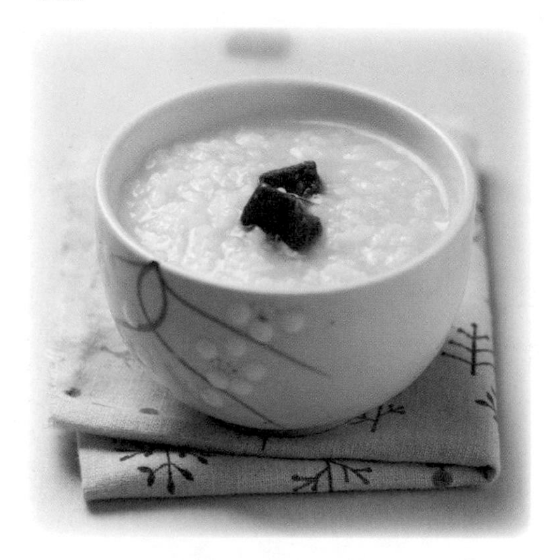

養胃靠食療

神曲粥

材料　神曲 15 克，白米 50 克。

做法　❶ 將神曲研為細末，放入鍋中，加清水適量，浸泡 5 ～ 10 分鐘後，水煎取汁。❷ 加白米煮為稀粥，每日 1 劑，連服 3 ～ 5 天。

養胃功效 具有健脾胃，助消化的作用，適用於消化不良、食積難消、噁心嘔吐、胃脘疼痛、脘腹脹滿、大便溏泄等症。

取消食化積作用，宜用炒神曲。

養胃吃法大全

★ 每日用量為 5 ～ 15 克。根據炮製方法的不同可分為神曲、炒神曲、麩炒神曲、焦神曲。神曲也可做藥膳或丸散劑，但不宜過多食用。

搭配宜忌		人群宜忌	
 山楂＋神曲	二者均可消積食、健脾胃，是幫助消化的常用藥，配伍食用，消食化積的功效倍增。	☺	適宜脾胃虛弱、虛寒反胃、食積心痛者食用。
☺ 蒼朮＋神曲	蒼朮燥濕健脾、祛風散寒，與神曲搭配可益胃健脾，治療胃脘脹痛。		脾陰不足、胃火盛者慎服；孕婦應少食。

麥芽

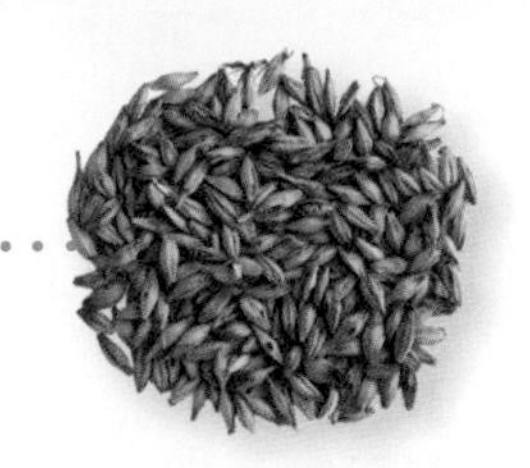

行氣消食健脾開胃

性味歸經

性：平　味：甘　歸經：脾、胃、肝經

養胃功效

麥芽能消食開胃，主治食積不消、腹滿泄瀉、脾胃虛弱、噁心嘔吐、食慾缺乏、肝胃不和等症。麥芽含有澱粉酶，能分解澱粉，故可助食物消化。

鴨肫200克，麥芽、穀芽各15克。鴨肫洗淨，與麥芽、穀芽一起放入砂鍋中，加2大碗水，小火熬煮成為一碗水，涼溫後食用。

對食慾乏力、積滯、消化不良有一定的輔助治療作用，對老人和兒童脾胃虛弱有益。

小偏方

穀芽麥芽煲鴨肫

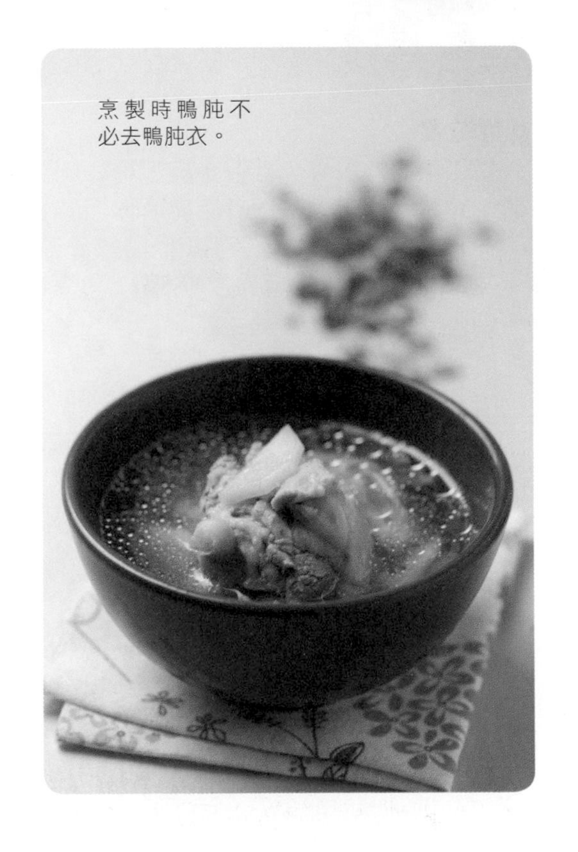

烹製時鴨肫不必去鴨肫衣。

養胃吃法大全

★ 每日用量為9～15克。麥芽可生用或炒用，因此有生麥芽、炒麥芽、焦麥芽等分類。但麥芽忌久食、多食，長期、大量食用麥芽會影響腎臟功能。

搭配宜忌		人群宜忌	
 山楂＋麥芽	山楂和麥芽均可消食，二者搭配，可用於消化不良、食慾缺乏等症。		一般人群均宜食用，尤其適宜食積不消、脘腹脹滿、食慾不振、嘔吐泄瀉者食用。
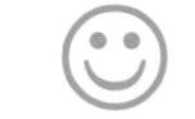 白米＋麥芽	麥芽（布包）與白米煮粥，能健脾、開胃、消食，可用於小兒厭食、乳食停滯者。		久病消瘦，無積滯，脾胃虛者不宜用。

丁香

降氣止嘔溫中止痛

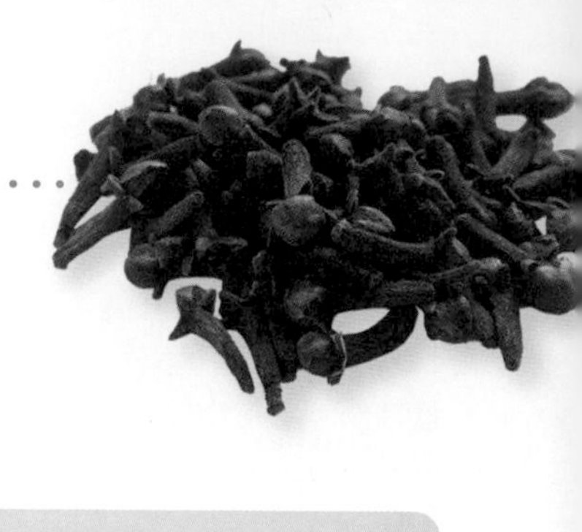

性味歸經

性：溫　味：辛　歸經：脾、胃、肺、腎經

養胃功效

丁香具有降氣止嘔、溫中止痛等功效。丁香中所含的丁香酚能促進胃液分泌，有抗菌、抗癌等作用，主治胃寒呃逆、嘔吐反胃、脘腹冷痛、泄瀉痢疾。

柿蒂10克，丁香3克，生薑5片。將柿蒂、丁香洗淨，生薑切片。將柿蒂、丁香、生薑加水煎熬出汁即可。

可以降氣止呃、健脾養胃、消食理氣，適用於胃寒呃逆者，但身體極其虛弱者慎用。

小偏方

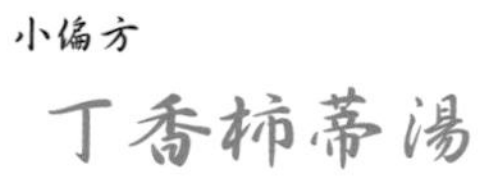

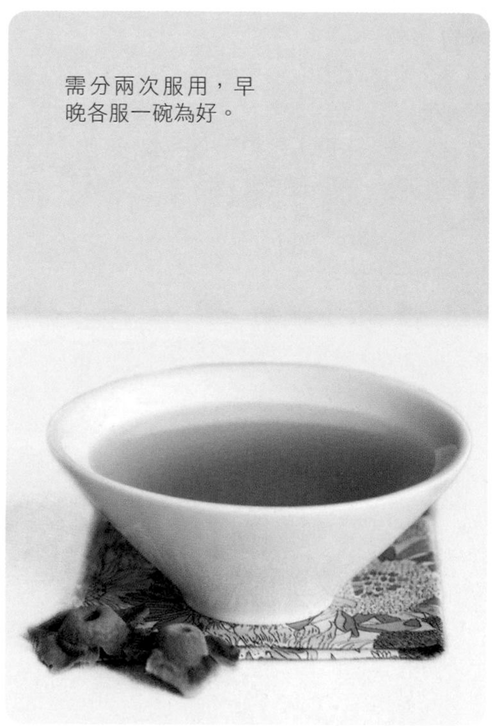

需分兩次服用，早晚各服一碗為好。

養胃吃法大全

★ 每次用量須控制在0.5～1.5克。丁香主要用於肉類、糕點、醃製食品、炒貨、蜜餞、飲料的製作，可矯味增香，是「五香粉」和「咖哩粉」的原料之一，但不宜單獨大量食用。

搭配宜忌		人群宜忌	
☺ 雪梨＋丁香	搭配食用可暖胃止嘔，適用於妊娠嘔吐屬脾胃虛寒者。		寒性胃痛、反胃呃逆、嘔吐者宜食；口臭者宜食。
 槐花＋丁香	丁香有抗凝作用，而槐花有止血作用，二者功效相反，不宜同食。		胃熱引起的呃逆或兼有口渴口苦口乾者不宜食用；熱性病及陰虛內熱者忌食。

藿香

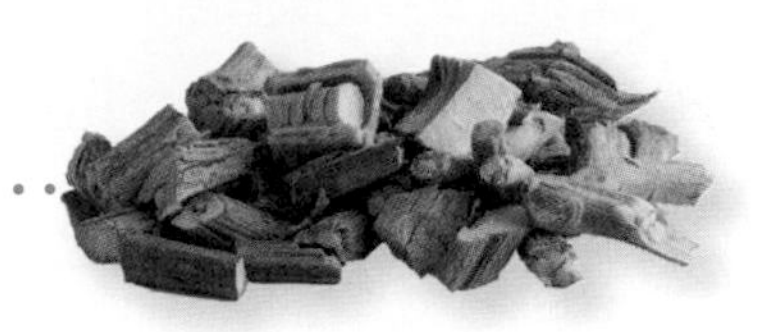

健脾益氣和中止嘔

性味歸經

性：微溫　味：辛　歸經：脾、胃、肺經

養胃功效

藿香能健脾益氣、芳香化濁，非常善於和中止嘔、發表解暑，常用於急、慢性胃炎引起的消化不良、胸脘脹悶、食少體倦、噁心嘔吐、腹痛泄瀉不止等症。

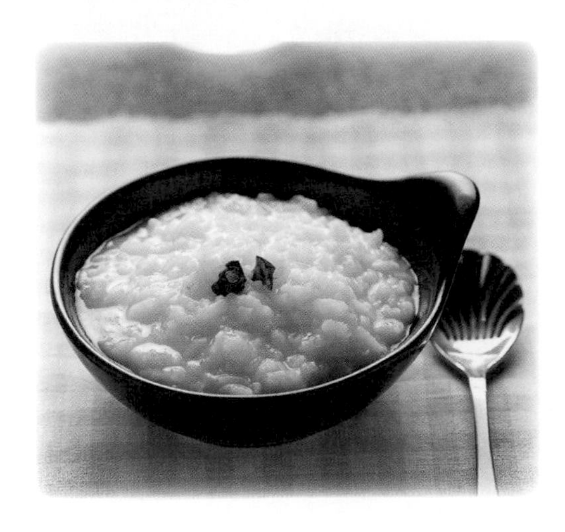

養胃靠食療

藿香粥

材料　藿香 6 克，白米 100 克，白糖適量。

做法　❶ 藿香入砂鍋，煎汁；白米淘洗乾淨。❷ 白米煮粥，煮到熟爛，加入藿香藥汁再次煮沸。❸ 加入適量的白糖調味即可食用。

養胃功效　此粥芳香化濕、解暑發表、和中止嘔，適用於濕阻中焦、脘腹脹滿、暑濕侵襲、嘔吐等。

如果用鮮藿香，
用量宜加倍。

養胃吃法大全

★ 每日用量為 5 ～ 10 克。藿香的食用部位一般為嫩莖葉，其嫩莖葉為野味之佳品。可涼拌、炒食、炸食，也可做粥。藿香亦可作為烹飪作料或材料。

搭配宜忌		人群宜忌	
 半夏＋藿香	藿香化濕醒脾、和胃止嘔，半夏燥濕化痰、和胃止嘔。二者配伍，可除脾胃寒濕而止嘔吐。		適宜外感風寒、內傷濕滯、頭痛昏重、嘔吐腹瀉者，及中暑、暈車船、宿醉未醒者。
☺ 佩蘭＋藿香	佩蘭醒脾、化濕、解暑，與藿香配伍，其清熱化濕解暑、和胃醒脾之功效更顯著。		陰虛火旺、胃弱欲嘔及胃熱作嘔者不宜服用。氣虛患者需慎食。

蒲公英

補脾和胃瀉火通乳

性味歸經

性：寒　味：甘、苦　歸經：肝、胃經

養胃功效

蒲公英是典型的苦寒食物，其主要功效為瀉火除濕。用蒲公英進行食療，可以改善濕熱所導致的噁心、舌苔發黃、食物中毒等胃腸疾病問題。

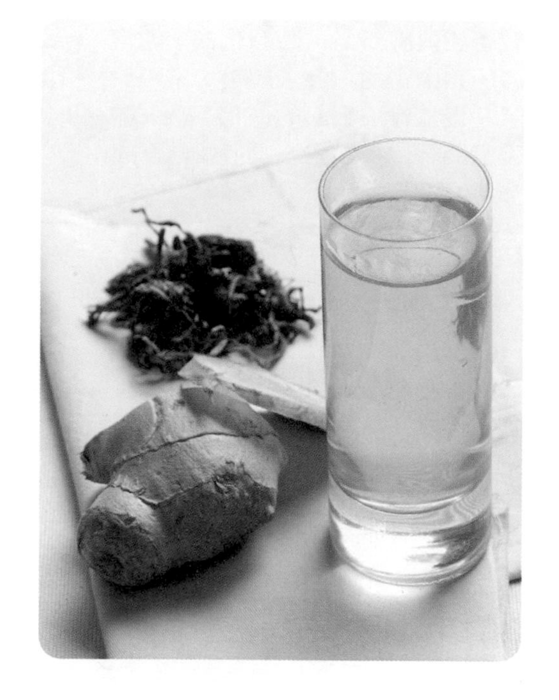

鮮蒲公英100克，鮮生薑5克。將鮮蒲公英揀雜，擇洗乾淨，放入溫開水中浸泡15分鐘，撈出後切碎，搗爛取汁。鮮生薑洗淨，生薑外皮勿棄，切成片或切碎，搗爛後取汁。生薑汁與蒲公英汁充分混合均勻即成。

清胃瀉熱，主治胃熱型潰瘍病。

小偏方

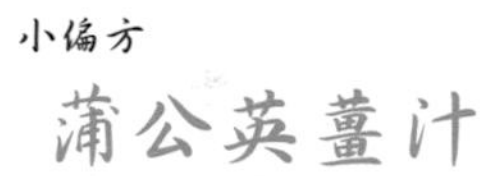

養胃吃法大全

★ 每日用量為乾品10～30克。採摘蒲公英嫩苗，炒菜、燉湯、煮粥都可以。蒲公英也可外敷，用以去除因濕熱引起的痘痘。

搭配宜忌		人群宜忌	
☺ 白米＋蒲公英	二者煮粥食用，有清熱解毒之功效，可用於治療胃火牙痛之症。	☺	適用於上呼吸道感染、急性扁桃體炎患者，尤其是女性。
☺ 綠豆＋蒲公英	二者搭配有清熱解毒、利尿消腫的功效，可緩解尿路感染、小便不利、大便祕結。	☹	有過敏史的人要慎用，過敏會出現蕁麻疹、全身瘙癢等症。體寒的人不宜食用，以防引起食慾減退、倦怠、疲乏等症。

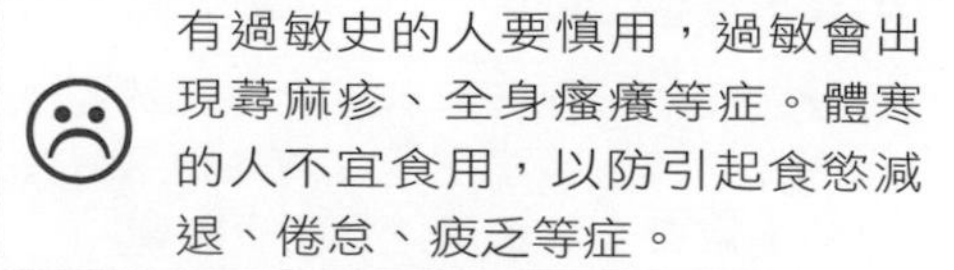

蒲公英青皮茶

材料　蒲公英 10 克，青皮 6 克。

做法　❶ 將蒲公英（乾品）、青皮分別揀雜，洗淨，晒乾或烘乾，共研成粗末，裝入濾紙袋中，封口掛線。❷ 放入杯中，用剛煮沸的開水沖泡，加蓋焖 15 分鐘即可。

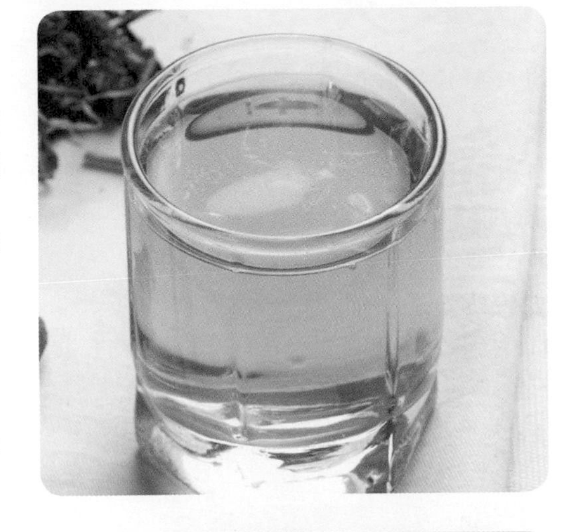

養胃功效 當茶頻頻飲用，可清胃瀉熱、行氣止痛，對胃熱氣滯型胃痛有一定的食療作用。

蒲公英粥

材料　新鮮蒲公英 50 克，白米 100 克。

做法　❶ 蒲公英洗淨，切碎，加水煎煮，去渣取汁。❷ 與淘洗乾淨的白米一同放入砂鍋，加水適量，大火燒開，再轉小火熬煮熟爛即可。

養胃功效 蒲公英粥味道清香，有清熱解毒，消腫散結的功效。

涼拌蒲公英

材料　新鮮蒲公英 100 克，鹽、蒜末、香油各適量。

做法　❶ 蒲公英去根，洗淨，用開水焯一下。❷ 鹽、蒜末、香油放進小碗中，調成蒜汁。❸ 將蒲公英擺盤，將蒜汁倒在上面，拌勻即可食用。

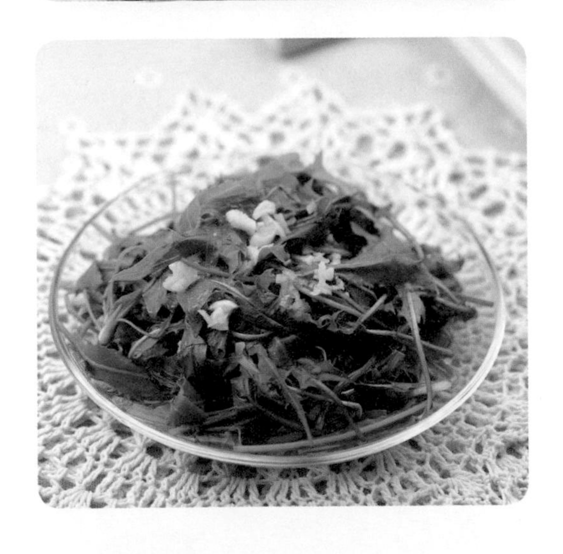

養胃功效 能瀉火除濕，適合熱性病患者及慢性胃炎、胃、十二指腸潰瘍、乳腺炎、上呼吸道感染、傳染性肝炎等患者食用。

巴戟天

健脾開胃強筋壯骨

性味歸經

性：微溫　味：辛　歸經：肝、胃經

養胃功效

巴戟天有健脾開胃之功效。巴戟天性微溫，但溫而不熱，既益元陽又填陰水，適用於消化不良、食慾不振等症。

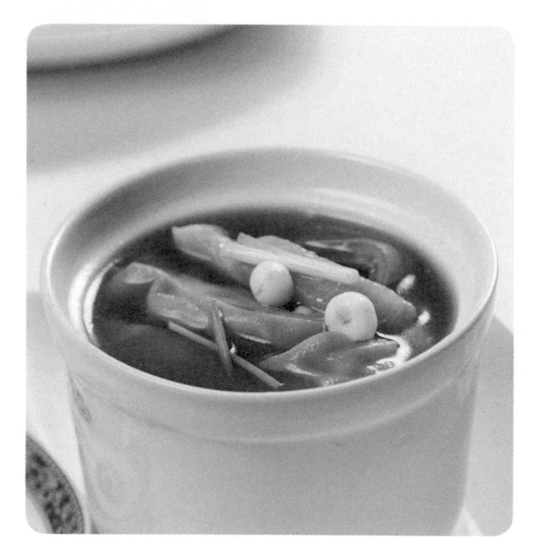

養胃靠食療

巴戟燉豬肚

材料　巴戟天5克，豬肚350克，薑10克，清湯1200克，香蔥段、蓮子、胡椒粒、鹽、白糖各適量。

做法　❶ 豬肚切段汆水，巴戟天洗淨，薑切片待用。❷ 取淨鍋上火，放入清湯、蓮子、巴戟天、薑片、豬肚、胡椒粒，大火燒開轉小火燉35分鐘，加鹽、白糖調味即成。可撒少許香蔥段點綴。

養胃功效　巴戟天有強筋骨、安五臟、補中益氣之功效，與豬肚搭配，適合體虛乏力、脾胃不和者食用。

燉豬肚時，宜待豬肚熟後再放鹽，否則豬肚會很硬。

養胃吃法大全

★ 每日用量為5～15克。巴戟天可煎湯內服，或入丸散劑，亦可浸酒或熬膏。

搭配宜忌		人群宜忌
☺ 肉蓯蓉＋巴戟天	巴戟天可補腎助陽、祛風除濕、強筋健骨，肉蓯蓉可補腎陽、益精血，二者配伍可溫腎益氣，收攝肛門。	☺ 神經衰弱、陽痿遺精、失眠及不孕女性宜食。
☹ 丹參＋巴戟天	巴戟天惡丹參，二者不可配伍。	☹ 陰虛火旺及有濕熱之證者禁服。

肉蓯蓉

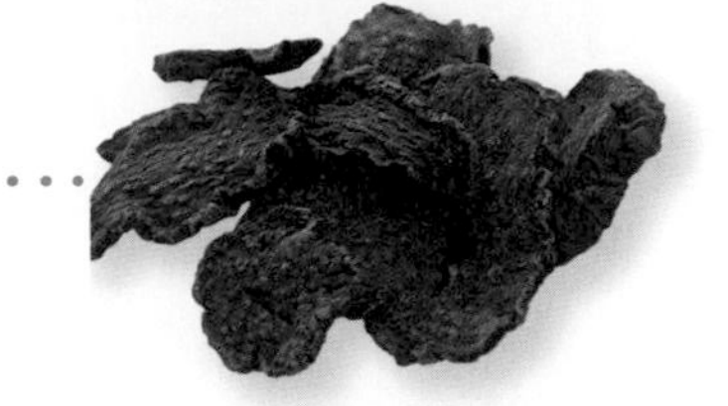

益精血潤腸道

性味歸經

性：溫　味：甘、酸、鹹　歸經：腎、大腸經

養胃功效

肉蓯蓉養五臟、益精氣、暖脾胃，其所含葡萄糖、蔗糖、甜菜鹼等成分，具有促進體重增長、調整內分泌及促進排便的作用，對陽氣虛弱所致的大便祕結有很好的療效。

人參不宜天天服用，服用兩三天可暫停一下。

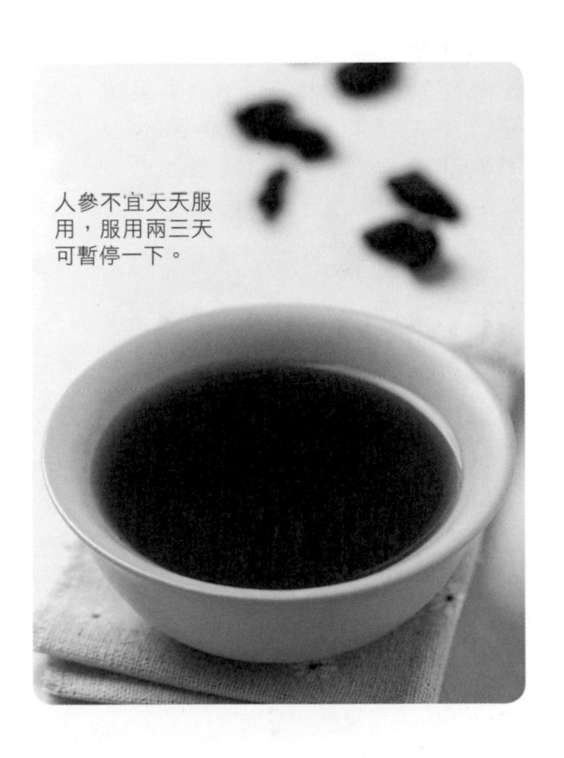

人參5克，肉蓯蓉15克。將人參、肉蓯蓉加水煎湯，去渣取汁。每日一劑，分數次飲服。

這道茶品可補氣血、固腰腎。人參和肉蓯蓉都有補脾益胃的功效，因此也可以用來補益胃氣，養脾健胃。

小偏方
人參蓯蓉茶

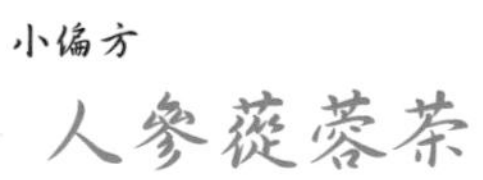

養胃吃法大全

★ 每日用量為10～15克。肉蓯蓉為純天然滋補佳品，可煎湯飲服，也可做成藥膳或泡酒食用。

搭配宜忌		人群宜忌	
羊腎＋肉蓯蓉	補腎助陽、益精潤腸，用於治療腎虛勞損、陽痿、腰膝酸軟、耳聾、夜尿頻多和陽氣虛弱所致的大便祕結等。		月經不調、不孕、四肢不溫、腰膝酸痛的女性，以及體質虛弱的老年人、高血壓患者、便祕者。
肉＋肉蓯蓉	肉蓯蓉補腎陽、暖脾胃，與肉一起燉湯食用，對中老年人久病體虛有很好的作用。		胃弱便溏者忌食，陰虛火旺者忌食。

草果

溫脾胃止嘔吐

性味歸經

性：溫　味：辛　歸經：脾、胃經

養胃功效

草果有較好的除寒濕效果，只要是脾胃有了寒濕，就不妨用草果來調理。脘腹冷痛、食積不化，或飲食不香、嘔吐反胃者都比較適合。

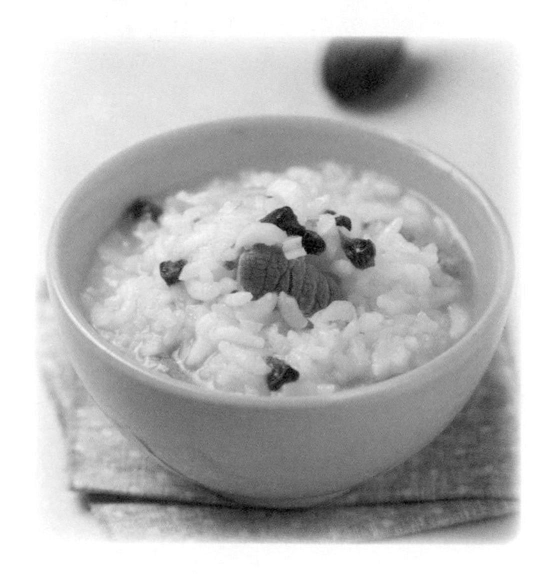

養胃靠食療

草果羊肉粥

材料　草果5克，羊肉80克，白米100克，鹽、蔥花、料酒各適量。

做法　❶ 羊肉洗淨切丁，加鹽、料酒略醃；白米淘洗乾淨；草果洗淨拍破。❷ 將羊肉、草果、白米放入燉鍋內，加水適量，大火煮沸，小火熬到熟爛。❸ 放入鹽、蔥花調味即成。

養胃功效 這款粥品益脾暖胃，有脘腹受寒、消化不良、腹脹腸鳴等症狀者可常食。

羊肉烹製前醃製20分鐘，可以去膻味。

養胃吃法大全

★ 每日用量為4～8克。草果可煎湯內服或入丸散劑，也可用來做湯、燉肉、熬粥等。

搭配宜忌		人群宜忌	
☺ 牛肉＋草果	草果燥濕溫中，與牛肉同食，有溫脾暖胃、益氣養血、強筋壯骨的功效。		脘腹冷痛、食積不化，或飲食不香、嘔吐反胃者宜食。
☺ 羊肉＋草果	草果煨羊肉，能散寒行氣，對疝氣疼痛、腹脹、不思飲食、畏寒肢冷之症有一定食療效果。		氣虛或血虛的體弱者慎食，陰虛火旺、內有濕熱者忌食。

玫瑰花

柔肝醒胃疏氣活血

性味歸經

性：微溫　味：甘、微苦　歸經：肝、脾、胃經

養胃功效

玫瑰花有健脾益氣、開胃寬腸、消食化滯、除濕下氣的功效，胃火旺盛、夜夢頻繁的人，可用玫瑰花泡水喝，有降火的功效。

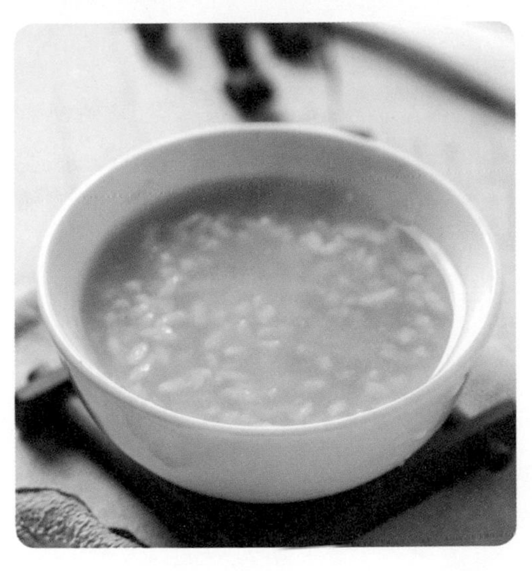

養胃靠食療

玫瑰花粥

材料　玫瑰花 6 朵，白米 50 克。

做法　❶ 玫瑰花加水煎汁去渣，加入淘洗淨的白米，再適當加水，以常法煮粥。❷ 每日服 2 次，溫熱服食。

養胃功效　這款粥品理氣解鬱、散瘀止痛，可用於胃脹、帶下、痛經等。

陰虛火旺，舌苔厚白者不宜用玫瑰花。

養胃吃法大全

★ 每日用量為 1.5 ～ 6 克。玫瑰花可用來浸酒或泡茶飲，也可用其做湯、蒸饅頭、做餃子等。

搭配宜忌		人群宜忌	
☺ 白蘿蔔＋玫瑰花	玫瑰花與白蘿蔔同食，能疏肝健胃、消食止嘔，可用於消化不良者的食療。	☺	適宜皮膚粗糙、貧血患者、體質虛弱者食用。
☺ 白米＋玫瑰花	玫瑰花白米粥有疏肝、理氣、健脾的功效，適合肝鬱脾虛證患者作為日常食療之品。	☹	陰虛有火者勿用。

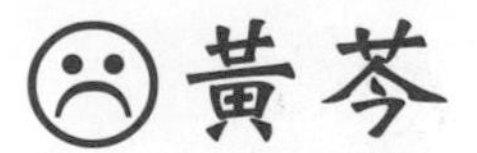

黃芩

煮雞湯或煮蛋時放點黃耆，可以補氣。

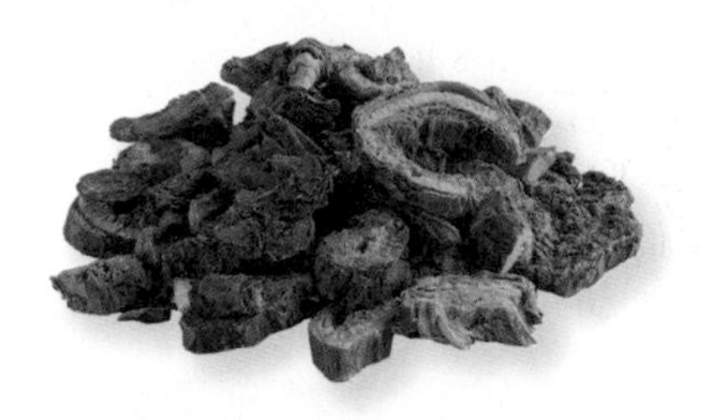

忌吃人群

凡中寒作泄、中寒腹痛、肝腎虛而少腹痛、血虛腹痛、脾虛泄瀉、腎虛溏瀉、脾虛水腫、血枯經閉、氣虛小水不利、肺受寒邪喘咳，及血虛胎不安者忌單獨使用。

為何不宜

黃芩味道較苦，屬寒性的藥物，腸胃不好的人吃了可能會刺激胃黏膜，使胃酸分泌過多，易致胃病復發。

搭配宜忌

☺ 檳榔＋黃芩：黃芩與檳榔同時煎湯飲服，可用於治療感冒發熱等症狀。

☺ 白芍＋黃芩：黃芩清腸熱，白芍緩腸急，搭配使用可清熱斂陰緩急，治濕熱痢疾、發熱之症。

☹黃連

黃連大寒，沒有醫囑，最好不要用。

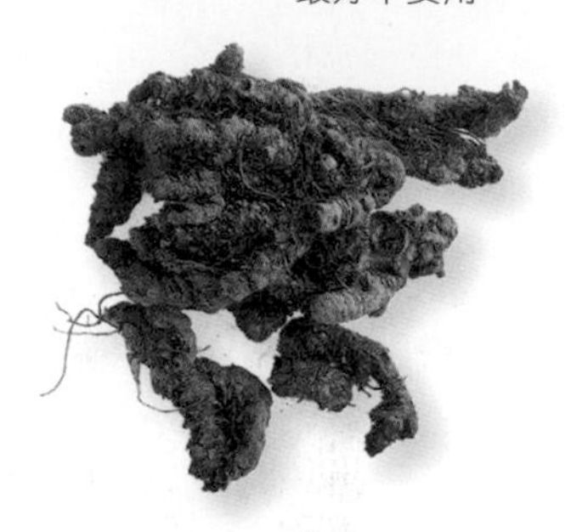

忌吃人群

本品大苦大寒，過服久服易傷脾胃，脾胃虛寒者忌用；苦燥傷津，陰虛津傷者慎用；胃虛嘔惡，脾虛泄瀉者慎服。

為何不宜

黃連味苦、性寒，歸心、肝、胃、大腸經，質堅味厚，降而微升，具有清熱瀉火，燥濕，解毒的功效，但是過久服用容易傷及脾胃。

搭配宜忌

☺ 豆腐＋黃連：黃連能清熱燥濕，黃連汁同豆腐同食，可用於治療濕熱引起的淋濁帶下等症。

☺ 芹菜＋黃連：黃連能清熱燥濕、瀉火解毒，與芹菜水煎服，可用於治療胃熱嘔吐。

☹大黃

大黃也不宜隨便使用，最好在醫生指導下使用。

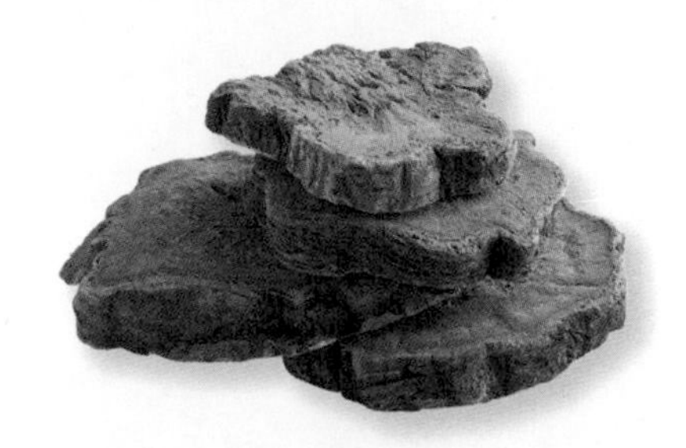

忌吃人群

脾胃虛寒、血虛氣弱、婦女胎前、產後、月經期及哺乳期均慎服。

為何不宜

大黃可用於胃腸實熱積滯，大便祕結，腹脹、腹痛等症，但是大黃的泄瀉功效較強，脾胃虛弱的人吃多了容易損傷脾胃。

搭配宜忌	
 蕎麥麵＋大黃	大黃泄熱通便、逐瘀通經，與蕎麥麵共研末，臨睡前用酒調服，可用於瘀血積聚的食療。
 白麵粉＋大黃	大黃煎汁，與紅棗、白麵粉搭配，能健脾消積，可用於治療疳積引起的脾虛積滯之症。

☹龍膽

龍膽草常服 量 3～6 克，不宜 期大量服用。

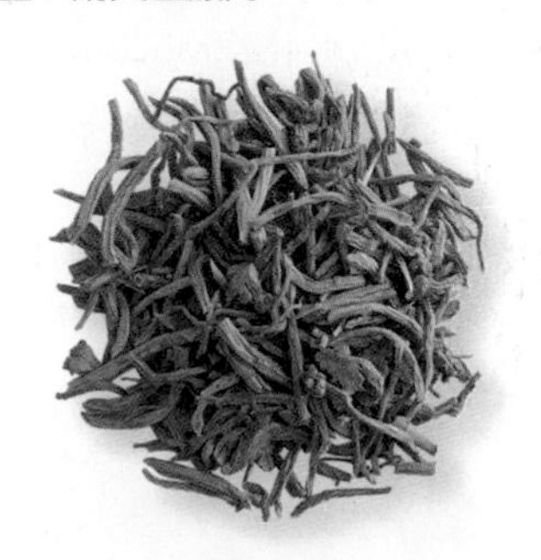

忌吃人群

脾胃虛寒、陰虛陽亢之證忌食。一般人也不宜多服或久服。

為何不宜

龍膽味苦，可瀉肝膽實火，除下焦濕熱，但是服用過多，會刺激胃黏膜，損傷腸胃。

搭配宜忌	
 黃連＋龍膽	龍膽與清熱瀉火的黃連搭配，可治療頭面部風熱引起的紅腫、疼痛、瘙癢等。
 生地＋龍膽	龍膽與生地、牡丹皮搭配，可治多形紅斑、環狀紅斑等。

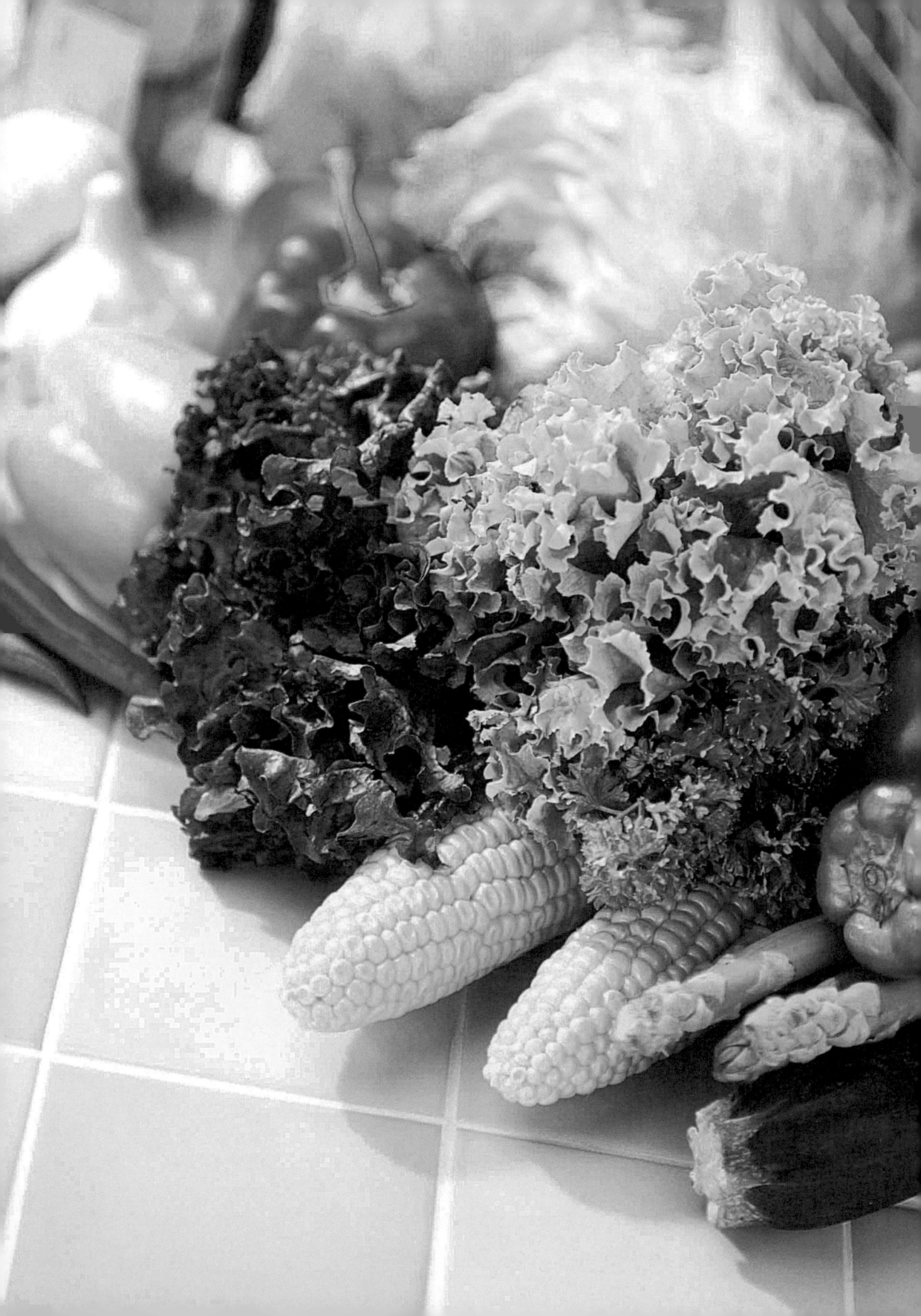

第四章 養胃人群大不同

有句話說：「牙好，胃口就好，吃什麼都美味。」其實不盡然，尤其在上有老下有小的大家庭，一家老小是否都能擁有好的胃，都能吃得香，真不能只看「牙好」或者「牙不好」。一句話，養胃，也要看人群，分年齡。

嬰幼兒：好胃從出生開始養

0～3 歲的嬰幼兒，其消化系統發育還不成熟，胃液酸度低，各種消化酶分泌少、活性低，因而對食物的耐受度也比較差。但嬰幼兒正處於快速生長發育的時期，需要的營養物質相對較多，使腸胃負擔加重，消化功能經常處於緊張狀態。為了讓孩子有個好胃口，我們不但要注意嬰幼兒的餵養，還要時時記住，好胃，要從出生就開始養！

0～1 歲的嬰兒：這樣吃胃腸好

0～3 個月

母乳：母乳的成分、溫度都是最適合這階段寶寶胃腸的食物，所以母乳餵養的寶寶很少出現消化問題。而且，母乳餵養的寶寶，腸內環境呈酸性，更利於鈣、磷的吸收。母乳餵養要遵循按需哺乳的原則，隨時為寶寶提供足夠的營養。

嬰兒配方奶粉：配方奶粉的成分接近於母乳，其中添加了一些嬰幼兒生長發育所必需的成分，但是剛出生的嬰兒胃腸比較嬌嫩，只能選擇含蛋白質較低的嬰兒配方奶粉。

4～6 個月

母乳或含蛋白質較高的嬰兒配方奶粉：隨著嬰兒消化吸收功能的完善，此時可以吃一些含蛋白質較高的嬰兒配方奶粉，以滿足身體需求。當然，如果是母乳餵養的嬰兒，此時還需要繼續以純母乳餵養，母乳會為寶寶提供最適合的營養。

菜水和果水：4～6 個月的嬰兒，其胃腸功能稍有增強，但相對還很嬌嫩，此時可以給他添加一點用新鮮蔬菜和水果製作的菜水和果水。

7 個月～1 歲

菜泥、果泥或馬鈴薯泥：半歲以後的嬰兒，就可以吃一些菜泥、水果泥和馬鈴薯泥了。馬鈴薯泥軟香和胃，非常適合這個階段的嬰兒食用。

軟水果切片：半歲以後的嬰兒大部分長牙了，咀嚼能力也提高了，此時可吃一些軟和的水果切片。通過咀嚼，分泌的唾液能將水果片部分消化，有助於寶寶消化吸收。

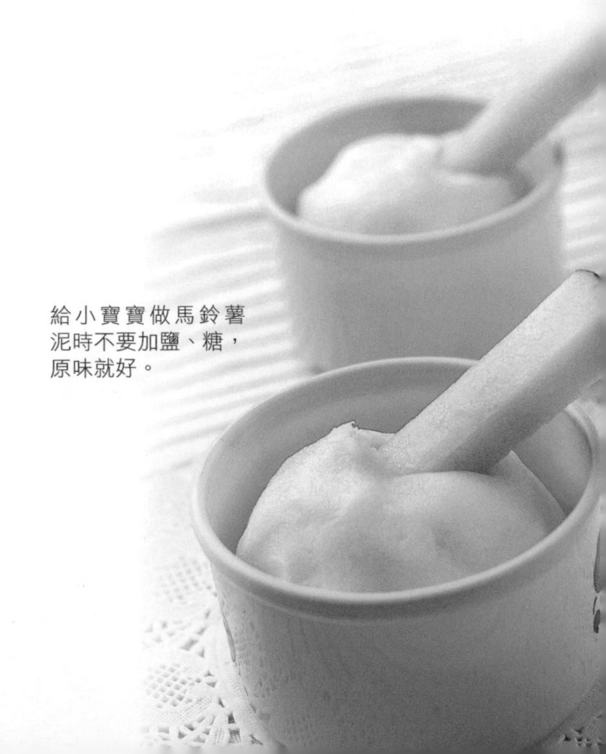

給小寶寶做馬鈴薯泥時不要加鹽、糖，原味就好。

1～3歲幼兒：有原則的飲食

飲食原則

1. 1～2歲的寶寶，如果是母乳餵養，可以持續到2歲，同時可以適當添加幼兒配方奶粉，每日需400～500毫升。

2. 堅持少量多餐的原則，每日五、六餐，且需定時定量，不可過多餵食，以免加重幼兒胃腸的負擔，影響消化吸收。

3. 將食物進行精細加工，飯菜應做得軟、爛、碎，如粥、爛麵條、肉泥、魚泥、碎菜、蒸蛋羹等。

4. 寶寶2～3歲時，可每日安排3頓正餐，但仍需在上午和下午各安排一次加餐。加餐以水果、蛋糕、全麥麵包、豆沙包等為宜。

推薦輔食

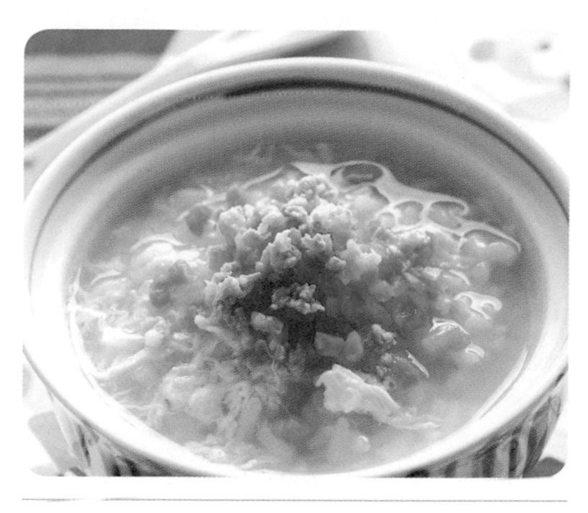

蛋瘦肉粥

材料　胡蘿蔔半根，雞蛋1顆，豬肉、糯米各適量。

做法　❶ 將胡蘿蔔、瘦肉洗淨剁碎；糯米洗淨。❷ 將糯米、豬肉、胡蘿蔔一起放入電飯鍋裡，打入雞蛋，放適量水煮熟即可。

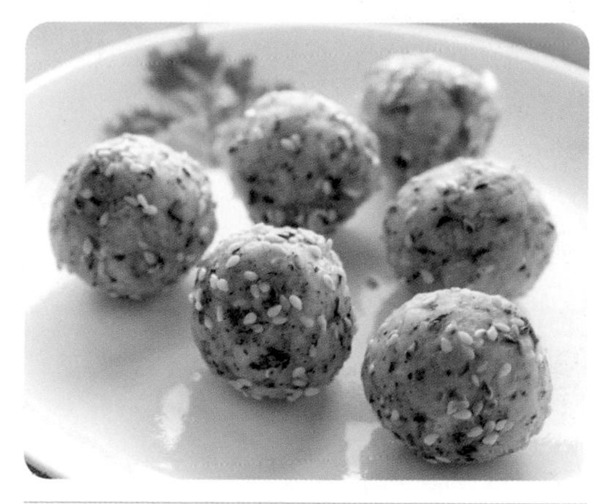

海苔飯團

材料　海苔2克，銀魚、白芝麻各5克，豌豆10克，熟蛋黃1顆，米飯、白醋、白糖各適量。

做法　❶ 白醋和白糖混入飯中拌勻；海苔及銀魚用熱水泡開後再瀝乾水分。❷ 豌豆煮熟，白芝麻用乾鍋炒香，熟蛋黃壓碎。❸ 將所有待用的原料用手捏成小團或用模型扣出即可。

少兒：胃好才能長得高

尚處於少兒期的孩子，脾胃功能還不健全，消化能力較差。少兒飲食不能自控，吃得比較多，脾胃消化不了。脾胃長期負擔重，就會影響到脾胃的消化吸收功能，導致脾胃虛弱，甚至會引發脾胃疾病。

少兒脾胃虛弱的常見症狀為：面色發黃、消瘦、腹痛、嘔吐、泄瀉、厭食等。

俗話說「若要小兒安，三分飢與寒」。少兒適當少吃一點，能保護脾胃。給少兒烹調可採用湯、粥、羹等形式，有利於脾胃的消化和吸收。

有益少兒腸胃的 7 大類食材

Top 1：豆製品

豆製品含有豐富的優質蛋白質、不飽和脂肪酸、鈣及維他命 B 群，是少兒生長發育的必需營養素，還能增進食慾，促進消化，調理脾胃。

Top 2：牛奶

牛奶是高蛋白、低脂肪的食物，可促進消化，保護少兒嬌嫩的胃黏膜。牛奶中的鈣還能促進少兒骨骼與牙齒的生長發育。

Top 3：雞蛋

雞蛋富含優質蛋白質，且極易被人體消化吸收，是少兒補充蛋白質的良好食物。蛋黃中的卵磷脂是促進少兒大腦發育的重要物質，可提高智力。

Top 4：魚類

魚肉中富含優質蛋白質和不飽和脂肪酸，能夠促進胃腸消化和兒童的生長發育，是少兒補充營養和保養胃腸不可或缺的食物。

Top 5：豬瘦肉

豬瘦肉中含有維他命 B_1，能促進胃腸蠕動，增進食慾。豬肉還富含鐵質和促進鐵質吸收的半胱氨酸，可有效改善缺鐵性貧血的症狀，是少兒補血養胃的佳品。

Top 6：紅蘿蔔

紅蘿蔔富含類胡蘿蔔素，有增強免疫力、保護胃黏膜的功效。紅蘿蔔還可有效保護少兒的視力，緩解視疲勞。

Top 7：香菇

香菇可益胃助食，尤其是對長期學習壓力大、缺乏運動的學生來說，常吃香菇有利於改善胃腸功能，提高身體的抗病能力。

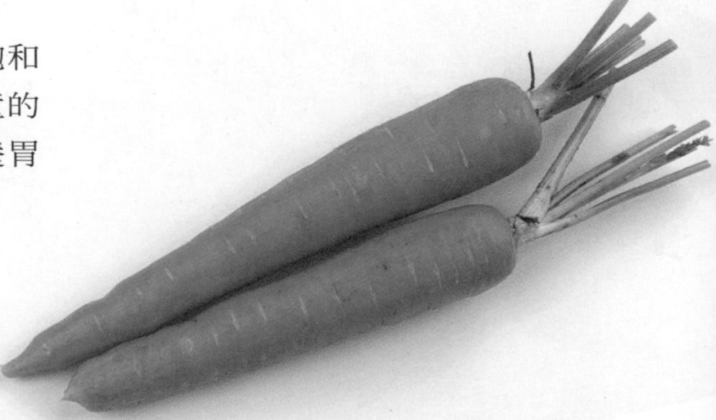

推薦食譜

綠花椰菜鵪鶉蛋湯

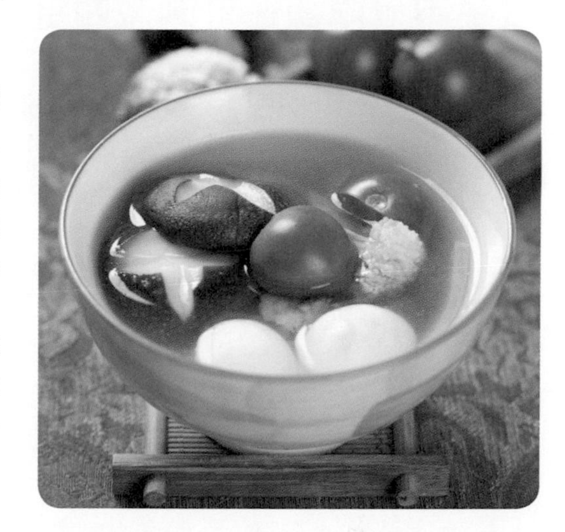

材料　綠花椰菜 100 克，鵪鶉蛋 8 顆，鮮香菇 2 朵，火腿 50 克，鹽適量。

做法　❶ 綠花椰菜切小朵洗淨，放入沸水中燙 1 分鐘。❷ 鵪鶉蛋煮熟剝皮；鮮香菇去蒂洗淨；火腿切成小丁。❸ 鮮香菇、火腿丁放入鍋中，加清水大火煮沸，轉小火再煮 10 分鐘。❹ 把鵪鶉蛋、綠花椰菜放入鍋中，再次煮沸，加鹽調味即可。

玉米雞蛋羹

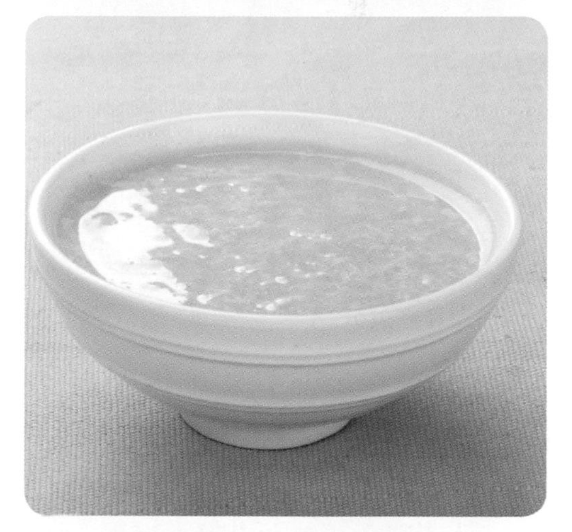

材料　玉米粒 100 克，雞蛋 2 顆，鹽、白糖各適量。

做法　❶將玉米粒用攪拌機打成玉米蓉備用；雞蛋打散成蛋液備用。❷ 將玉米蓉放入鍋中，加清水大火煮沸後，轉小火再煮 20 分鐘。❸ 雞蛋液慢慢倒入鍋中，轉大火拼不停攪拌，再次煮開後，放鹽和白糖調味即可。

牛奶紅棗粥

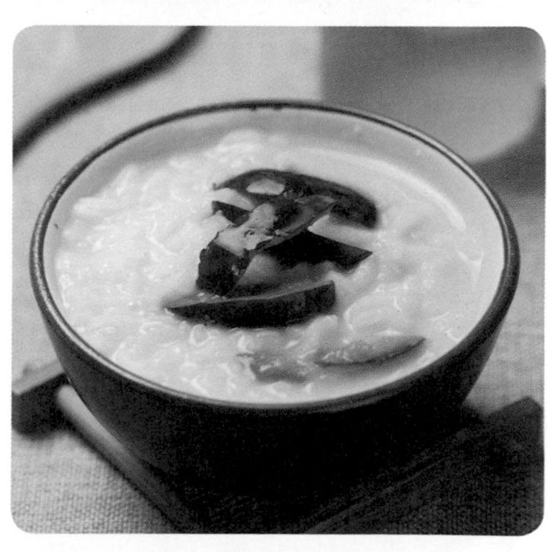

材料　白米 50 克，牛奶 250 毫升，紅棗 2 顆。

做法　❶ 紅棗洗淨，取出棗核備用。白米洗淨，用清水浸泡 30 分鐘。❷ 鍋內加入清水，放入淘洗好的白米，大火煮沸後，轉小火熬 30 分鐘，至白米綿軟。❸ 加入牛奶和紅棗，小火慢煮至牛奶燒開即可。

孩子不愛吃飯，可刺激四縫穴

四縫穴位於大拇指之外四個手指的第二節掌側橫紋的中央點。四縫穴的主要作用為消宿食、化積滯。

少兒不愛吃飯是消化不良的一種表現。不愛吃飯與餵養方式不當、損傷脾胃有關係。少兒不愛吃飯會影響發育，有必要刺激一下四縫穴來增強食慾。

掐按四縫穴：用大拇指的指尖對四縫穴進行掐按。

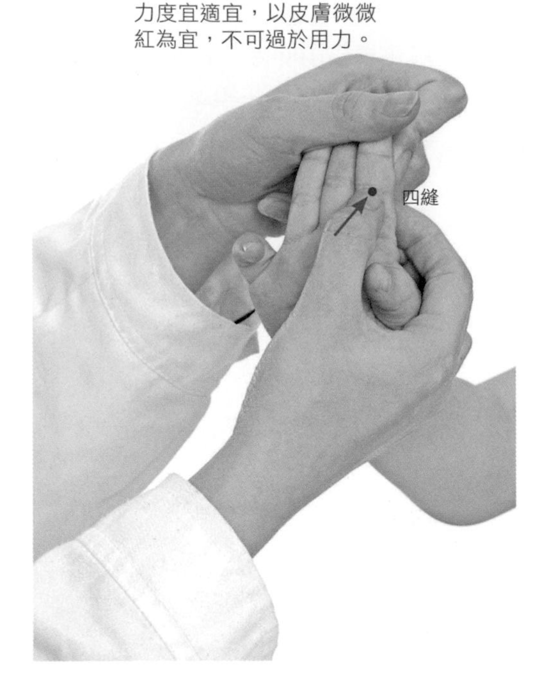

經常推拿腹部防脾虛

如小兒脾虛，可經常揉腹，促進消化，增強脾胃的氣血生化功能。

只需要豎起大拇指，然後將其放到神闕穴，也就是肚臍眼所在的部位，順時針反覆按揉即可。每次按揉 3 ～ 5 分鐘，可每天持續。注意切忌在過飽或者過餓的情況下進行。

飯後 1 小時按摩此穴效果最佳，按摩時還要注意孩子保暖，別著涼。

神闕

孩子積食，刮脾經效果好

小孩子積食一方面是吃得太多，超過脾胃的消化能力，食物得不到完全消化所以積食。另一方面，過早食用油膩不易消化的食物也是脾胃受損的原因。預防少兒積食，一方面要讓孩子少吃一點，另外不要讓其過早食用成人食物。少兒積食可通過按摩的方法來調理。

清大腸：從孩子的虎口開始，操作者拇指用力，沿著孩子食指外緣，慢慢推向指端。

補脾經：將孩子的拇指微曲，用自己的右手指從孩子指尖沿拇指外側緣推向指根，或者用拇指反覆旋推孩子拇指指肚的螺紋面，也有健脾功效。

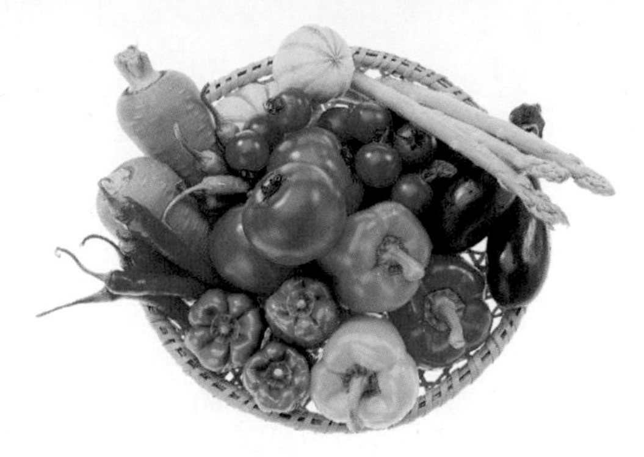

孩子要適當吃些蔬菜、水果，有助於降低積食出現的機率。

清胃經：操作者左手握住孩子拇指，右手拇指從孩子拇指手掌面的第2節推向指根。每天都可以給孩子按摩15分鐘，按摩時力度要適中，不宜太大，而且飢餓或者過飽時不宜進行按摩，而且按摩前，操作者可用爽身粉或按摩油塗抹雙手，以免損傷孩子皮膚。

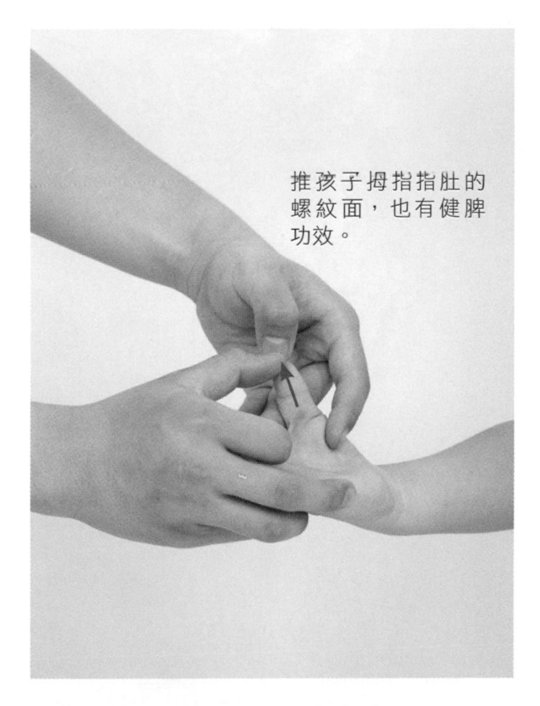

推孩子拇指指肚的螺紋面，也有健脾功效。

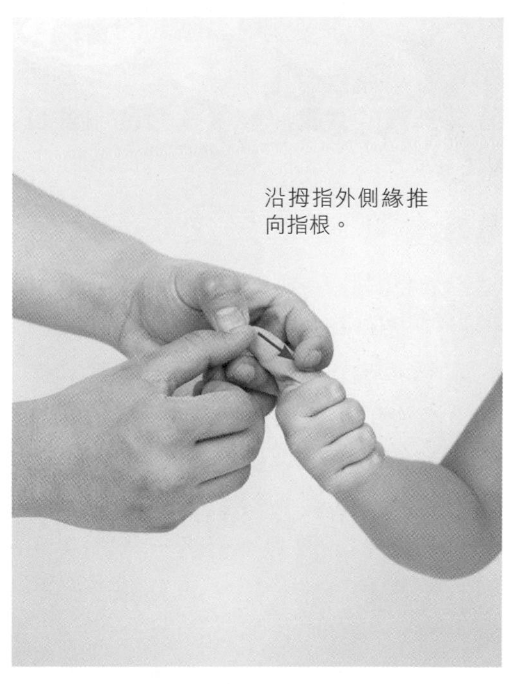

沿拇指外側緣推向指根。

孕產婦：養胃又助產

孕產期女性由於身體的生理改變，容易出現諸多腸胃不適症，如食慾缺乏、消化不良、反酸、燒心、嘔吐、腹脹、便祕、腹瀉等。不過這些都是暫時的，只要吃對食物，都可輕鬆解決。

孕產期養胃飲食原則

孕期

1. 飲食宜清淡，好消化易吸收。特別是懷孕早期，孕媽媽需要進食一些能夠減輕嘔吐症狀的食物，如米飯、烤麵包、小米粥等。

2. 少量多餐。尤其是到了懷孕晚期，孕媽媽會明顯感覺胃部不適，此時少量多餐可有效減輕胃部不適，也利於腸胃吸收。

3. 多吃新鮮蔬菜和水果。這些食物可以開胃、增進食慾，還可補充膳食纖維、維他命和礦物質，預防便祕。

4. 多喝水，少吃易脹氣的食物。如豆腐、馬鈴薯、紅薯、花椰菜等都是易脹氣的食物，經常進食會加重腹脹症狀。

產後

1. 少量多餐，每日五、六餐。少量多餐有利於食物的消化吸收，還能減輕產後胃腸負擔，保證營養的攝入，為母嬰提供充足的營養。

2. 食物多樣化，葷素搭配要合理。排骨、雞湯可提供營養，但還是要搭配蔬果，做到不偏食、不挑食，同時增加魚、肉、蛋、奶及海產品的攝入。

3. 烹調宜採用蒸、燉、燜、煮等方法。這些烹飪方法用油少，且菜餚軟爛，利於產後虛弱的胃腸消化吸收。

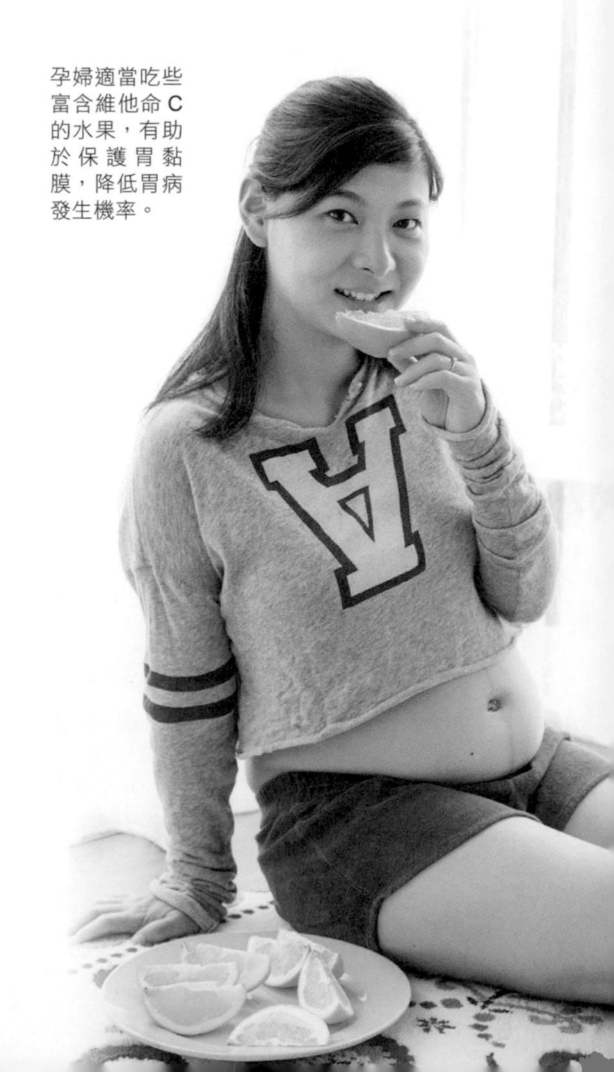

孕婦適當吃些富含維他命C的水果，有助於保護胃黏膜，降低胃病發生機率。

推薦食譜

排骨玉米湯

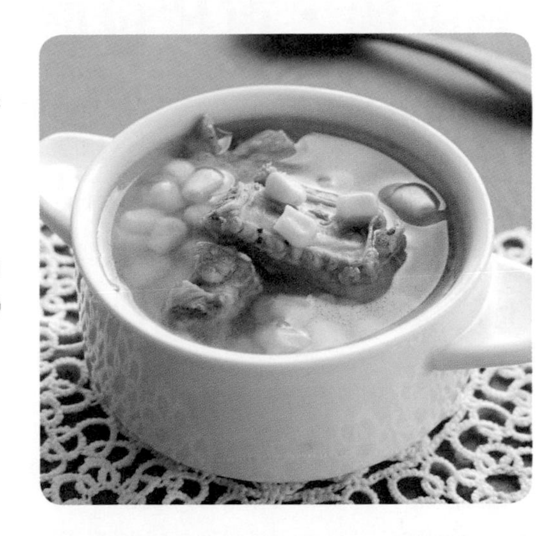

原料　排骨 250 克，玉米 100 克，鹽、香油各適量。

做法　❶ 排骨洗淨後用熱水焯去血水，撈出瀝乾；玉米切段。❷ 將排骨、玉米放入鍋中，加入適量清水，加熱煮沸後改中火煮 5 ～ 8 分鐘。❸ 盛入保溫鍋中，以小火燜 2 小時，出鍋前加鹽、香油調味即可。

三丁豆腐羹

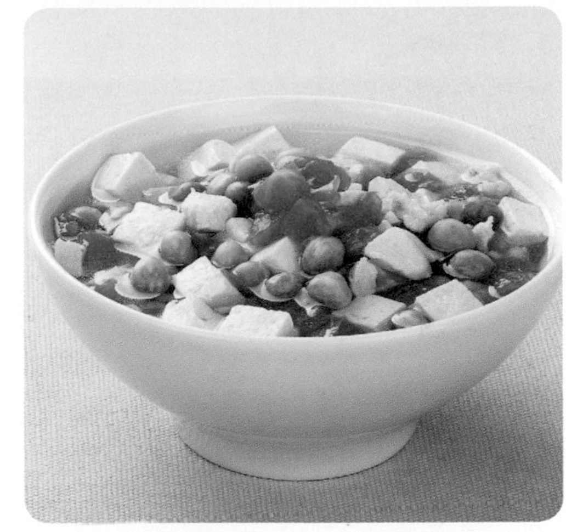

原料　豆腐 100 克，雞肉 50 克，番茄 1 顆，鮮豌豆、鹽、香油各適量。

做法　❶ 豆腐切塊，雞肉洗淨，番茄去皮切丁。❷ 將豆腐塊、雞肉丁、番茄丁、豌豆放入鍋中，大火煮沸，轉小火煮 20 分鐘。❸ 出鍋時加入鹽，淋上香油即可。

鮮滑魚片粥

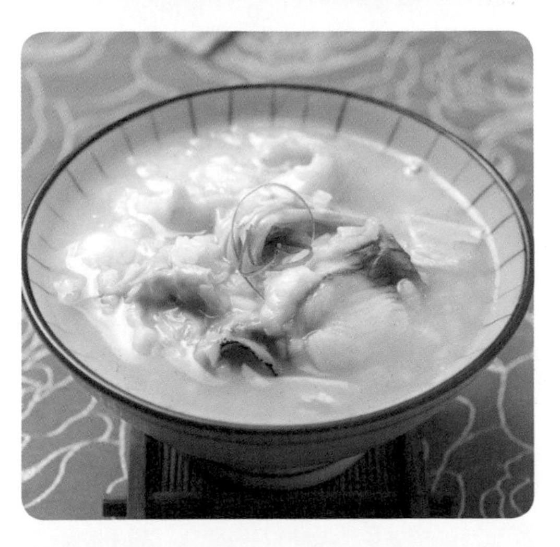

原料　白米 30 克，豬骨 50 克，腐竹 15 克，草魚淨肉 100 克，澱粉、鹽、薑絲各適量。

做法　❶ 將豬骨、白米、腐竹放入砂鍋，加水用大火燒開，再轉小火慢熬，放入鹽調味，揀出豬骨。❷ 將草魚切成片，用鹽、澱粉、薑絲拌勻，倒入滾開的粥內燙熟即可。

上班族：再忙也要按時吃飯

由於生活節奏快，上班族要面對工作、學習、生活和精神上的多重壓力，加上運動量小、飲食不規律、應酬多等原因，很容易引發便祕、胃痛、胃酸、胃脹、嘔吐、胃炎、胃潰瘍等胃腸疾病。因此，作為忙碌的上班族，一定要切記，再忙也要按時吃飯。

上班族養胃飲食 4 原則

1. 飲食柔軟，進食緩慢

選擇容易消化的食物，烹飪時要蒸煮熟透，更要少吃烘焙、燒烤、質硬的食物，以免對胃黏膜造成不良刺激，加重胃腸負擔。進食速度要緩慢，切不可狼吞虎嚥。

吃飯時，儘量選擇軟硬度適中的食物，適當增加咀嚼次數，可以提醒自己，每一口飯都咀嚼 15 次以上，再嚥下，這樣食物塊狀比較小，能與消化液充分接觸，不僅有利於消化，也能保護胃黏膜。

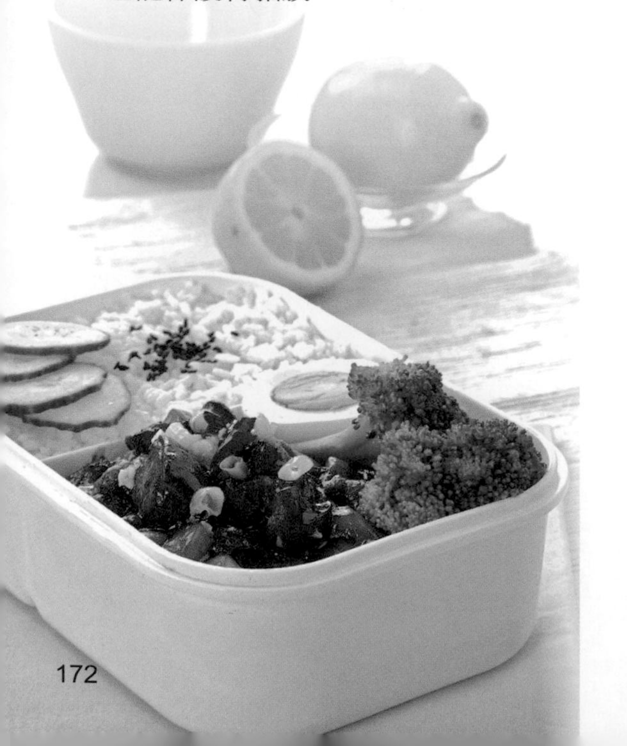

2. 食物新鮮，做法清淡

無論多忙，也必須確保吃的食物新鮮，不吃過期或放置過久的食物。烹飪食物要清淡，不吃油膩、重口味的食物，忌辛辣刺激性食物。

如果非常喜歡吃辛辣刺激食物，比如水煮魚、麻辣香鍋等，至少不要空腹就吃，先用清淡的小菜、粥或者一杯牛奶來墊補下飢餓的肚子，然後再吃。

3. 食物溫熱，食材潔淨

食物要溫暖適宜，不吃不喝冷的、冰的飲食，即便天氣寒冷，也應該不吃過燙的食物。食材一定要清洗乾淨，烹飪食物時也應該注意清潔衛生。

4. 飲食適量，烹飪精細

每餐飲食量要少，七八成飽即可，切忌暴飲暴食。食物的品種和烹飪要精細易消化，粗糙的、含粗纖維的食物不易消化，還會刺激胃黏膜，引發胃痛、飽脹等。

一小份素炒綠花椰菜，幾塊醇香的紅燒肉，搭配點水果，就是完美的上班族午餐。

上班族必備 7 種養胃食材

Top 1：高麗菜

高麗菜健脾養胃、緩急止痛、解毒消腫、清熱利水，其含有的維他命 C 等成分具有止痛及促進潰瘍癒合的作用。高麗菜與薏米、陳皮、蜂蜜同食，對胃脘脹痛、上腹脹滿及胃、十二指腸潰瘍有一定的輔助治療作用。

Top 2：菠菜

菠菜味甘性涼，能潤燥養肝，益腸胃，通便祕。菠菜還可促進胃和胰腺分泌，增食慾，助消化。菠菜富含的膳食纖維能幫助腸道蠕動，有利排便。

Top 3：紅薯

紅薯性平、味甘，補脾益氣。《綱目拾遺》中記載其「補中，暖胃，肥五臟」。天寒食用，可益氣養胃、化食去積，兼可清腸減肥。

Top 4：桂圓

李時珍曾說過「食品以荔枝為美，滋益則龍眼為良。」和荔枝性屬濕熱不同，桂圓能入藥，有壯陽益氣、溫胃補脾等多種功效。

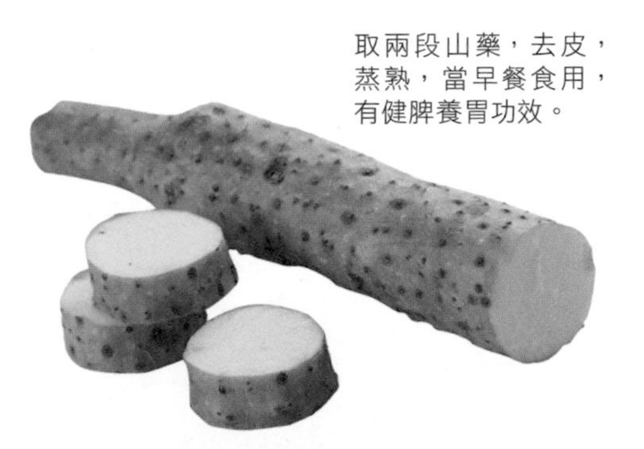

取兩段山藥，去皮，蒸熟，當早餐食用，有健脾養胃功效。

Top 5：山藥

隨著天氣漸冷，有些脾胃虛寒的人常常出現食少腹脹、大便稀溏、肢體倦怠等症狀。經常熬山藥粥喝，能有效緩解胃部不適。

Top 6：南瓜

南瓜含有豐富的果膠，可「吸附」細菌和有毒物質，包括重金屬、鉛等，發揮排毒作用。同時，果膠可保護胃黏膜免受刺激，減少潰瘍。用南瓜煮粥或燉湯，滋養腸胃的效果更好。

Top 7：紅蘿蔔

紅蘿蔔下氣補中、利脾膈、潤腸胃、安五臟。其所含豐富的胡蘿蔔素可轉化成維他命 A，能明目養神，增強抵抗力，防治呼吸道疾病。胡蘿蔔素屬脂溶性維他命，和肉一起燉最合適，味道也更好。

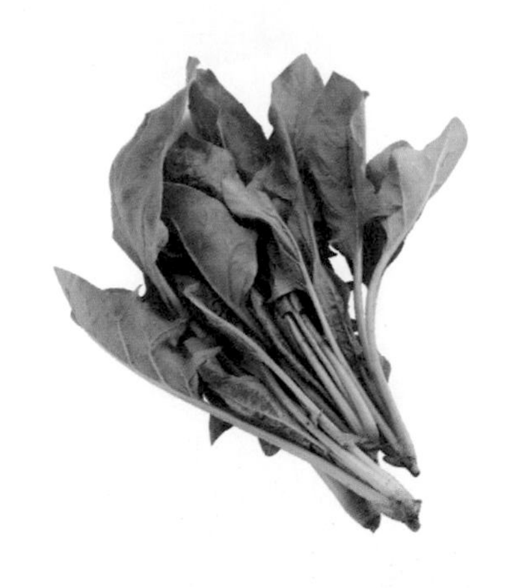

挑選菠菜時，以色澤濃綠、根為紅色、莖葉不老的為好。

利用茉莉花抒壓

壓力大，情緒不暢，就會影響到肝氣，進而波及到脾胃之氣的升降，由此出現脘腹脹痛、食慾不振、胃痛、噯氣頻頻、大便不爽等諸多不適症狀。

茉莉花所含的揮發油性物質，具有行氣止痛、解鬱散結的作用，能疏肝健脾胃。茉莉花氣味芳香，肝氣不舒、食慾不振的人除了用茉莉花進行食療，也可以聞一下花的香氣。茉莉花能讓人心情舒暢，進而胃口大開。

茉莉花粥：茉莉花 5 克，金橘餅 10 克，白米 100 克。將茉莉花研為細末，金橘餅切成丁，白米加水煮成粥，再加入金橘餅煮 5 分鐘，最後調入茉莉花末即可。

茉莉花石菖蒲茶：茉莉花、石菖蒲各 6 克，青茶 10 克。將茉莉花、石菖蒲、青茶放到水杯中，加適量的開水沖泡，蓋上蓋子燜 10 分鐘即可。

適當喝點藥酒

俗話說「酒為百藥之長」，將一些健脾理氣的中藥置於酒中，製成藥酒能更好地發揮藥物的效果。一方面搭配的藥物有效成分能夠充分析出，另一方面酒能舒經活絡，所以藥酒更能充分發揮其防治疾病、延年益壽的藥效。脾胃不和者可以適當喝點藥酒健脾養胃。

佛手酒：佛手 30 克，白酒 1,000 克。佛手洗淨，用清水潤透後切片，將其放入罈子內，倒入白酒，密封。隔 5 天，將罈攪拌或搖動 1 次，2 星期後即可飲用。每次 10 克，一日 2 次。

茴香青皮酒：小茴香、青皮各 20 克，黃酒 300 克。將青皮、茴香洗淨，將其放入罈子內，倒入白酒，密封。隔 5 天，將壇攪拌或搖動 1 次，2 星期後即可飲用。每次 10 克，一日 2 次。

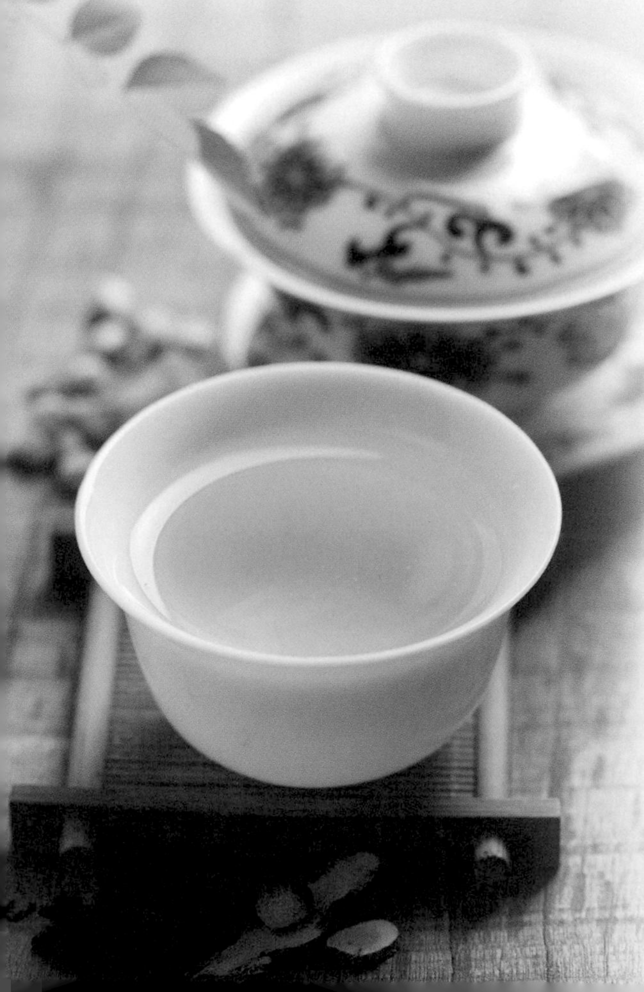

茉莉花石菖蒲茶中的青茶也可替換為綠茶，有相同的功效。

久坐適當運動一下

現在的上班族大多都是久坐，實際上坐久了很傷脾胃。

《黃帝內經》說「久坐傷肉」，而肉是由脾所主的。脾胃能為肌肉提供營養支援。若是久坐，就會影響到脾胃對肌肉的營養供應，加上久坐不動肌肉也易疲勞，身體容易出現渾身酸痛、乏力的症狀。久坐的同時，精神不放鬆，也會影響到脾胃的消化吸收功能。

建議久坐的上班族要適當運動一下，有助於放鬆身心，促進氣血循行，也能發揮強健脾胃的功效。若是實在不方便運動，不妨在椅子上稍微活動一下。

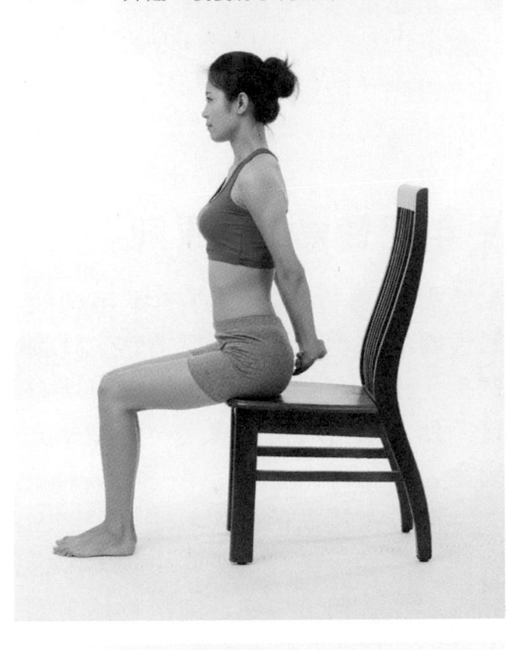

雙手手指在背後交叉，掌心外翻，慢慢將手臂上舉。

坐在椅子上就能做的小運動

坐在椅子上，雙手手指在背後交叉，然後掌心向外翻轉，慢慢將手臂向上舉，並且盡可能往上高舉，上身保持平直。閉目養神，保持一會兒。然後兩手臂向兩側伸展，慢慢落下，全身放鬆。

也可以將兩手交叉，放置於胸前，慢慢向左轉身，保持一會兒，再向右轉。

每個動作反覆做 5 次。

以上兩個小動作不僅能緩解頸肩腰的疲勞，還能促進氣血循環，強健脾胃、促進消化。

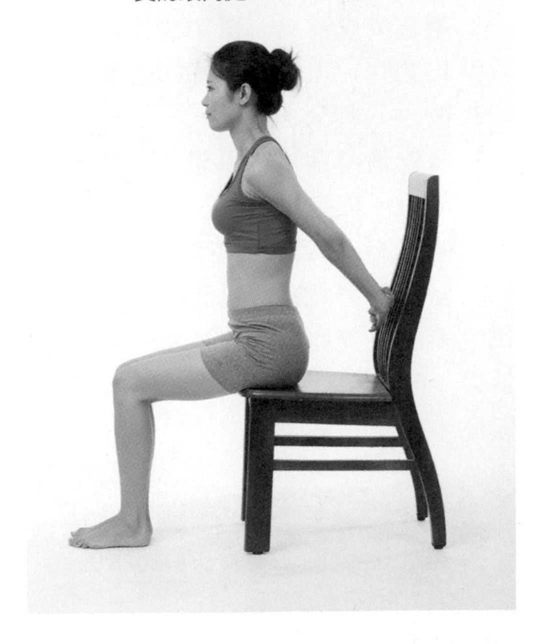

雙臂抬不起時，可以借助椅背的力量，將雙臂抬至能承受的最高處。

更年期：胃功能紊亂別心慌

更年期是中年進入老年階段的過渡期，一般女性 45 ～ 55 歲、男性 55 ～ 65 歲為更年期。進入更年期的人，在生理、情緒、心理等方面都會發生很大變化，加之胃腸功能逐漸減弱，一旦飲食不當，就會導致消化吸收功能紊亂，引發一系列的腸胃疾病。

更年期養胃飲食原則

攝取適量的蛋白質。更年期隨著性腺的退化，其他組織器官也逐漸退化。因而在飲食上應選用優質蛋白質，如牛奶、雞蛋、瘦肉、魚類、禽肉及豆製品等。

減少高脂肪的攝入。比如豬油、奶油、牛油、蛋黃、腦髓、動物內臟等應避免食用。最好食用植物油，如玉米油、豆油、花生油等。

宜清淡飲食。限制鹽的攝入量，每日用鹽量最好在 6 克以下。

不宜多吃甜食。醣類食用過多，會引起肥胖。可適當吃些複合醣類，如澱粉、小米等。

多吃新鮮蔬菜和水果。尤其小白菜、芹菜、紅棗、山楂等富含胡蘿蔔素、礦物質和膳食纖維素的蔬菜水果。

多食含鈣豐富的食物。首選牛奶和豆製品，其他還有蝦米皮、海帶、紫菜、酥魚、牡蠣等，可預防骨質疏鬆症。

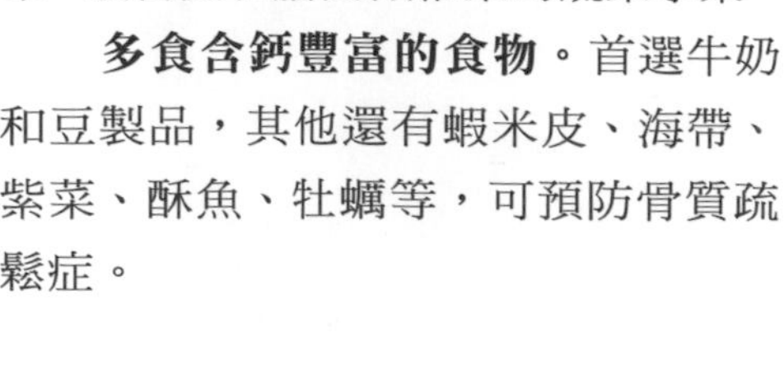

多食用富含維他命 B_1 的食物。比如瘦肉、小米、豆類等，對保護神經系統、減輕更年期症候群的症狀有益處。

保持大便通暢，養成定時排便的習慣。便祕者可多吃一些膳食纖維含量較高的食物，如豆類、芹菜、馬鈴薯等。

忌用刺激性強的食物。如酒、濃茶、咖啡、辣椒、胡椒、芥末、大蒜等辛辣刺激之物。

忌食熱性食物。如羊肉、荔枝、杏子等，食後加重內熱，會使失眠、燥熱、口渴等症狀更明顯。

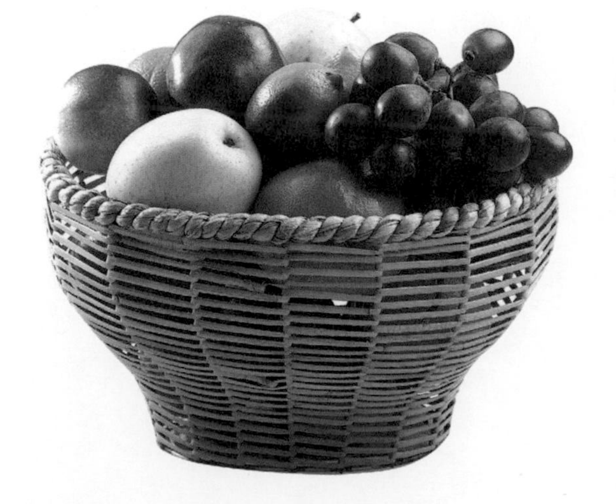

水果從冰箱中拿出來，宜在常溫環境下放置一會兒再吃。

刮脾經、胃經也能調和脾胃

中醫經常會用到經絡，根據經絡循行部位出現的酸麻脹痛，可以判斷出內臟器官的健康狀況，也可以通過按摩經絡穴位，發揮保健、治療的作用。足三里穴、中脘穴等穴位，都是健脾養胃的重要穴位，不管是按摩，還是用艾灸，只要經常刺激這些穴位，就能發揮意想不到的強身健體作用。

準備一個刮痧板，適量的刮痧油，沿著脾經、胃經的走向從上往下刮。可以重點刮三陰交、血海、足三里等穴位。

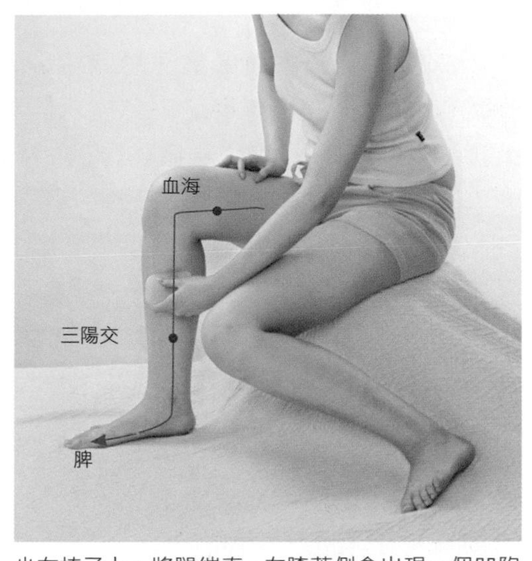

坐在椅子上，將腿繃直，在膝蓋側會出現一個凹陷的地方，在凹陷的上方有一塊隆起的肌肉，肌肉的頂端即血海。

刺激足三里讓臉色好起來

足三里穴是胃經上的穴位，有調理脾胃、補中益氣、增強免疫力的作用。脾胃虛的更年期人士可經常對足三里穴進行刺激，來改善食慾缺乏、身體消瘦、面色萎黃、腹瀉等更年期常見病症。

快速取穴：站立，彎腰，張開手掌放在同側的膝蓋上，保持虎口圍住膝蓋髕骨的外側，其餘四指自然向下，中指指尖處即是。

艾灸方法：用艾條溫和灸 10 ～ 15 分鐘或隔薑灸，每天一兩次。

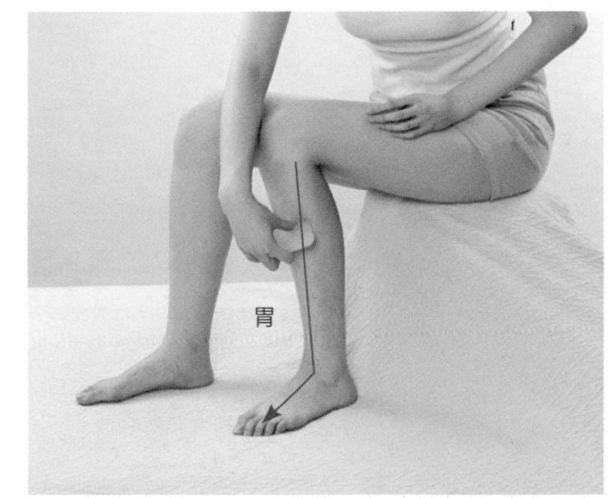

每天起床後刮胃經 10 分鐘，有助於促進消化，保護胃腸功能。

平時休息或看電視時，揉按或者灸足三里穴，也有調和脾胃的效果。

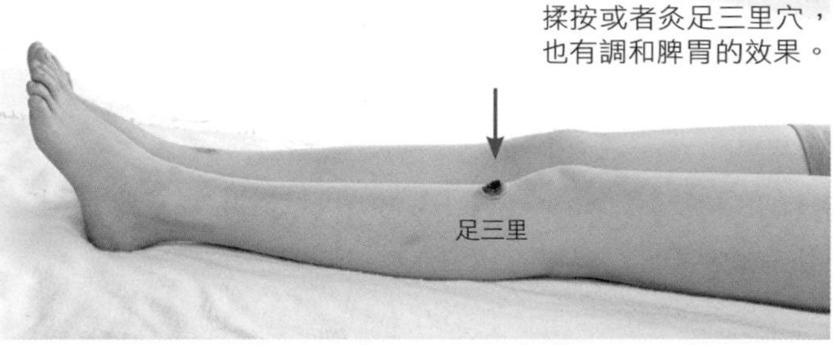

老年人：清淡飲食莫貪嘴

人體的所有營養都來源於脾胃，老年人脾胃功能逐漸下降，營養吸收功能受到影響。營養供應不足，免疫功能降低、紊亂，使衰老加快，易生疾病。健脾胃、扶正氣，可增強身體防禦機能，能抗衰防病。

老年人消化系統虛弱，每餐不可吃太多，多則影響消化、吸收的功能。另外，老年人牙齒有鬆動和脫落，咀嚼能力下降。因此，為了讓脾胃更好地消化吸收，飯菜宜軟爛，飲食宜清淡。

老年人可用羊肚鮮湯來護脾胃

老年人脾胃功能虛，容易胃寒、怕冷，甚至出現五更瀉的問題。若是老年人胃寒或者是胃寒兼有胃潰瘍，就可以用羊肚鮮湯來暖胃除寒。羊肚鮮湯中的主要食材是羊肚，中醫認為，羊肚性溫，具有補脾助陽、溫胃止痛的作用。

推薦食譜

羊肚鮮湯

原料　羊肚 1 只，生薑、肉桂、丁香、鹽各適量。

做法　❶ 羊肚洗淨，生薑洗淨切片，肉桂、丁香各洗淨。❷ 將準備好的原料都放到砂鍋中，加適量清水，大火煮沸，小火燉到熟爛，去生薑、肉桂、丁香。❸ 將羊肚取出，切小塊，倒入湯，加適量的鹽調味即可。

養胃功效　羊肚益氣健胃，做湯食用養胃作用更佳，配上辛溫的肉桂、生薑、丁香等，能更好地發揮益氣養胃作用。

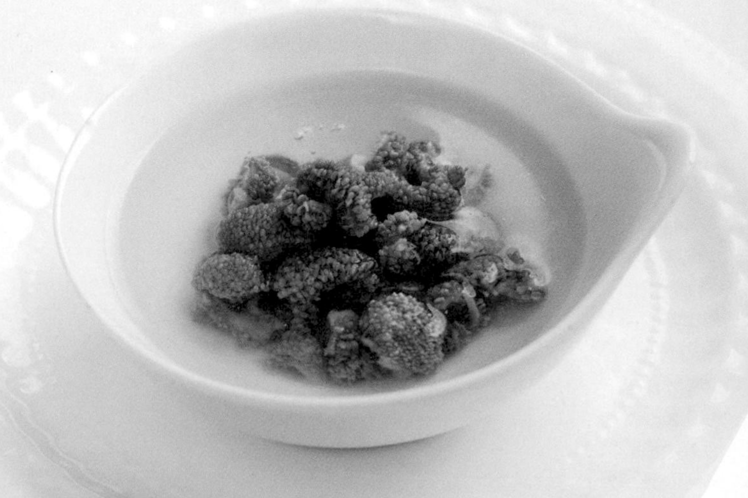

老年人養胃常用食材

Top1：粗雜糧

玉米、燕麥、高粱、薏米等粗糧中富含膳食纖維，能增加胃腸蠕動，可預防老年性便祕。

Top2：紅薯

紅薯富含碳水化合物和膳食纖維，既能為老年人提供較多的熱量，又可防治老年性便祕。

Top3：蘆筍

蘆筍富含膳食纖維，能增進食慾、幫助消化，還可以使細胞生長正常化，具有防癌抗癌的功能，老年人常吃對身體有益。

Top4：南瓜

南瓜是味甘性溫的食物，南瓜中的維他命A和果膠能有效保護胃黏膜，預防胃炎、胃潰瘍。

Top5：紅棗

紅棗同樣是味甘性溫的食物，可健脾益胃，老年人每日吃幾顆紅棗，可改善脾胃虛弱、腹瀉、倦怠等症狀。

Top6：蓮藕

蓮藕熟吃可健脾開胃、止瀉固精。老年人常吃藕，可調中開胃、益血補髓、安神健腦、延年益壽。

Top7：蜂蜜

蜂蜜中的葡萄糖和果糖可被人體直接吸收，老年人經常食用，對消化不良、胃潰瘍、便祕、痢疾等多種腸胃疾病有一定輔助調節作用。

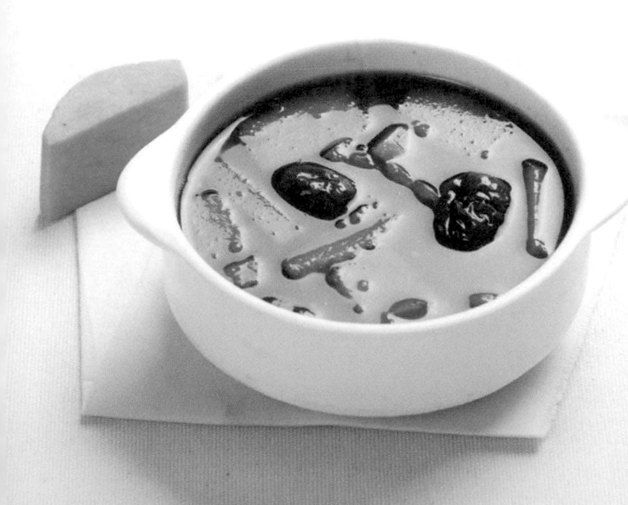

推薦食譜

紅棗紅糖煮南瓜

原料　紅棗20顆，鮮南瓜500克，紅糖適量。

做法　❶ 紅棗去核，南瓜削去皮，加紅糖及水適量，煮爛即可。❷ 可佐餐食用，也可加餐食用。

養胃功效 有益氣補血、健脾暖胃的功效。可提高免疫力，對老年人脾胃虛弱有一定調整作用。

貼敷穴位補脾陽

分別將桂枝、肉桂、川椒研末，各取等分，用薄布袋包好，覆蓋在丹田的位置，即肚臍以下，可儘量覆蓋到氣海穴和關元穴。能助脾胃陽氣充足，以除寒邪。

快速取穴：

1. 氣海穴：在下腹部，前正中線上，肚臍中央向下 2 橫指處。

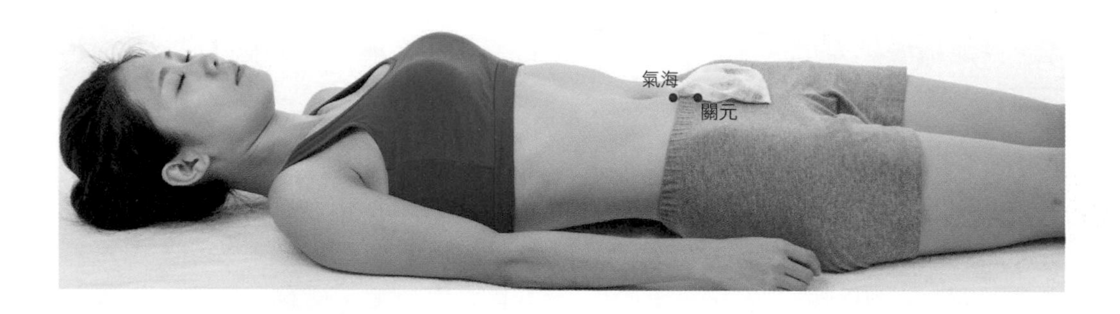

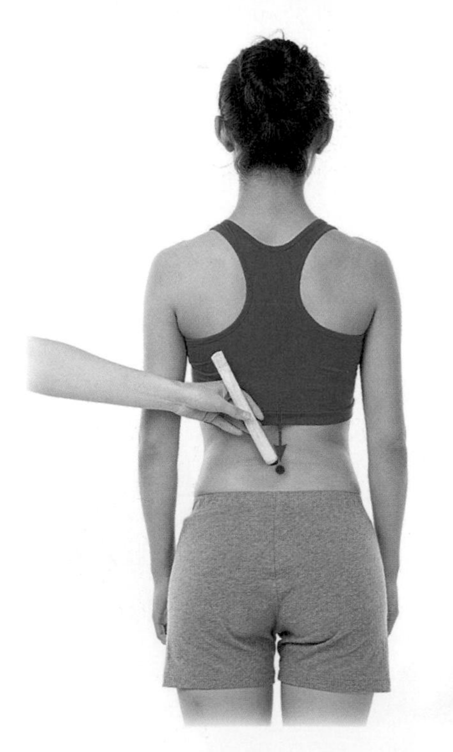

艾灸後半小時內不要用冷水洗手或洗澡。

2. 關元穴：在下腹部，前正中線上，肚臍中央向下 4 橫指處。

命門穴讓生命力更強大

命門穴能讓生命之火強大起來，從而發揮除寒暖胃功效。脾胃虛寒的老年人可以經常對命門穴進行艾灸，來助陽健脾養胃。對這個穴位進行艾灸，還能使老年人精力充沛，減輕疲勞感。

快速取穴：命門穴在肚臍水平線與後正中線交點，按壓有凹陷處。

艾灸方法：隔薑灸，每次灸 5 ～ 7 壯，每天可灸一兩次。

艾葉水泡腳來暖脾胃

艾葉能發揮抑菌殺菌作用，其性熱，入脾經，也能發揮暖脾胃、除寒邪功效。脾胃虛寒的老年人可用艾葉進行食療。

操作方法：

艾葉50克。將艾葉放到砂鍋中，加適量清水，浸泡10分鐘左右，大火煮沸，小火煎20分鐘，倒入盆中，等水自然冷卻到腳可以適應的溫度時泡腳。

一直泡到全身微微出汗就可以了。

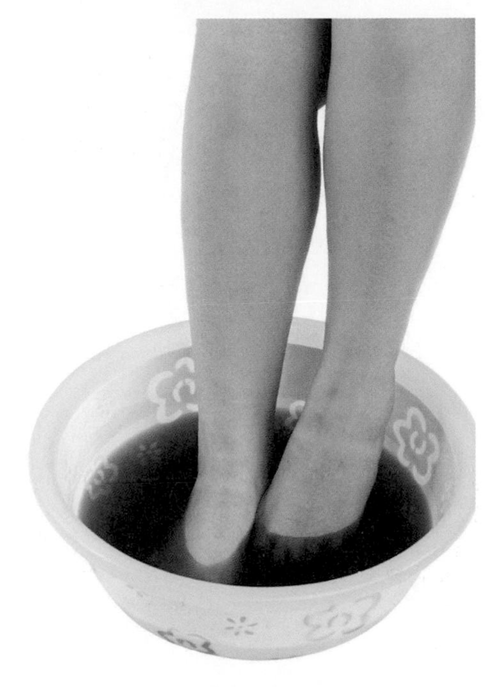

泡腳時以水沒過腳踝為佳。

艾葉煎雞蛋：艾葉洗淨後剁碎，加入雞蛋攪勻，加入鹽、胡椒粉，鍋熱加油，煎熟即可。食之可令人開胃。

艾葉肉圓：把肉和艾葉分別剁碎後加入適量鹽、薑、花生油、澱粉、雞蛋拌勻，用常法加工成肉圓或肉餅。食之可暖胃升陽。

另外，取乾艾葉9克，香附10克，紅棗5顆。將艾葉、香附共打成粗末，用紗布包好，放入杯中，用開水沖泡，加蓋燜15分鐘，代茶飲用，有溫胃散寒、行氣止痛的作用。對於受寒涼所致的脘腹疼痛、便溏、喜溫惡寒有一定的調理作用。

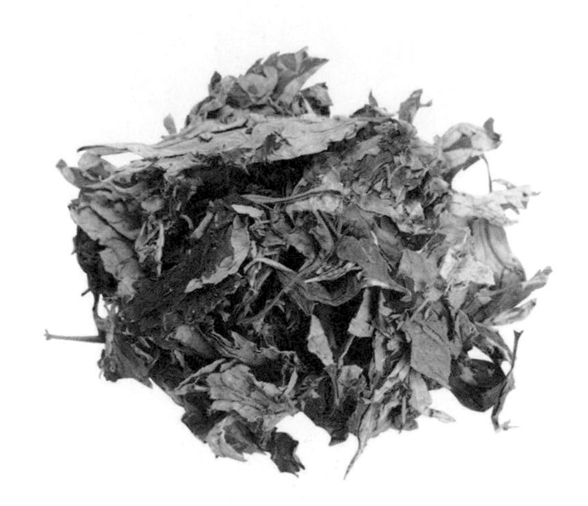

艾葉性溫燥，適用於胃冷受寒者，陰虛血熱者不宜飲。

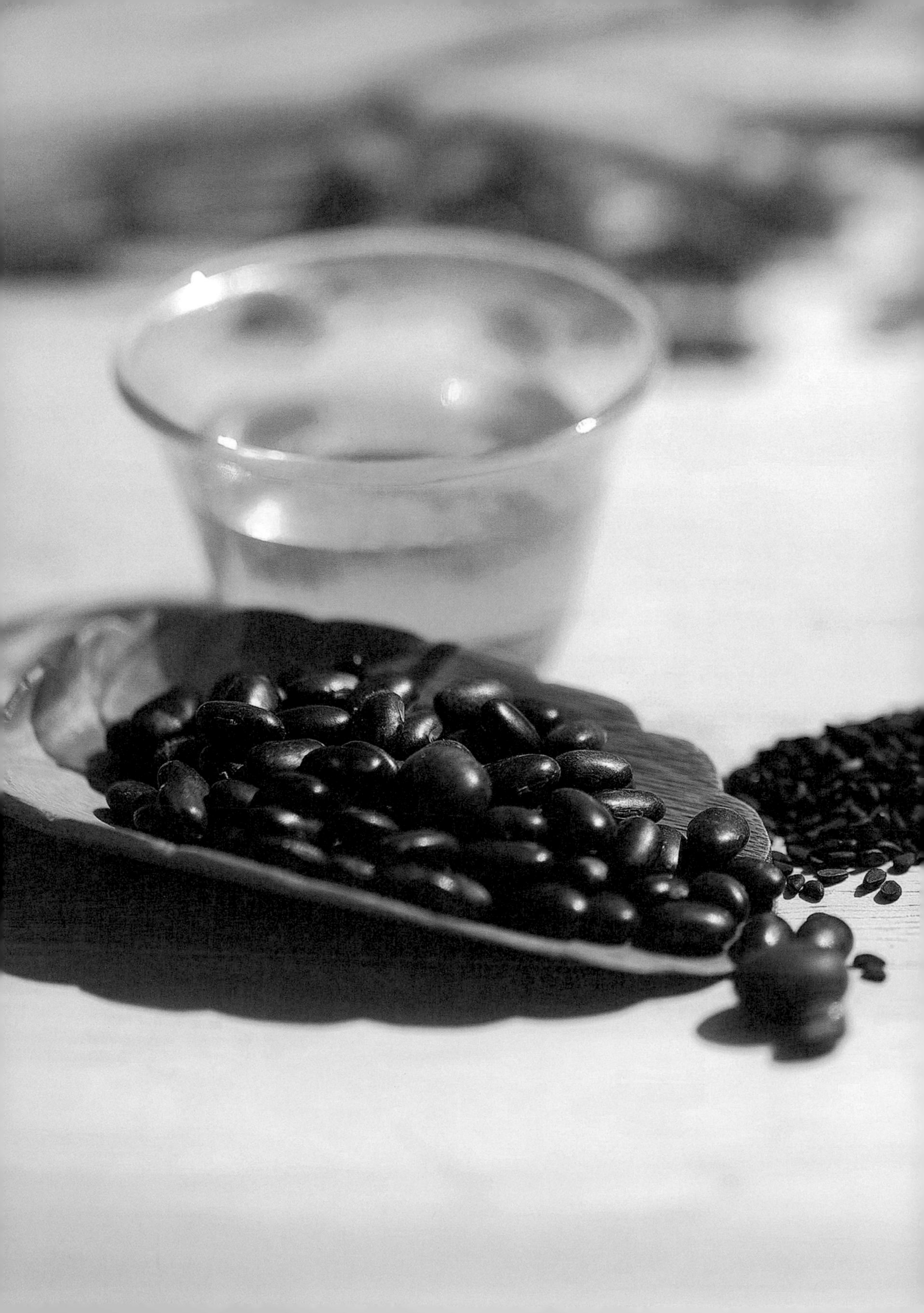

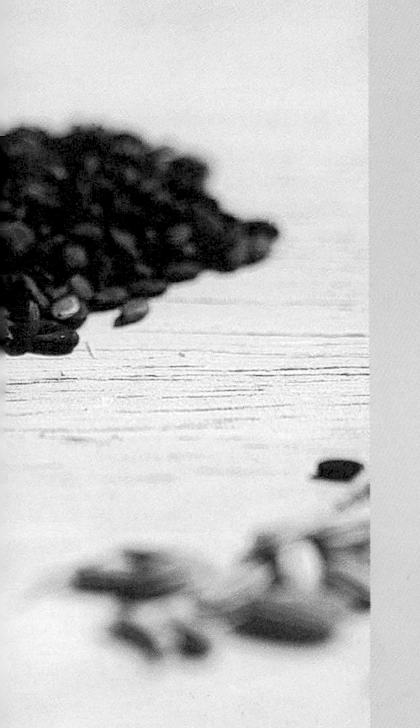

第五章 對症飲食調養宜忌

常說胃病「三分治七分養」，在這七分養中，飲食調養堪為重中之重，吃什麼、忌什麼，選用哪些小偏方、哪些食療藥膳，都是一門學問。尤其是對於常見的胃部不適症狀，能夠對症進行飲食調養更為關鍵。下面就讓我們一起來看看吧！

慢性胃炎

慢性胃炎的病程遷延，病程長短不一，可半年至數十年不等，症狀時輕時重。天氣變化，特別是秋冬季節易犯病；過涼過硬食物、勞累、精神因素均可引起症狀加重。約 50% 以上的慢性胃炎患者有上腹不適，有悶痛、燒灼痛、飽脹感，無明顯規律性，一般進食後較重的症狀。嚴重的慢性胃炎還可誘發其他疾病，如貧血、胃潰瘍、胃出血、胃癌等。

飲食選擇與生活方式宜忌

1 宜以有營養容易消化、軟爛的食物為主，如湯、粥、清淡的菜飯。

2 宜吃新鮮水果和蔬菜，選擇膳食纖維相對較少的果蔬。

3 宜生活作息有規律，不熬夜，保持心情愉快。

4 宜吃飯定時定量，進餐時心情放鬆，細嚼慢嚥。

5 宜少量多餐，可以避免胃脹或胃酸過多，可在每日上午十點、下午三點各加餐一次，但睡前不要進食。

1 忌有刺激性、酸性、易產氣的食物，這些食物會刺激胃液分泌或使胃黏膜受損。

2 忌食烤肉、炒飯等太硬的食物，年糕、粽子等糯米類製品也不能多吃，少吃或不吃各式甜點、油炸及冰品類食物。

3 忌菸忌酒。

食材宜忌

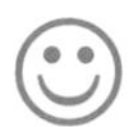

饅頭、發糕、麵條、包子、小米、玉米、薏米、紅蘿蔔、南瓜、白菜、花椰菜、綠花椰菜、番茄、櫛瓜、山藥、馬鈴薯、香菇、百合、木耳、銀耳、雞肉、草魚、鯽魚、蘋果、香蕉、梨、山楂、蜂蜜等。

炒飯、泡飯、豆類，紅薯、辣椒、芹菜、西瓜、生牛奶、芥末、胡椒、咖啡、濃茶等。

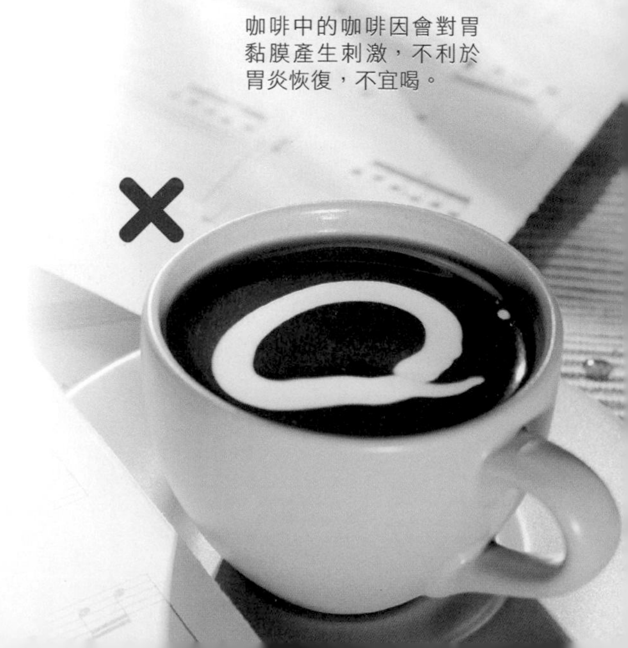

咖啡中的咖啡因會對胃黏膜產生刺激，不利於胃炎恢復，不宜喝。

黨參3克洗淨後放入蒸屜中蒸1小時，待涼後，切成薄片，用開水浸泡代茶飲。

黨參代茶飲有補中健脾的功效，能調節胃腸運動，具有抗潰瘍、抑制胃酸分泌、降低胃蛋白酶活性的作用，對慢性胃炎有益。

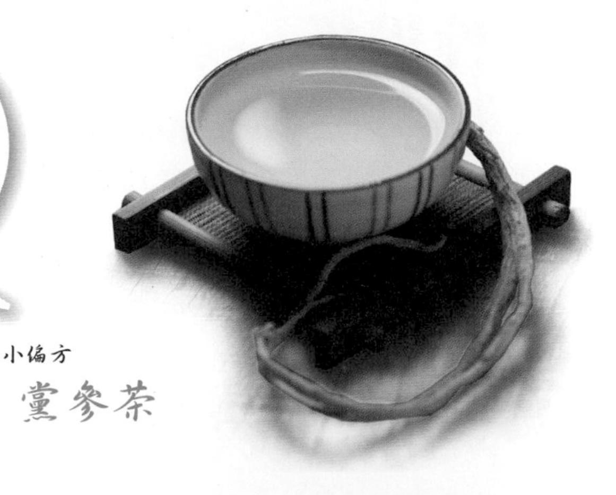

小偏方

黨參茶

養胃靠食療

苦瓜豆腐湯

材料　苦瓜1根，豆腐300克，香油、太白粉水、鹽各適量。

做法　❶ 苦瓜去瓤，切條，用開水汆1分鐘，撈出洗淨；豆腐切片。❷ 苦瓜和豆腐放入砂鍋中，加入適量水，大火煮沸，轉小火煲20分鐘，加鹽調味，用太白粉水勾薄芡，淋上香油即可。

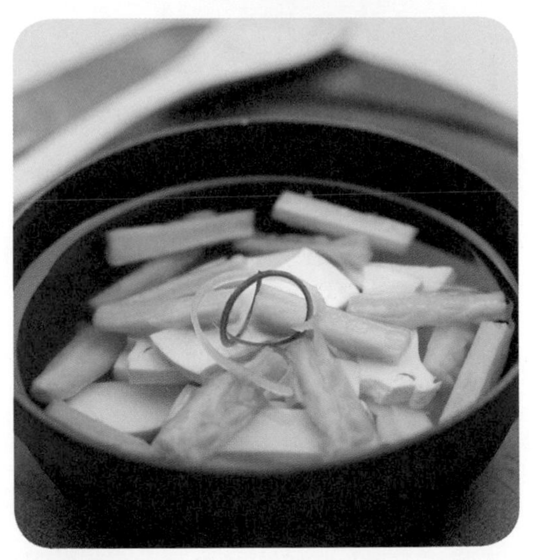

養胃功效　豆腐軟糯易消化，做湯食用可以養胃，配上略帶苦味的苦瓜，能夠提升食慾。

苦瓜豆腐湯

材料　苦瓜1根，豆腐300克，香油、太白粉水、鹽各適量。

做法　❶ 苦瓜去瓤，切條，用開水汆1分鐘，撈出洗淨；豆腐切片。❷ 苦瓜和豆腐放入砂鍋中，加入適量水，大火煮沸，轉小火煲20分鐘，加鹽調味，用太白粉水勾薄芡，淋上香油即可。

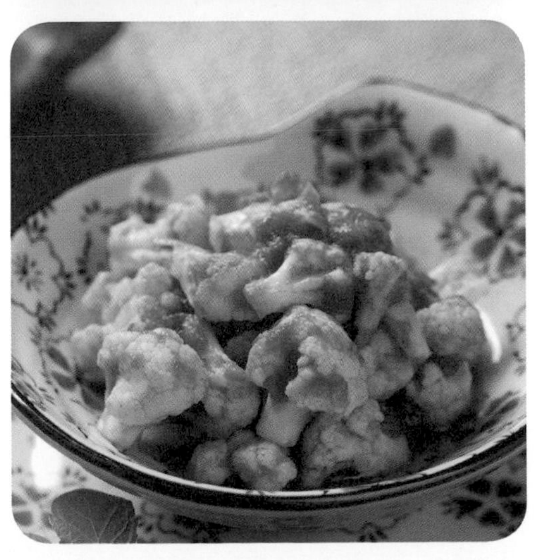

養胃功效　豆腐軟糯易消化，做湯食用可以養胃，配上略帶苦味的苦瓜，能夠提升食慾。

急性胃炎

急性胃炎發病較急，致病原因也有多種。由於食物汙染導致的急性胃炎，表現為突然上腹部不適、疼痛，腹部絞痛、厭食、噁心嘔吐，常伴有腸炎腹瀉，嚴重者會發熱、嘔血或者便血、脫水甚至休克；由於藥物、飲酒、食用刺激性食物導致的急性胃炎，表現與前者不盡相同，除了疼痛、噁心嘔吐等症狀外，還會出現上腹部脹滿，嚴重者也會伴有腸炎腹瀉、發熱症狀。

飲食選擇及生活方式宜忌

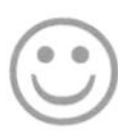

1 宜以鮮果汁、藕粉、米湯、蛋花湯等流質食物為主，並應大量飲水。

2 病情緩解後，宜進食少渣半流食，並逐漸過渡到少渣軟飯。

3 飲食宜無刺激、少膳食纖維，補充適量蛋白質，以增加身體的抗病能力。

1 忌食豆漿、蔗糖等易產氣食物，並減少脂肪的食用量。

2 忌食煎炸及所有醃燻的臘魚、臘肉，以減輕胃腸負擔。

3 忌食含膳食纖維較多的蔬菜、水果及各種對胃黏膜有刺激的酒精飲料和辛辣調料。

食材宜忌

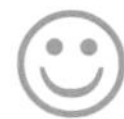

米湯、米粥、鮮果汁、藕粉、蛋花湯、雞蛋羹、牛奶、藕粉等。

粗糧、雜糧、豆類、辣椒、芥末、咖哩、濃茶、咖啡等。

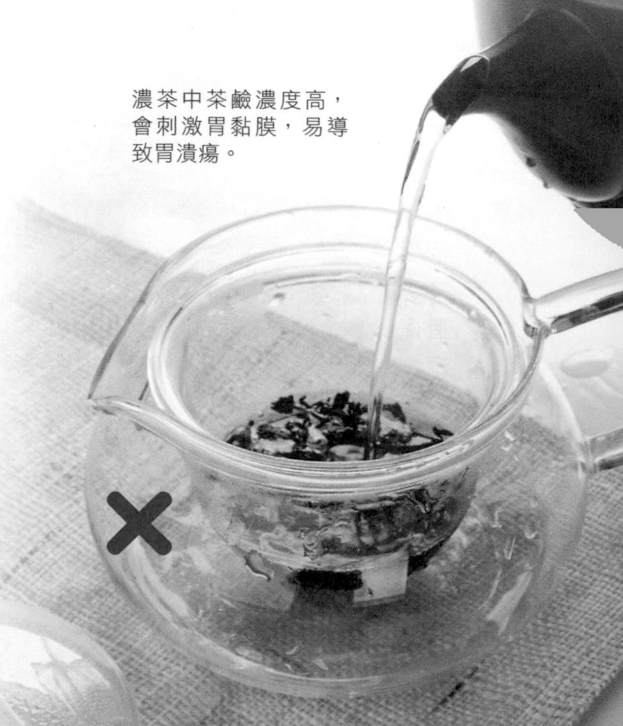

濃茶中茶鹼濃度高，會刺激胃黏膜，易導致胃潰瘍。

烏梅、紅茶各2克，以上2味食材用沸水沖泡5～10分鐘，代茶飲，每日1劑，分2次服完。

收斂生津、止嘔止吐、下氣降逆，是急性單純性胃炎的急救偏方。

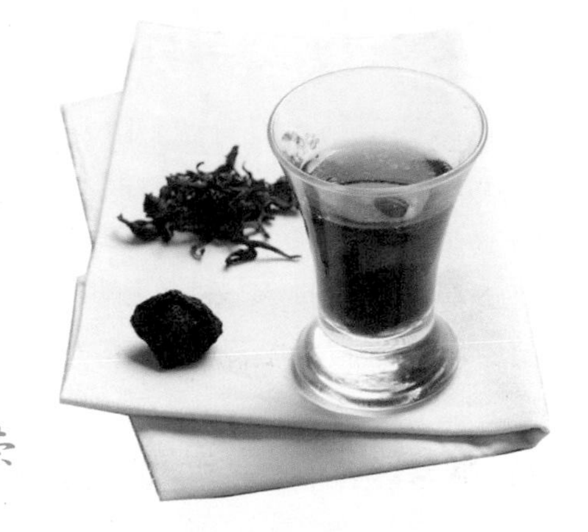

小偏方

烏梅紅茶

養胃靠食療

小米粥

材料　小米50克。

做法　❶ 小米洗淨，倒入鍋中，加入清水煮至粥略微濃稠。❷ 待米粒開花，將粥盛出服用即可。

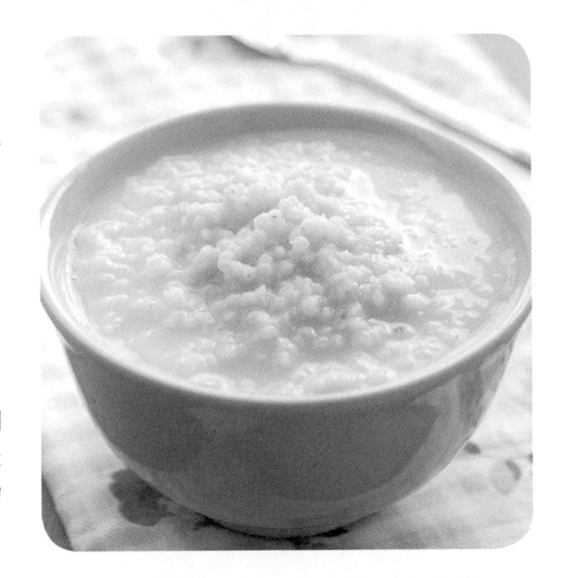

養胃功效 小米有健脾胃、養腸胃的功效，對剛剛患有急性胃炎、腸胃虛弱的人有食療效果，可緩解體內脫水，並加速腸道排泄毒素，是非常合適的流食。

牛奶雞蛋羹

材料　牛奶250毫升，雞蛋1顆。

做法　❶ 雞蛋打散，倒入牛奶攪拌均勻。❷ 用勺子將表面的泡沫撇去，蓋上保鮮膜，並在保鮮膜上扎幾個洞。❸ 上鍋蒸，大火15分鐘即可。

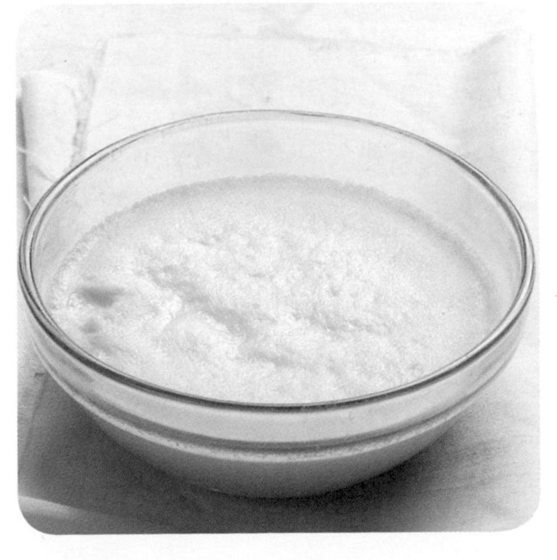

養胃功效 雞蛋羹嫩滑的口感和質地成為急性胃炎恢復時期的半流食佳選，牛奶和雞蛋能為虛弱的腸胃提供適量的蛋白質，不過伴有腸炎腹瀉的人最好將牛奶換成清水蒸雞蛋羹。牛奶（清水）與雞蛋的比例最好控制在1：3.5，這樣口感更佳。

胃及十二指腸潰瘍

潰瘍分為「胃潰瘍」和「十二指腸潰瘍」統稱為「胃及十二指腸潰瘍」，是臨床極常見的病症。由於病因和臨床症狀有許多相似之處，有時僅根據症狀還難以區分是胃潰瘍還是十二指腸潰瘍，故臨床常診斷為胃及十二指腸潰瘍。臨床上胃及十二指腸潰瘍病以反覆發作的規律性上腹痛為主要特點，常伴有噯氣、泛酸、灼熱等症狀。

飲食選擇及生活方式宜忌

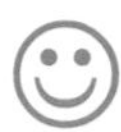

1 飯菜宜適口、易消化，飲食宜富含蛋白質和維他命，宜少量多餐。

2 少量出血時，宜進食牛奶、豆漿、米湯、藕粉等無渣流質，但不宜多加糖。

3 出血停止後，宜逐漸改用麵糊、稀粥、蛋羹等。

4 大出血、胃穿孔、幽門梗阻時宜禁食。

1 忌食過冷、過熱或過酸、過辣食物，少吃過甜或過鹹的食物。

2 少吃粗糧、紅薯等易產酸食物和生蔥、白蘿蔔等易產氣的食物。

3 少吃質硬的乾果，和含膳食纖維多、不易消化的食物。

4 油煎、燻炸、醃臘、生拌等方法製作的菜餚，多不易消化，且在胃內停留時間較長，增加胃腸負擔，不宜多食，潰瘍病發作期間更不宜吃。

食材宜忌

粥、軟飯、饅頭、麵條、牛奶、豆漿、雞蛋、雞汁、肉糜、薏米、紅棗、扁豆、山藥、羊肉、豬肚、蘿蔔、薤白、乾薑、黨參、沙參、黃耆、生地、桃仁、益母草、枸杞子、核桃仁、松子、麥冬、百合、陳皮、佛手、蜂蜜、金橘餅、砂仁、肉桂、猴頭菇等。

粗糧、蠶豆、芹菜、竹筍、泡菜、韭菜、油條、炸雞、臘肉、烤鴨、沙拉等。

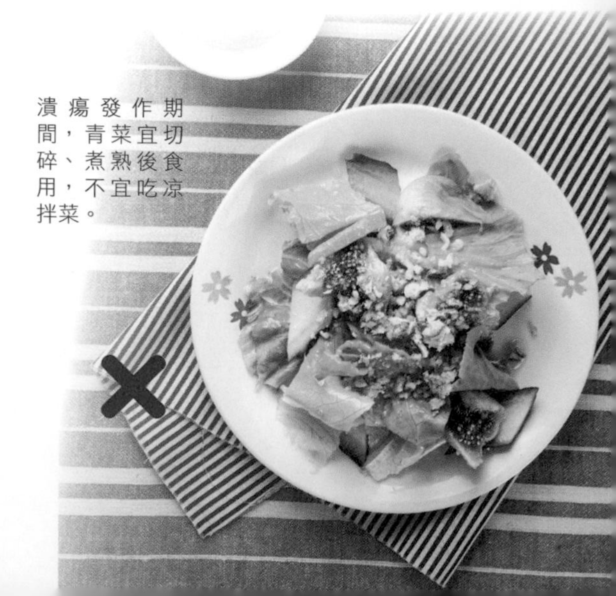

潰瘍發作期間，青菜宜切碎、煮熟後食用，不宜吃涼拌菜。

將銀花10克去雜質，洗淨切碎，與綠茶3克同放入杯中，滾水沖泡，加蓋，燜15分鐘，當茶飲用，一般可沖泡3～5次。

清熱解毒、涼胃生津，對胃中鬱熱之胃潰瘍有一定的療效。

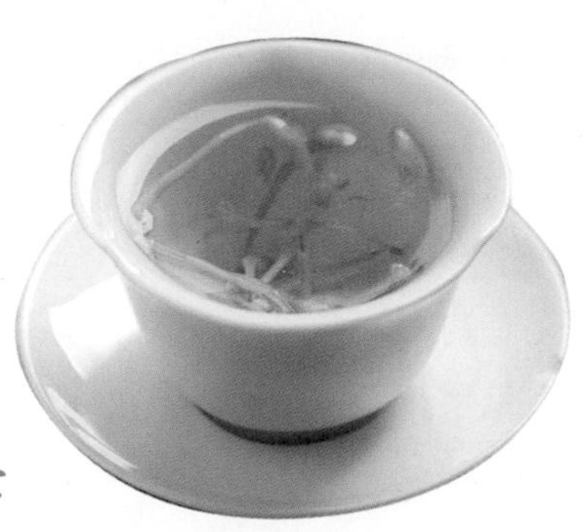

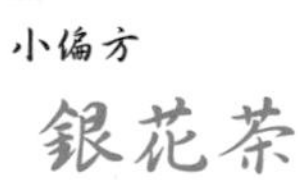

小偏方

銀花茶

養胃靠食療

南瓜綠豆粥

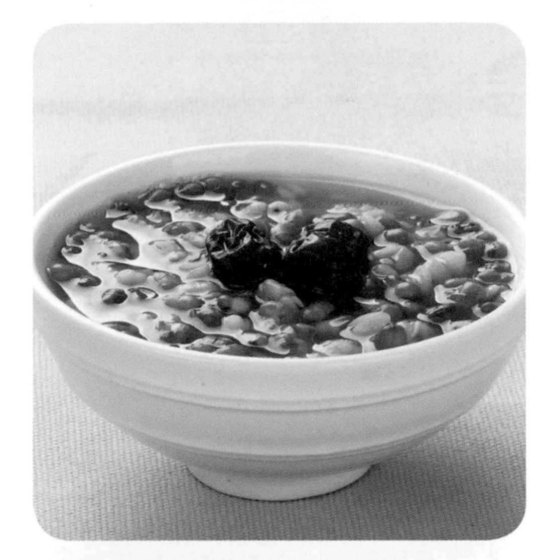

材料　南瓜100克，綠豆30克，白米50克，紅棗2顆。

做法　❶ 將綠豆提前浸泡後，和白米一起淘洗乾淨；南瓜洗淨，切大塊；紅棗洗淨。❷ 將上述食材一起放入高壓鍋大火燒開後轉小火壓15分鐘後，慢慢熬成粥即可。

養胃功效　特別適宜胃潰瘍患者食用。

雞肝米糊

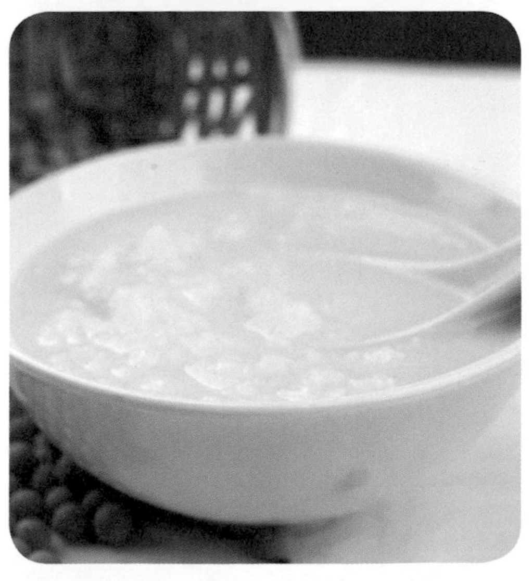

材料　雞肝1塊，小米150克，鹽適量。

做法　❶ 雞肝洗淨，瀝水；小米淘洗乾淨，晾乾。❷ 鍋用小火燒熱，放入小米，不停翻動，直到小米顏色變深，盛出，晾涼。❸ 將炒好的小米磨成粉。❹ 鍋置火上，小火燒熱，放入雞肝，慢慢焙熟，磨成粉。❺ 鍋中放水和小米粉，小火慢燒，攪拌成米糊，撒上雞肝粉，調入少許鹽即可。

養胃功效　易於消化，並含有豐富的鐵，可以補充腸胃潰瘍失血，能補血、養胃。

胃下垂

胃下垂是內臟下垂的一部分，多見於瘦長體形者和經產婦。主要是因為胃膈韌帶、胃肝韌帶鬆弛無力及腹壁肌肉鬆弛所引起，下垂明顯者常伴有上腹部不適、隱痛、腹脹、噁心、噯氣及便祕等症狀。中醫認為，胃下垂其病機緣於脾胃虛弱，氣血生化之源不足，以致臟腑失於調養，繼則出現中氣下陷之證。

飲食選擇及生活方式宜忌

1 中氣下陷的患者在飲食上宜以補中益氣、升提固脫為主。

2 平素宜少量多餐，食物要易消化。

3 宜養成良好的飲食習慣，飲食要定時定量，體瘦者應該增加營養。

4 宜選用黃耆、黨參、人參、絞股藍、升麻、山藥、紅棗、蓮子、葛根、蜂王漿、猴頭菇、竹蓀等製作藥膳進行調理。

5 宜積極加強體育鍛鍊，比如散步、練氣功、打太極拳等，可增強體力和胃壁張力。

1 忌食生冷寒涼食物，炎熱的夏季也應忌食生冷瓜果。

2 忌食辛辣、香燥的食物。

3 忌食較硬、體積較大和油膩的食物。

4 忌大量飲用水及各種飲料。

食材宜忌

饅頭、軟米飯、麵條、高麗菜、紅蘿蔔、猴頭菇、優酪乳、山楂、紅棗、杏仁、鮮藕汁、雞肉、魚肉、羊肉、蛋類等。

肥肉、動物油、糯米飯、粽子、湯圓、年糕、牛排、炸丸子、花生、蠶豆、濃茶、酒類、咖啡、辣椒、生蔥、生蒜、芥末等。

辣椒味道過於刺激，會加快胃腸蠕動，加重胃下垂症狀，不宜食用。

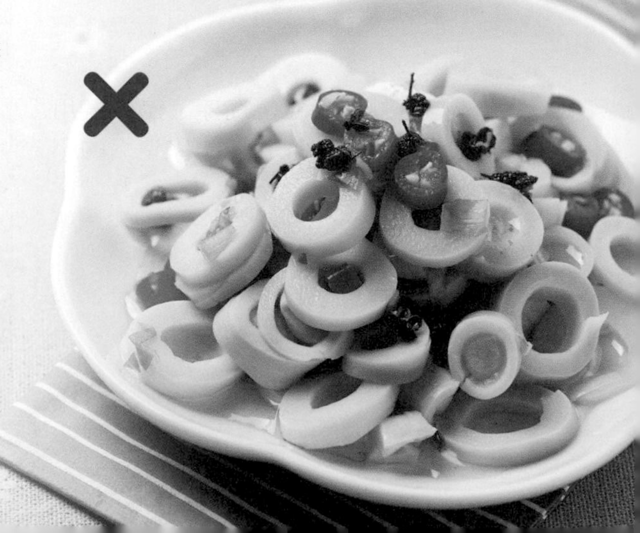

將白參3克、南沙參10克分別揀雜，洗淨晒乾或烘乾，切成飲片，同放入水杯中，用剛煮沸的開水沖泡，加蓋焖15分鐘，當茶飲服。

益氣養陰、健脾和胃，主治氣陰兩虛型胃下垂，對中老年氣短乏力、體弱困頓、口乾唇燥、納食不振的胃下垂患者尤為適宜。

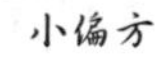

小偏方

雙參益胃茶

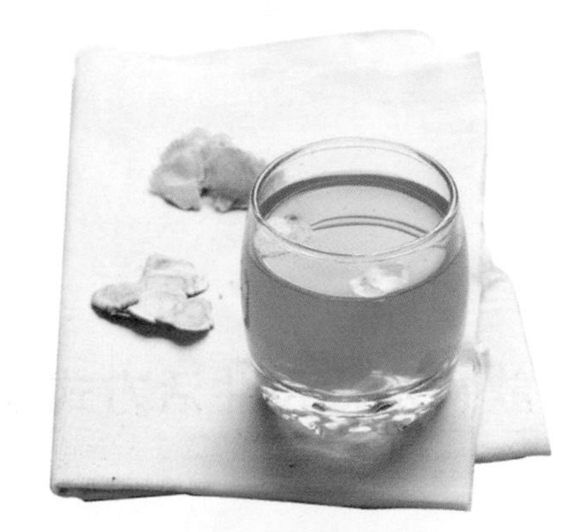

養胃靠食療

紅蘿蔔小米粥

材料　紅蘿蔔、小米各100克。

做法　❶ 紅蘿蔔洗淨，切成1公分角丁備用。❷ 小米洗淨，備用。❸ 將紅蘿蔔丁和小米一同放入鍋內，加清水，大火煮沸。❹ 轉小火煮至紅蘿蔔綿軟，小米開花即可。可加少許蔥花點綴。

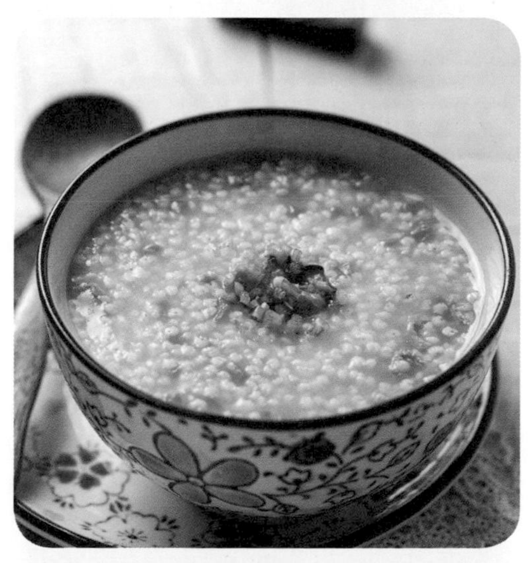

養胃功效　小米含多種維他命，營養價值很高，具有補血、健腦的功效，適宜身體虛弱的胃下垂患者食用。

紅棗蓮子小麥粥

材料　小麥100克，紅棗6個，蓮子10克。

做法　❶ 將小麥洗淨，並加清水浸泡約1小時。❷ 紅棗洗淨，蓮子要用溫水洗淨，備用。❸ 將泡過的小麥連同清水一起放入鍋內，再放入紅棗和蓮子，先以大火煮沸，再轉小火煮成稍微黏稠的粥即可。

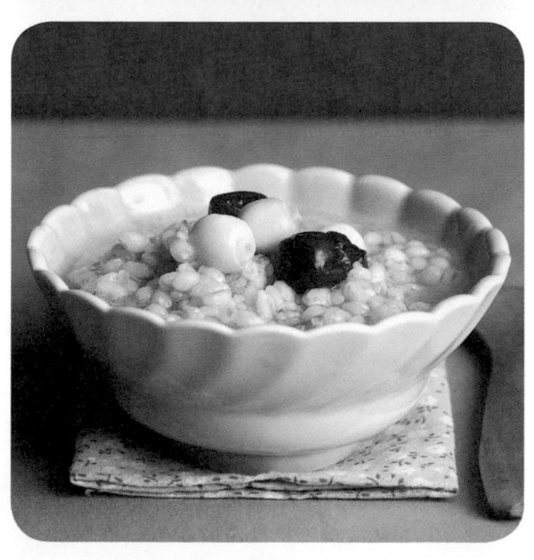

養胃功效　小麥具有健脾益氣的功效，對脾胃虛弱引起的胃下垂，以及體虛多汗、心慌失眠等症也有較好的輔助食療功效。

消化不良

消化不良是一種臨床症候群，是由胃動力障礙所引起的疾病。消化不良主要分為「功能性消化不良」和「器質性消化不良」。其病在胃，涉及肝脾等臟器，應以疏肝理氣、消食導滯等法治療。

飲食選擇及生活方式宜忌

1 宜吃含消化酶、清淡的食物，和新鮮蔬菜、水果。

2 飲食應以溫、軟、淡、素、鮮為宜，做到定時定量，少量多餐。

3 宜攝入含蛋白質或鈣質較多的食物。

4 宜積極參加一些適當的鍛鍊，可以增強自身的免疫力和消化功能。

5 宜保持樂觀情趣，養成有規律的生活習慣。

1 忌吃高脂肪食物，如堅果、肥肉等。

2 忌吃辛辣刺激、易脹氣不消化、堅硬油膩的食品，烹飪時不宜放桂皮、花椒等香辛調料。

3 忌吃過冷、過燙、過硬、過辣、過黏的食物。

4 忌暴飲暴食，更忌菸酒。

食材宜忌

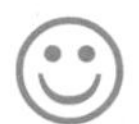

軟米飯、蘿蔔、菠菜、南瓜、豆腐、雞蛋、乳類、乳製品、瘦肉、魚蝦、雞蛋黃、鹹雞蛋、松花蛋、山楂、番茄、白菜、白蘿蔔、蘋果等。

乾果類、乾豆類，及肥肉、洋蔥、馬鈴薯、紅薯、菸酒、螃蟹、牡蠣、蚌等。

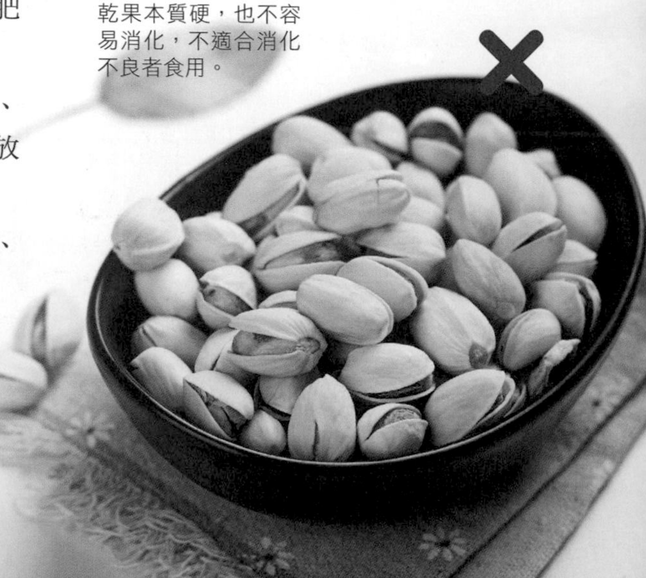

乾果本質硬，也不容易消化，不適合消化不良者食用。

焦山楂、焦麥芽、焦神曲各5～10克，大麥茶15克，水3碗，一同煮開，再煮10分鐘，代茶飲，連服5～10劑。

焦三仙有開胃消食的功效，可增強胃動力，與大麥茶搭配，是改善消化不良症的良方。

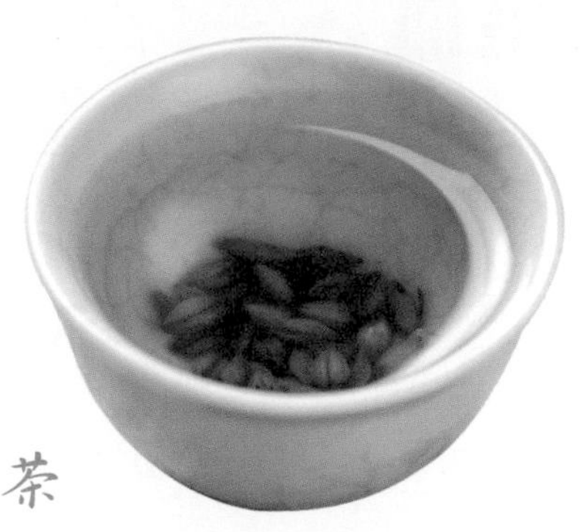

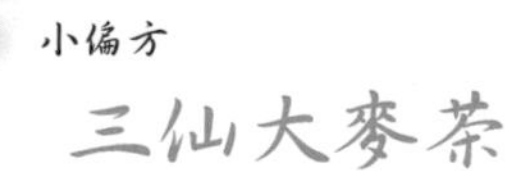

養胃靠食療

紅棗大麥飯

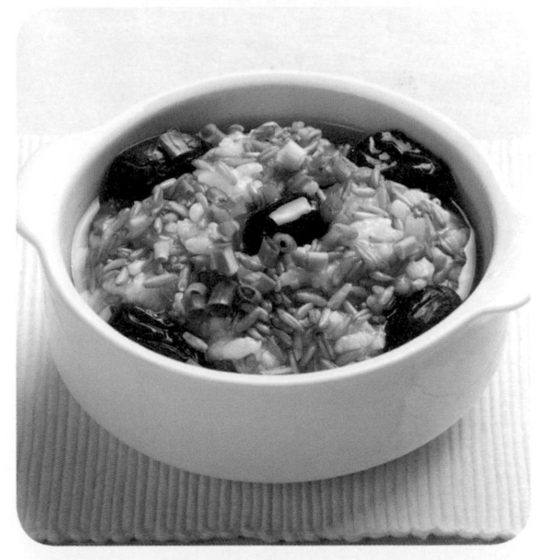

材料　白米100克，大麥50克，紅棗8枚。

做法　❶ 大麥洗淨，用清水泡2小時；白米洗淨，用清水泡1小時；紅棗洗淨備用。❷ 將白米、大麥、紅棗放入砂鍋中，加適量水，大火燒開後改小火煮5分鐘，關火燜20分鐘即可。可加少許蔥花點綴。

養胃功效 大麥含有豐富的膳食纖維，具有益氣、寬中、助消化、平胃止渴、消渴除熱等作用，適宜消化不良者食用。

田園蔬菜粥

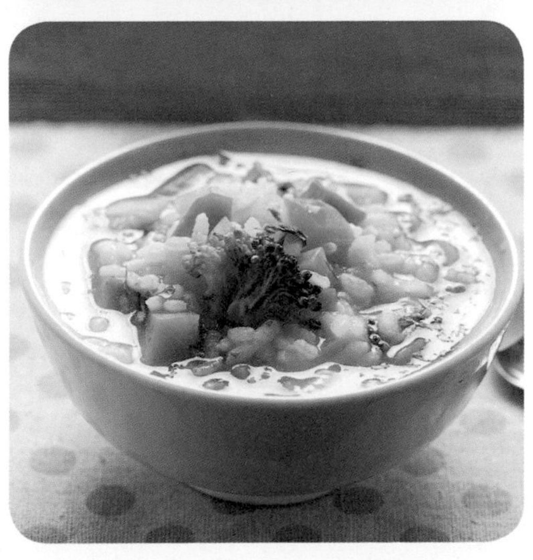

材料　紅蘿蔔、綠花椰菜、油菜各20克，白米60克，鹽適量。

做法　❶ 紅蘿蔔、綠花椰菜、油菜分別洗淨，切丁；白米淘洗乾淨。❷ 鍋中加足量水，大火燒開，放入米，小火熬煮至六成熟，放入紅蘿蔔、綠花椰菜、油菜煮至粥成。❸ 調入適量鹽即可。

養胃功效 含有豐富的維他命，易消化，容易被人體吸收，有助於受傷的胃腸黏膜恢復。

胃出血

胃出血俗稱「上消化道出血」，有40%以上是由胃及十二指腸潰瘍導致，多因工作過度勞累、日常飲食不規律、情緒異常緊張等原因造成，或者是由於精神上受到較大的刺激，致使血管充血而造成胃出血。胃出血症狀多以嘔血和便血為主。患者嘔血前有噁心感，便血前有便意明顯，便後雙眼發黑、心慌，甚至暈厥，面色蒼白、口渴、脈快無力，血壓下降等。胃出血患者應在正規醫院接受治療後，並接受醫師關於飲食的安排。活動性出血停止後，才可進行飲食調養。

飲食選擇及生活方式宜忌

1 飲食宜清淡，多食水果、蔬菜，多飲水。

2 宜規律飲食，三餐定時定量。

3 宜少量多餐，不可暴飲暴食。

4 宜以易於消化的烹調方式為主，如蒸、煮、燉等。

5 宜保持良好的精神狀態，因為長期處於壓力下或不良情緒中會加重病情。

1 忌食辛辣、煎炒、油炸、烈酒等不易消化和刺激性的食物。

2 嘔血的患者忌進食任何食物，以防進食嘔吐或嘔血造成窒息。

3 忌工作、生活壓力過大或經常處於不良情緒中。

食材宜忌

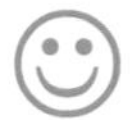

濃米湯、豆漿、蛋羹、藕粉、果汁、饅頭、軟米飯、爛麵條、粥、蘇打餅乾、無糖蛋糕、魚肉、肉泥、質地較嫩的新鮮蔬果等。

粗糧、雜豆、粗膳食纖維的蔬果、茶、咖啡、酒、辣椒、芥末、咖哩、臘肉、香腸、鹹菜等。

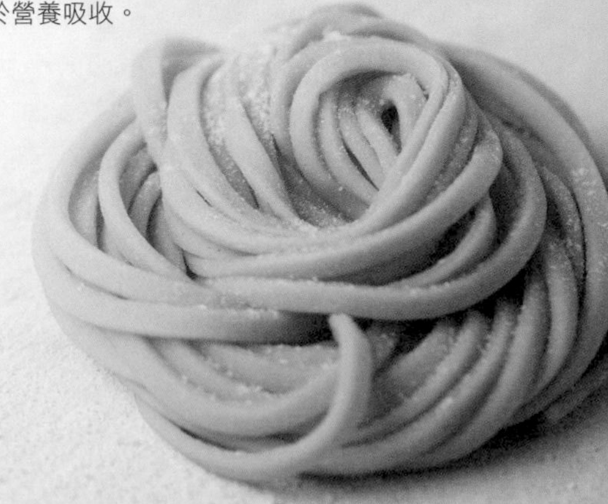

煮麵條時，宜將麵條煮得軟爛一些，適當加些青菜末，有助於營養吸收。

鮮藕汁1小杯，三七粉5克，生雞蛋1顆。鮮藕汁加水適量煮沸，三七粉與生雞蛋調勻入沸湯中，加少量油鹽，調勻食用。

每日兩餐佐食用，可涼血化瘀，對胃熱出血有一定輔助治療效果。

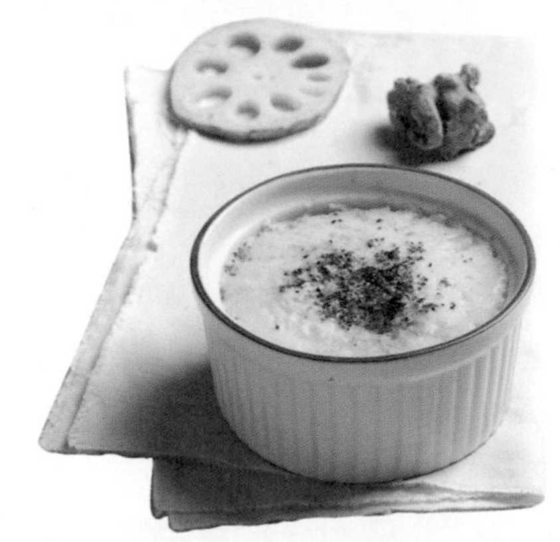

小偏方

三七藕蛋羹

養胃靠食療

藕汁郁李仁蒸蛋

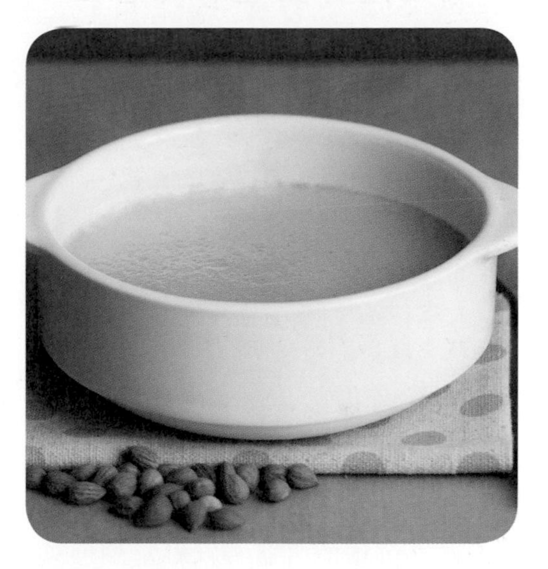

材料　雞蛋1顆，郁李仁8克，藕汁、香油、鹽各適量。

做法　❶ 將郁李仁洗淨，與藕汁調和。❷ 將雞蛋打入碗中，加適量水和鹽，與郁李仁、藕汁調勻。❸ 將食材放入蒸鍋蒸熟，取出，淋少許香油即可。

養胃功效 郁李仁具有潤燥滑腸的功效，雞蛋有補益氣血、補脾和胃的功效，蓮藕可清熱解毒。三者搭配營養豐富，是胃出血患者的食療佳品。

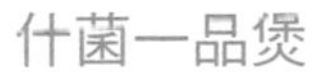

什菌一品煲

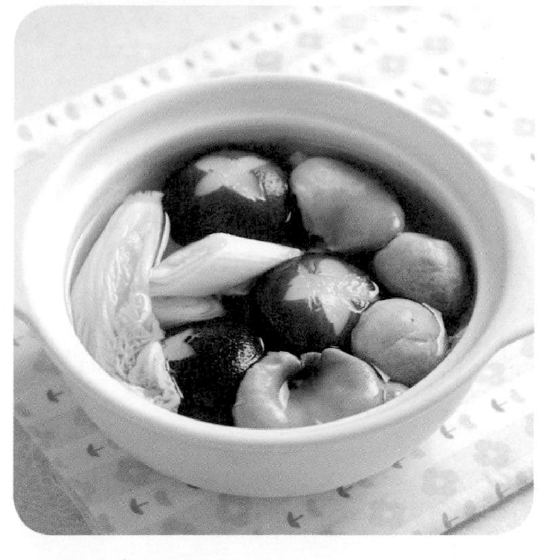

材料　猴頭菇、草菇、平菇、乾香菇各20克，白菜心、蔥段、鹽各適量。

做法　❶ 乾香菇泡發後洗淨，切去蒂部，劃出花刀；平菇洗淨切去根部；猴頭菇和草菇洗淨後切開；白菜心掰成小棵。❷ 鍋內放入清水或素高湯、蔥段，大火燒開。❸ 再放入香菇、草菇、平菇、猴頭菇、白菜心，轉小火煲10分鐘，加鹽調味即可。

養胃功效 具有開胃作用，適合胃出血患者食用。

胃結石

胃結石是人體胃部異常礦化所致，一種以鈣鹽或脂類積聚成形而引起的疾病。大多由於食入的某種動植物成分、毛髮或某些礦物質在胃內不被消化，凝結成塊而形成，常見者多為柿子、黑棗、山楂等物。胃結石形成後，大多數患者有上腹不適、脹滿、噁心或疼痛感；有些患者有類似慢性胃炎的症狀，如食慾不振、上腹部脹、鈍痛、反酸、燒心等。

飲食選擇及生活方式宜忌

1 宜多喝開水，水能增進代謝，有助於預防結石生成。

2 宜吃富含多種礦物質的食物。

3 飲食宜保持規律，飲食的種類也要科學均衡，主食和輔食適當搭配。

4 宜及時接受胃鏡檢查和相關治療，防止病情惡化。

5 宜多運動。運動能幫助鈣質流向它應沉積的骨骼，宜經常到戶外走走。

1 忌吃草酸鹽含量高的食物，攝入過高的草酸鹽易導致胃結石。

2 忌空腹吃橘子、山楂、優酪乳、番茄、柿子、冷飲等。

3 忌暴食暴飲，更忌酗酒、抽菸，應調整好生活狀態。

4 避免進食肥甘厚膩、辛辣刺激的食物，以免刺激胃部。

食材宜忌

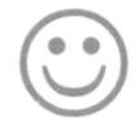

軟米飯、麵條、粥、蘇打餅乾、油菜、白菜、香菇、木耳、銀耳、蘋果，以及其他低脂、低鹽食物。

山楂、黑棗、柿子、椰子、海帶，以及草酸含量較高的食物，尤其注意避免空腹食用。

如草莓、菠菜等含有豐富的草酸，要避免空腹食用。

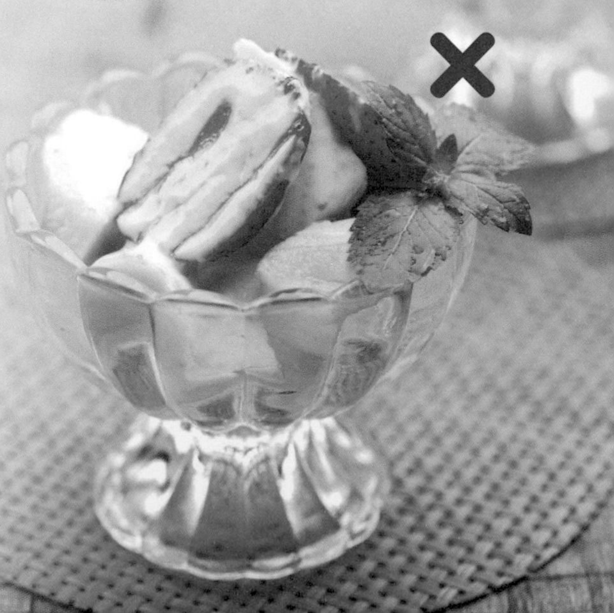

白米70克和薏米20克洗淨泡發，白茯苓10克與紅棗3顆均洗淨，一起加清水以大火煮開。待煮至濃稠時，調入白糖拌勻即可。

茯苓具有益脾和胃、寧心安神的功效，可用來緩解嘔吐、腹瀉、小便渾濁、心悸健忘等症。

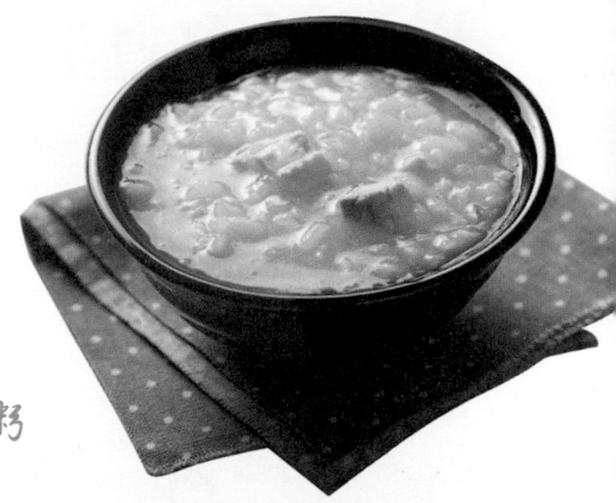

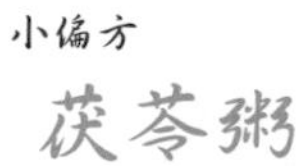

小偏方

茯苓粥

養胃靠食療

麻醬茄子

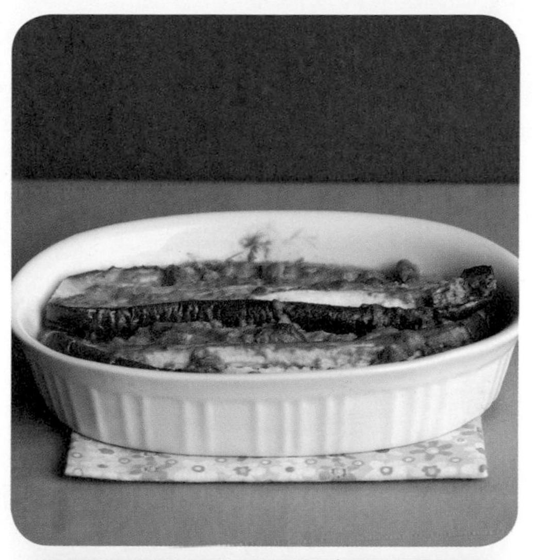

材料　茄子2根，大蒜2瓣，芝麻醬50克，鹽、香油各適量。

做法　❶ 將蒜頭洗淨拍碎，切成末；茄子洗淨，切成條狀。❷ 將芝麻醬、鹽、香油、蒜末拌勻。❸ 將茄子裝入盤中，淋上拌勻的調料，入鍋蒸8分鐘即可。

養胃功效 茄子具有活血化瘀、清熱消腫的功效，可改善因胃結石而出現的胃部不適症狀。

清燉雞湯

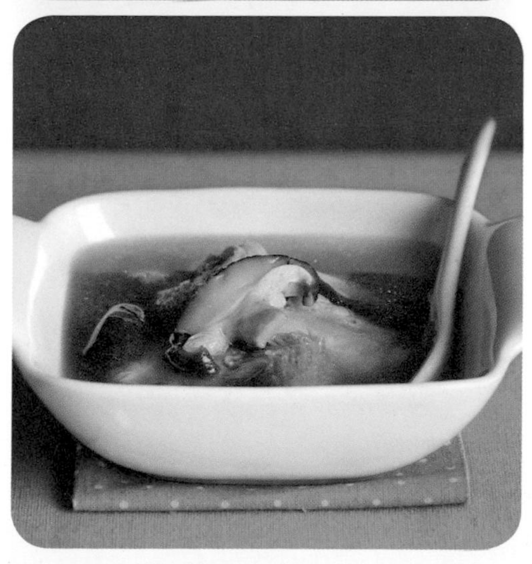

材料　鴨肉300克，蔥白5克，生薑、料酒、鹽各適量。

做法　❶ 將鴨肉洗淨，切塊；生薑洗淨，拍松；蔥白洗淨，切段。❷ 湯鍋置火上，下油燒熱，放入鴨塊、蔥白、料酒、生薑，爆炒10分鐘，起鍋盛入砂鍋內。❸ 在砂鍋內加入清水，置小火上清燉3小時，然後加鹽調味即可。

養胃功效 本品養陰生津、補氣健脾，適合胃結石患者食用。

逆流性食道炎

逆流性食道炎是由胃、十二指腸內容物逆流入食道引起的食道炎症性病變。中醫認為其與情緒不暢、氣機上逆有一定關係。另外與寒邪犯胃、脾胃虛弱等也有關係。可以從疏肝和胃、通降胃氣著手來進行調理。

飲食選擇及生活方式宜忌

1 宜吃不易促進胃液分泌而熱量較高的食物，如米飯、燕麥粥等。

2 宜吃清淡、易消化的食物。

3 宜少量多餐，吃低脂飲食，可減少進食後出現逆流的症狀。

4 宜保持心情舒暢，增加適宜的體育鍛鍊。

5 宜儘量減少會增加腹內壓的活動，如過度彎腰，穿緊身衣褲，紮緊腰帶等。

1 忌食高脂肪的飲食，以免促進膽囊收縮素釋放，導致胃腸內容物逆流。

2 忌吃辛辣、生冷等刺激性食物。

3 忌菸酒，尤其不宜飲烈性酒。

4 晚餐不宜吃得過飽，避免餐後立刻平臥。

食材宜忌

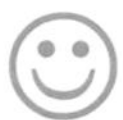

米飯、芍藥粥、燕麥粥、牛奶、小米、薏米、糯米、燕麥片、冬瓜、白蘿蔔、紅蘿蔔、香菇、綠茶、木耳、菱角、山藥、甘蔗等。

檸檬汁、咖啡、巧克力、柑橘類水果、番茄、胡椒粉、紅薯、蛋糕。

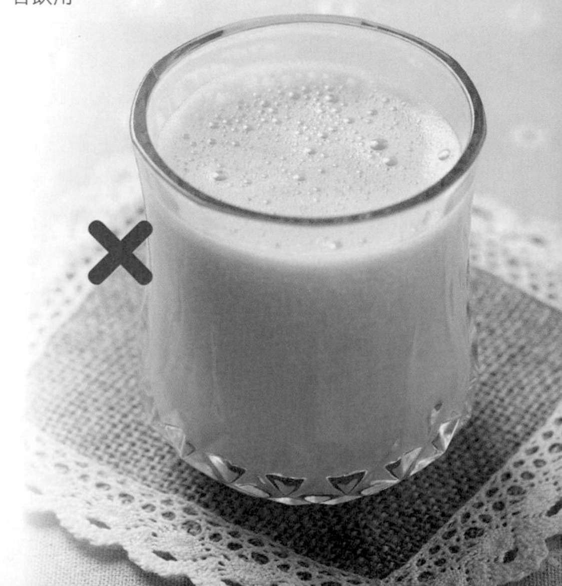

檸檬汁口味酸，刺激性強，不適合胃病患者飲用。

芍藥花6克，白米、白糖各適量。白米淘洗乾淨，和芍藥花一同煮粥，等其涼溫後，加適量的白糖調味即可食用。

芍藥粥既能養血柔肝，又能疏肝，經常食用發揮活血化瘀功效，適合逆流性食道炎患者食用。

小偏方

芍藥粥

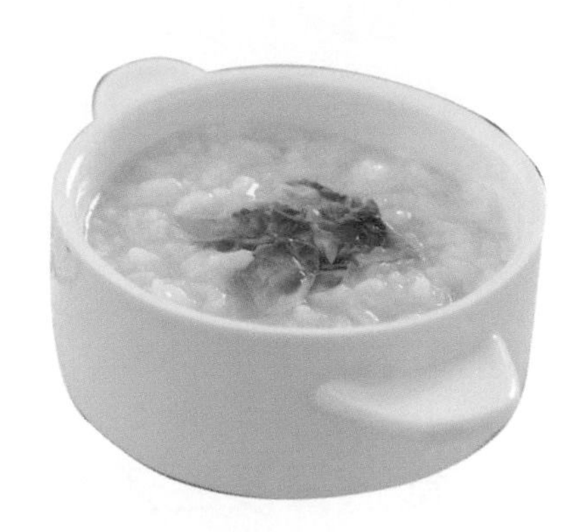

養胃靠食療

薺菜粥

材料　鮮薺菜50克，白米100克，鹽適量。

做法　❶ 將鮮薺菜擇洗乾淨，切成段。❷ 將白米淘洗乾淨，放入鍋內，煮至將熟。❸ 把薺菜放入鍋內，用小火煮至熟，以鹽調味即可。

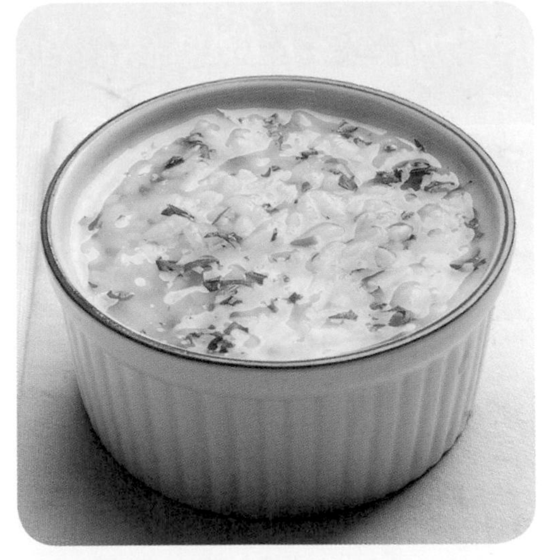

養胃功效　薺菜可增強大腸蠕動，促進排便，具有健脾利水、止血解毒的功效，對逆流性食道炎有一定緩解作用。

牛奶山藥麵糊

材料　牛奶250克，山藥、麵粉各30克

做法　❶ 山藥去皮，洗淨，切成丁。❷ 山藥丁與適量清水一起放入鍋中，小火燉煮至山藥熟。❸ 倒入牛奶，調入麵粉，攪拌成糊狀，煮沸即可。

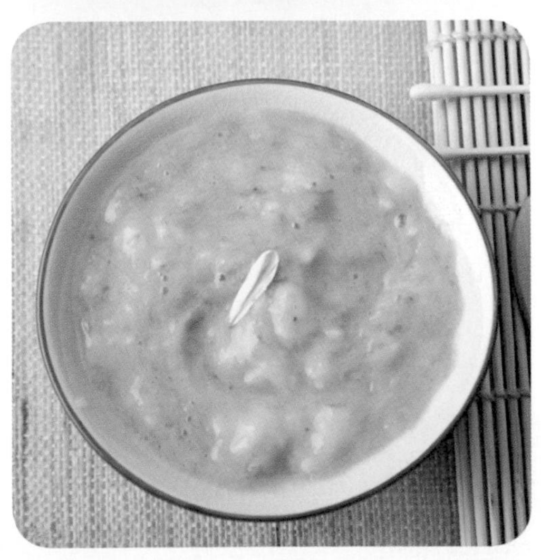

養胃功效　山藥、牛奶能保護胃黏膜，促進胃消化，有助於緩解胃部炎症，減少食物逆流出現。

胃癌

胃癌是源自胃黏膜上皮的惡性腫瘤，是威脅人類健康的一種常見病。早期胃癌多無症狀或僅有輕微症狀。當臨床症狀明顯時，病變已屬晚期。因此，要十分警惕胃癌的早期症狀，以免延誤診治此外，在飲食上也要多加注意，保護胃黏膜。在胃癌恢復期，飲食上宜吃些易消化、富有抗氧化作用的，有助於增加體力，促進身體康復。

飲食選擇及生活方式宜忌

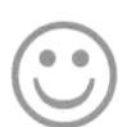

1 宜多吃能增強免疫力、抗胃癌作用的食物，如山藥、扁豆、薏米。

2 宜加強營養，多吃新鮮蔬菜水果。

3 宜少量多餐，每天四五次，從流質、半流質到軟食慢慢增加。

4 宜養成定時、定量的飲食習慣。

5 宜細嚼慢嚥，減輕胃的負擔。

6 宜每天輕揉腹部 15 分鐘左右，早晚各一次，可幫助胃吸收和消化。

1 忌食辛香走竄的食品，如香菜、孜然、胡椒、辣椒、蔥、芥末、蒜等。

2 忌食肥膩生痰食品，如肥肉、肥雞、肥鴨，以及各種甜食、奶油、乳酪等。

3 忌菸酒；忌吃黴變食物；忌生硬、粗糙刺激之物。

食材宜忌

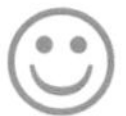

穀類、蛋類、乳類及其製品、瘦肉類、淡水魚、菌類、豆製品、紅蘿蔔、番茄、紅薯、深綠色蔬菜、芝麻、新鮮水果等。

生蔥、生蒜、薑、花椒、辣椒、桂皮、咖啡、濃茶、酒、粗糧、雜糧以及煎、炸、煙燻、醃製、生拌食物等。

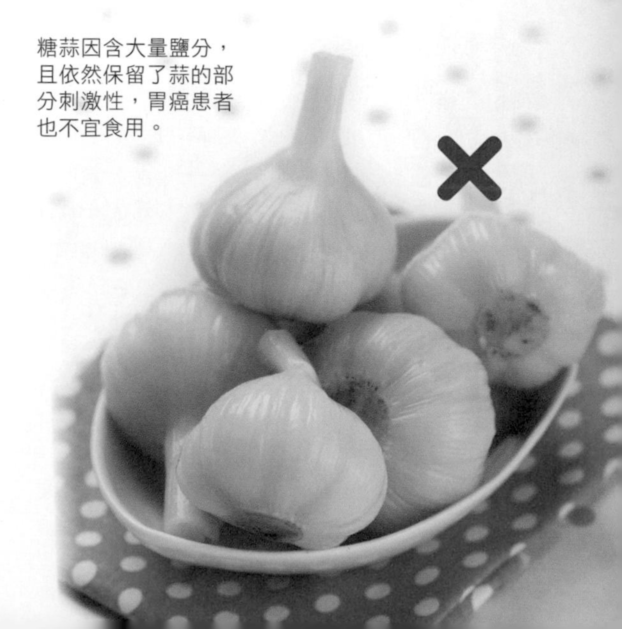

糖蒜因含大量鹽分，且依然保留了蒜的部分刺激性，胃癌患者也不宜食用。

豆腐100克洗淨切塊備用。坐鍋點火，紅糖60克用清水衝開，加入豆腐，煮10分鐘後即成。

豆腐補脾益胃、清熱解毒，且營養豐富；紅糖可溫中補脾。二者搭配食用，有助於胃癌的恢復。

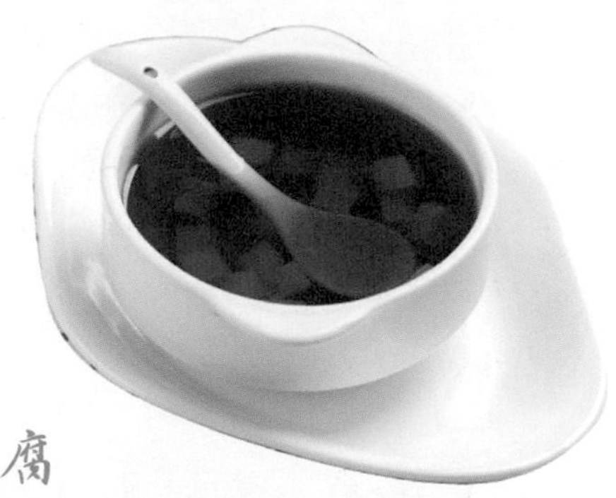

小偏方

紅糖煲豆腐

養胃靠食療

薏米冬瓜老鴨湯

材料　老鴨半隻，薏米100克，冬瓜500克，鹽適量。

做法　❶ 老鴨洗淨去油脂，剁大塊；冬瓜去皮切大塊；薏米浸泡備用。❷ 炒鍋不放油，將鴨塊放入，翻炒至變色，繼續翻炒。❸ 將炒好的鴨塊轉入砂鍋，放入足量開水及泡好的薏米，燒開，再轉小火燉1小時。❹ 加入冬瓜和少許鹽，中火再燉20分鐘。

養胃功效　有清熱利濕的功效，能補充優質蛋白質，適合胃癌患者恢復期食用。

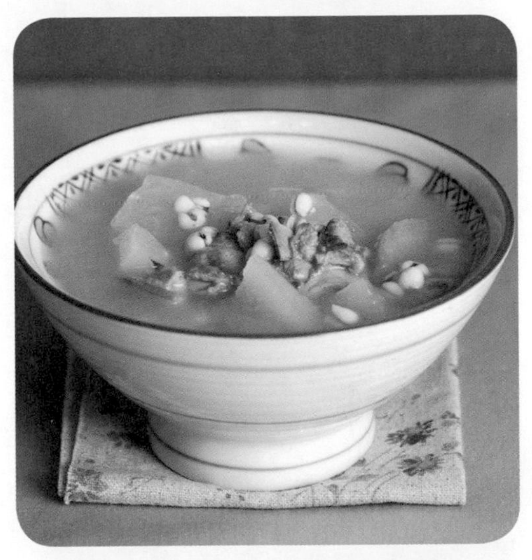

清炒紅蘿蔔絲

材料　紅蘿蔔500克，鹽、料酒各適量。

做法　❶ 將紅蘿蔔洗淨，去根，切細條狀。❷ 鍋置火上，下油，用中火燒至五六成熱時，倒入紅蘿蔔絲煸炒，烹入料酒，加入鹽，添少許清水燜一會兒，之後翻炒均勻即可。

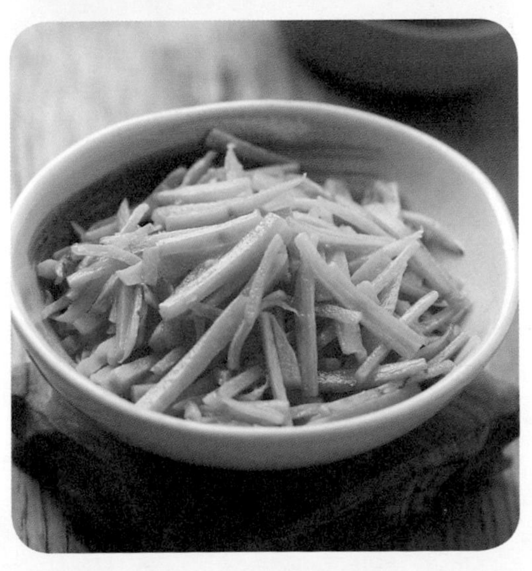

養胃功效　紅蘿蔔能夠活血化瘀、理氣通經，有助於增強身體的免疫力，具有抗癌的功效，適合瘀血內結型的胃癌患者食用。

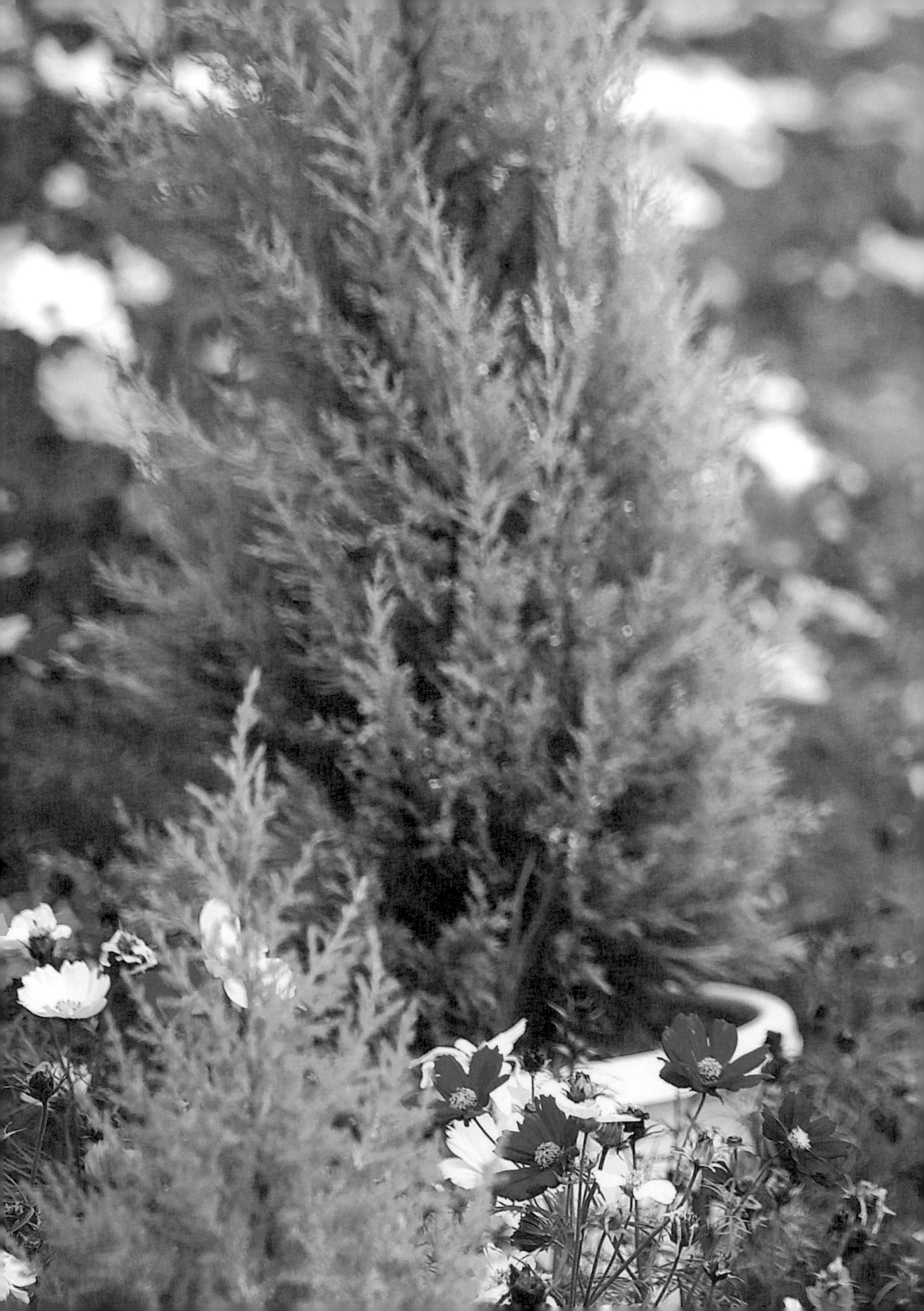

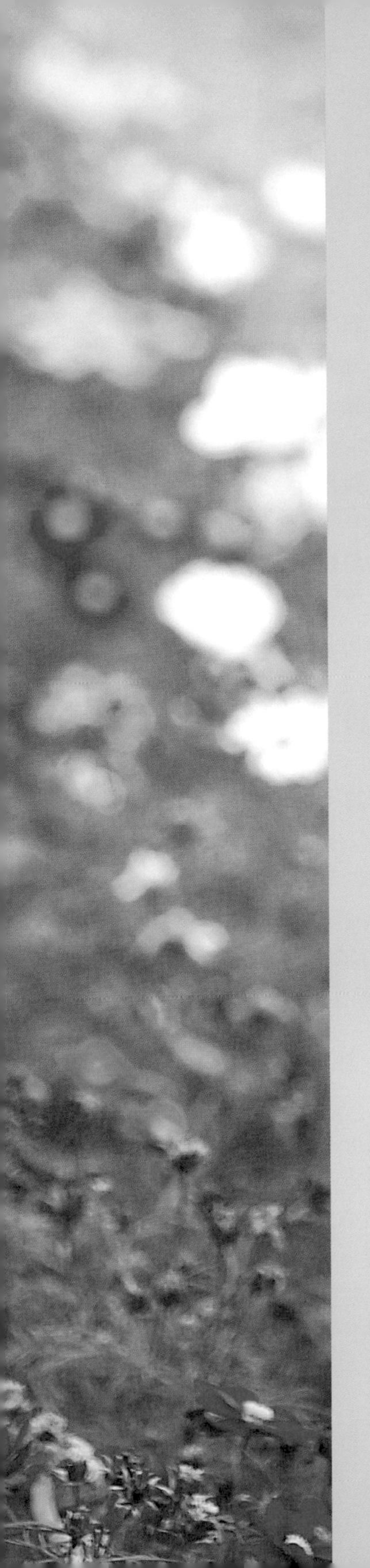

第六章 養胃也要好心情

據世界衛生組織統計，慢性胃腸病患中，二十到四十五歲的年輕人是高發人群。而且臨床發現，在消化內科就診的患者中，追溯病史發現，大約有七成跟情緒有關。切記，千萬別讓壞情緒傷害了你的胃！

心情不好，胃腸必然受影響

情緒好壞胃先知

在日常生活中，我們都會有同樣的感受：心情好時，吃粗茶淡飯都很香；心情不好時，山珍海味也會苦澀難嚥。可見，胃腸的功能對情緒非常敏感。其實，胃就是我們情緒變化的晴雨錶，或者可以稱之為「情緒胃」。

壞情緒帶來壞腸胃

日常生活中，很多人都會出現腸胃不舒服的情況，但他們很少想到這些症狀跟突發事件、人際關係持續緊張、長期工作壓力、焦慮情緒有關。

研究發現，在每一天，甚至每一分鐘，胃的功能都受到情緒的影響並且影響十分明顯，氣憤、恐懼、激動、焦慮等情緒可使胃液的分泌量增加，酸度增高；而憂鬱、悲傷、失望等情緒，則使胃液分泌量減少，酸度下降，胃的運動減慢。無論酸度升高還是下降都會讓胃不舒服。

鬧情緒也會引發一些胃腸疾病。一般來說，情緒波動引起消化機能的變化，隨著情緒的平息，會恢復正常，不至於引起胃腸疾病。但是，過分強烈或持久的不良情緒，有可能引起胃腸疾病。最常見的是消化不良、腹脹、便祕或腹瀉等功能性腸胃病，嚴重的還會引起潰瘍病，甚至是胃腸道腫瘤。

三劑「良藥」調理「情緒胃」

所以胃腸不好的人，調節情緒十分重要。那應該怎樣去調理呢？

一杯熱飲料：柚子茶、巧克力、咖啡……什麼熱飲都成。當熱力進入體內，四肢百骸都被撫慰了一遍，腸胃中的「委屈」也降到了最低點，你會感覺承受的負面情緒壓力小了，胃也舒服多了。

一份愛心甜點：甜味是我們最初的、本能的味覺，吃甜食時，身體會感覺受到鼓勵和誇獎。所以，當你累了或情緒低落時，尤其是忙得無法好好吃頓正餐或沒有胃口時，不妨用一份甜點來安慰下自己。

盡情地傾訴：有最親密的人陪在身邊，你可以把今天遇到的「不高興」全說出來，或者不用說，兩個人一起做點什麼，煩躁的情緒也會消減很多，自然，你的胃也會舒服很多。

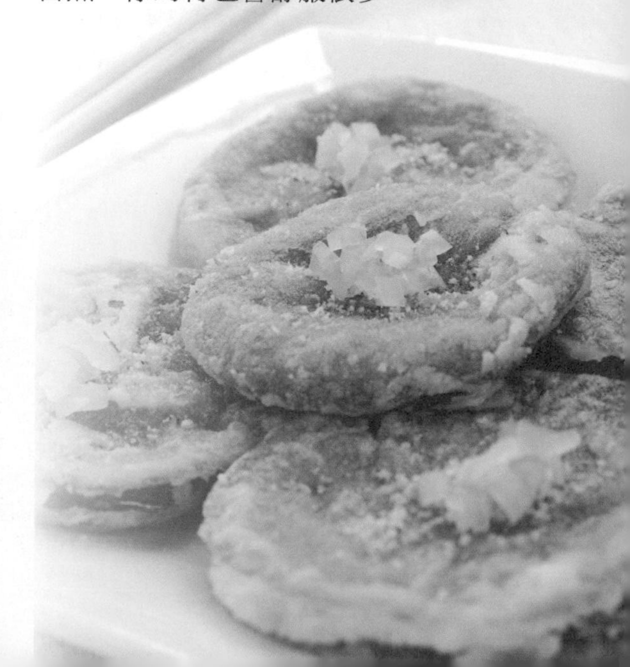

時常在包裡備一些甜點、零食，偶爾吃一點，不僅會愉悅情緒，還會保護你的胃。

壓力太大，胃腸也會不消化

不良影響通過胃腸體現

我們都有過這樣的經歷，特別忙或者情緒低落時，往往也沒有食慾，其實這與思慮傷脾有關。

中醫認為，思慮傷脾，即想得太多、精神壓力大則會傷害脾胃。現代生活節奏快，工作繁忙，壓力過大，壓抑在心中的不良情緒會在自己還沒有意識到的情況下通過胃腸反映出來。

無名胃病

一項以 20 ～ 40 歲白領、公務人員、醫生等人群為主的 1,600 餘人的查詢結果顯示，超過 90% 的人曾出現過胃不適的現象，其中，30% 的人經常胃疼，5% 的人甚至每天都會胃疼。其中一部分人去醫院檢查胃不適的原因，而結果顯示胃功能沒有病變，長期的胃部不適竟然是「無名胃病」。

究其原因，以上人群都屬於高壓人群，每天面對繁重的工作，大腦和身心長時間處於高度緊張的狀態。壓力過大導致胃腸不能夠專注地進行自己的工作，輕則沒有食慾、茶飯不香，重則導致消化不良、便祕等胃腸疾病。

午飯前散散步

面對繁重的工作，感到「壓力山大」的上班族們如何改善這種狀況呢？工作不能不做，競爭的壓力一時卸不下來，偶爾的胃部不適挺一挺就緩解了……找不到根本的解決辦法。

其實，只要抽出 10 分鐘的時間，給緊張的心情放個小假就可以了。午飯前，不要急著去吃飯，可以先在戶外站立、散步，或在屋裡站一站、舒展舒展筋骨，讓眼睛、大腦和身心都遠離電腦和工作，平靜一下心情，暫時忘記緊張的情緒，專注到吃午飯這件事上來，胃腸會收到大腦傳遞的資訊，然後開始運作起來。這樣的模式有助於胃腸的保護，也利於消化吸收食物營養。

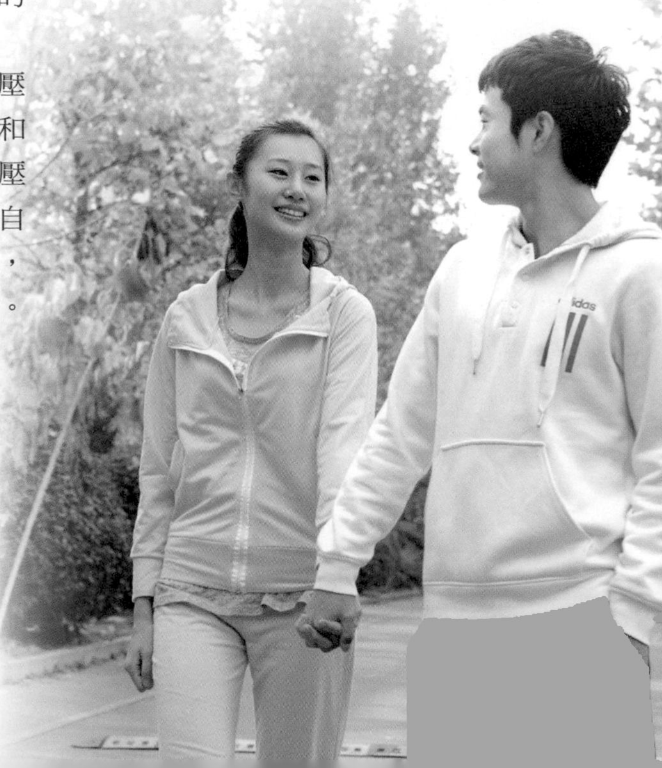

午飯前，抽出10分鐘散散步，然後再吃飯，有助於保護胃腸。

怒傷肝，脾胃一定受牽連

肝失調達易導致脾胃不和

「怒傷肝」指的是生氣發怒會傷肝。但傷肝為何又會波及脾胃呢？

中醫認為，肝主疏泄，喜條達，是調暢全身氣機的，肝氣條達才能通而不滯、散而不鬱。但同時，肝鬱則脾虛，肝氣鬱結了，就會橫逆犯脾，脾氣本來就虛，又兼肝氣所犯，氣機鬱滯，就會出現運化失常。

現代人生活與工作壓力都比較大，最容易肝失條達，而肝失條達，則導致脾胃不和，出現食慾不振、四肢無力等問題。

經常聽到有人說自己的肚子老是往上反氣、腹脹，有時吃完飯還感覺餓，但肚子卻是鼓鼓的，吃了一些治療胃腸疾病的藥也不管用。這其實是肝先出問題了，才導致的脾胃不好。因此，在這種情況下，必須先養好肝。肝的問題好了，脾胃才能正常運行。

如何才能做到脾胃和肝同養？

很多愛生悶氣的人最容易導致肝鬱氣滯，這時最好多按摩一下肝經上的太衝穴。太衝穴是肝經的原穴，也是人體的「消氣穴」。刺激太衝穴能很好地調動肝經的元氣，使肝的功能正常。

快速取穴：太衝穴在足背，沿第一、第二趾間橫紋向足背上推，感到有一凹陷處即是。

按摩方法：用大拇指指腹從腳趾向腳跟方向推壓。

按揉時，從太衝穴揉到行間穴（正坐垂足，足背第一、第二趾縫端凹陷處），效果會更好。

此外，若想達到舒肝健脾胃的效果，我們還可以取足三里穴加太衝穴，或中脘穴加太衝穴，揉按以調肝和胃。

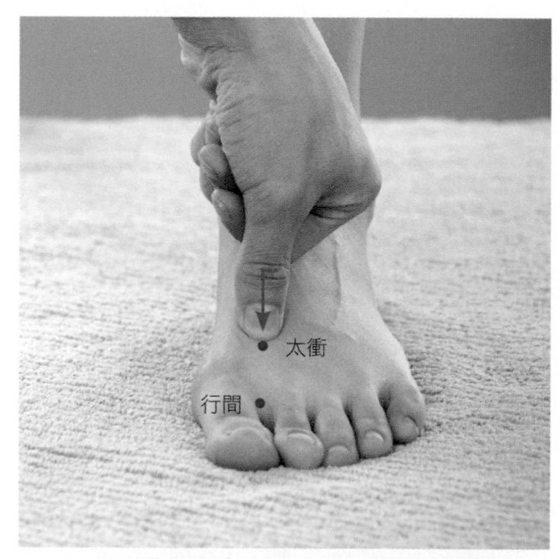

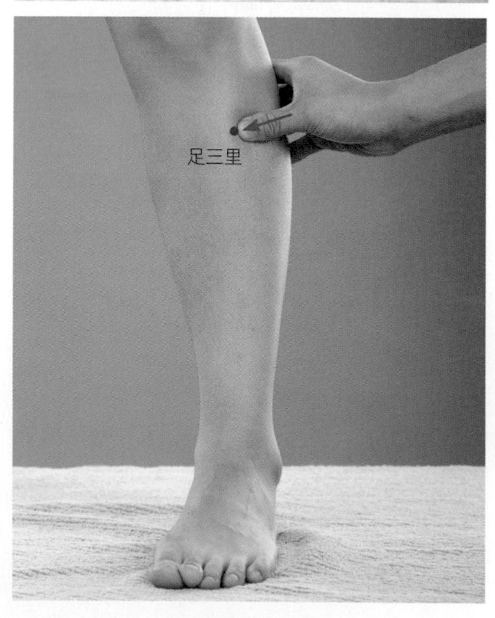

憂思過度，脾胃運化會失調

「憂傷脾」，脾不好自然影響胃口

心情憂鬱、思慮過重時，會茶飯不思，而放鬆的環境和愉快的心情則會使你胃口大開。研究發現，胃病患者中約七成患病原因跟情緒有關，而胃功能失調者，患憂鬱症等各類情緒病的機會比一般人高三、四倍。

「怒傷肝、憂傷脾、悲傷肺」，中醫認為，如果憂思過度，就會損傷脾氣，進而影響食物的消化和吸收。因此，養脾胃，需先養心情。日常生活中，不要思慮太多，「盡人事而聽天命」，心態平和積極，要相信「辦法總比困難多」。

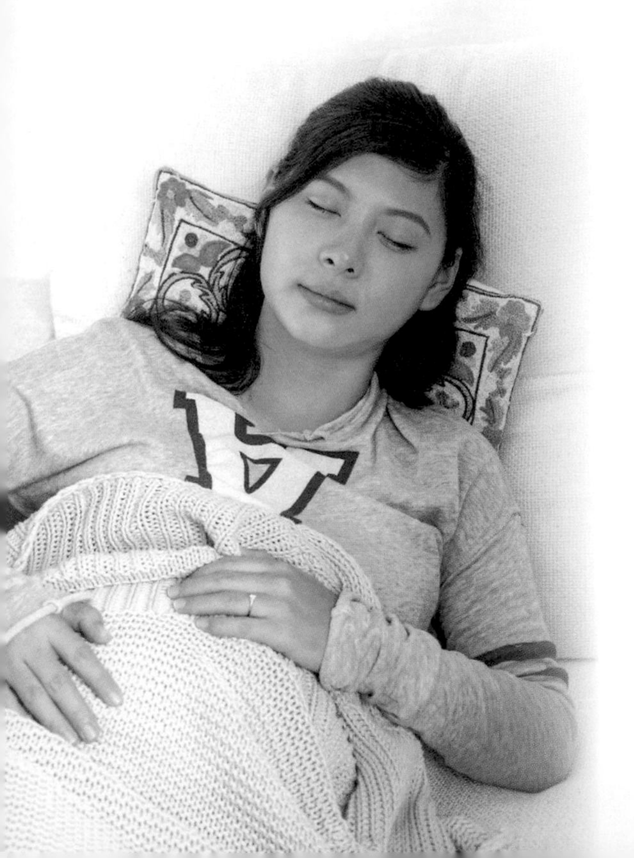

吃點甜食，趕走憂思

中醫認為，甘入脾，吃甘甜食物可補養氣血、調脾胃。屬於甘溫補脾的食物有山藥、扁豆、紅棗、山藥、紅薯等。

當然，還可以喝點白米粥，也有補中益氣、健脾和胃的功效，非常適合中氣不足、倦怠乏力、食少便溏、嘔吐泄瀉等症。

益脾食材，健脾益胃好幫手

紅薯：味甘、性平。有補脾胃、益氣力、寬腸胃的功效。

山藥：味甘、性平。有補氣健脾、養陰益肺、補腎固精的功效。

栗子：味甘、性溫。有補脾健胃、補腎強筋、活血止血的功效。

紅棗：味甘、性溫。有補益脾胃、養血安神的功效。

雞肉：味甘、性溫。有補中益氣、填精益髓的功效。

牛肚：味甘、性溫。有益脾胃、補五臟的功效。

牛肉：味甘、性平。有補脾胃、益氣血、強筋骨的功效。

鱖魚：味甘、性平。有補脾胃、益氣血的功效。

泥鰍：味甘、性平。有補中益氣、利水祛濕的功效。

心情不好的時候，和朋友出去走走，或者聊聊天也好。

壞心情，最容易引發神經性嘔吐

心情不好時，為什麼會嘔吐？

有些人在緊張、心情不好或內心有衝突的時候，會突然出現嘔吐症狀。這種嘔吐一般都與心理和社會因素有關係，而且常見於自我為中心、易受暗示、易感情用事、好誇張做作的女性身上。這就是神經性嘔吐。

神經性嘔吐指一組自發或故意誘發之反覆嘔吐的精神障礙。該病不伴有其他的明顯症狀，無明顯的器質性病變，且女性比男性多見。

如何判斷是否患有神經性嘔吐？

是否患有神經性嘔吐，其診斷主要依據以下臨床表現：

1. 自發或故意誘發的嘔吐，反覆發生於進食後，嘔吐物為剛吃進的食物。

2. 體重減輕不顯著，保持在正常體重值的 80% 以上。

3. 無怕胖的心理和減輕體重的願望。

4. 這種嘔吐幾乎每天發生，並至少已持續 1 個月。

5. 無導致嘔吐的神經和身體疾病。

心理＋藥物，綜合治療

神經性嘔吐的治療需要心理治療結合藥物治療。

通過說明與神經性嘔吐有關的心理社會性因素，幫助患者理解嘔吐的心理學意義，進行針對性的解釋、疏導、支持治療。

採用認知行為治療，厭惡治療或陽性強化等行為治療，也可減少嘔吐行為。

藥物治療方面，根據嘔吐輕重及化驗檢查水電解質、酸鹼平衡結果，進行對症支持治療，如給予維他命、能量合劑等。

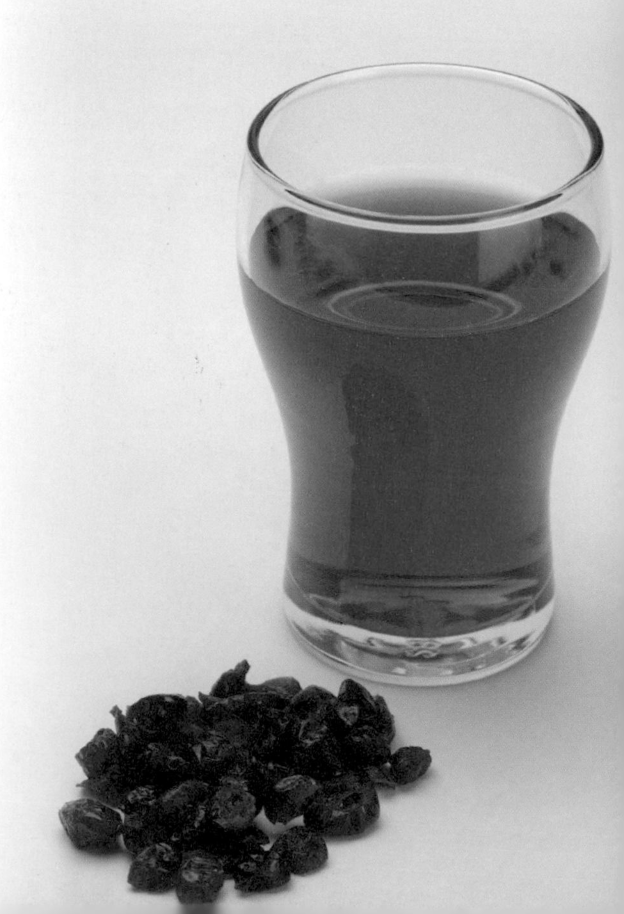

嫉妒、驚嚇引發的胃潰瘍

嫉妒會傷胃

嫉妒是人們日常生活中常見的心理情緒之一，是對他人優越地位產生不愉快的情感，如果嫉妒心理長期作祟，就會對身體健康造成嚴重的危害。

嫉妒能使皮質激素、去甲腎上腺素等激素分泌增多，並易引起人體免疫機能紊亂、大腦功能失調、抗病能力減弱。尤其是嫉妒往往還包含著怨恨、沮喪等情緒，而這些情緒會給胃部等人體臟器帶來非常大的危害。

人在嫉妒的時候，情緒一直處在處心積慮、憤懣、沮喪等狀態。這些狀態會導致大腦皮質功能失調，人體各個臟器的功能每況愈下，長期下去就會引發血壓不穩，情緒也會越發低落，最終導致食慾下降，誘發胃潰瘍。

小心，驚嚇出來的胃潰瘍

除了嫉妒，驚嚇也是引發胃潰瘍的一個主要原因。

據最新的調查研究發現，有一部分人在受到驚嚇的時候會引發胃潰瘍。研究人員稱，當人們在受到驚嚇後，交感神經興奮，血液中的兒茶酚胺水平增高，使得胃黏膜下層的動脈、靜脈開放，原本正常經過胃黏膜毛細血管的血液就會分流到黏膜下層，而不再經過胃黏膜。

這樣一來，胃黏膜的血流量慢慢減少，就會產生缺血，導致嚴重的胃黏膜損傷、壞死。同時，在胃蛋白酶和鹽酸的作用下，缺血的胃黏膜更容易被腐蝕、消化，形成潰瘍。長此以往，交感神經興奮還會引發全身性的副交感神經興奮，這將加速胃黏膜的損傷、壞死，最終引發胃出血和胃穿孔等併發症。

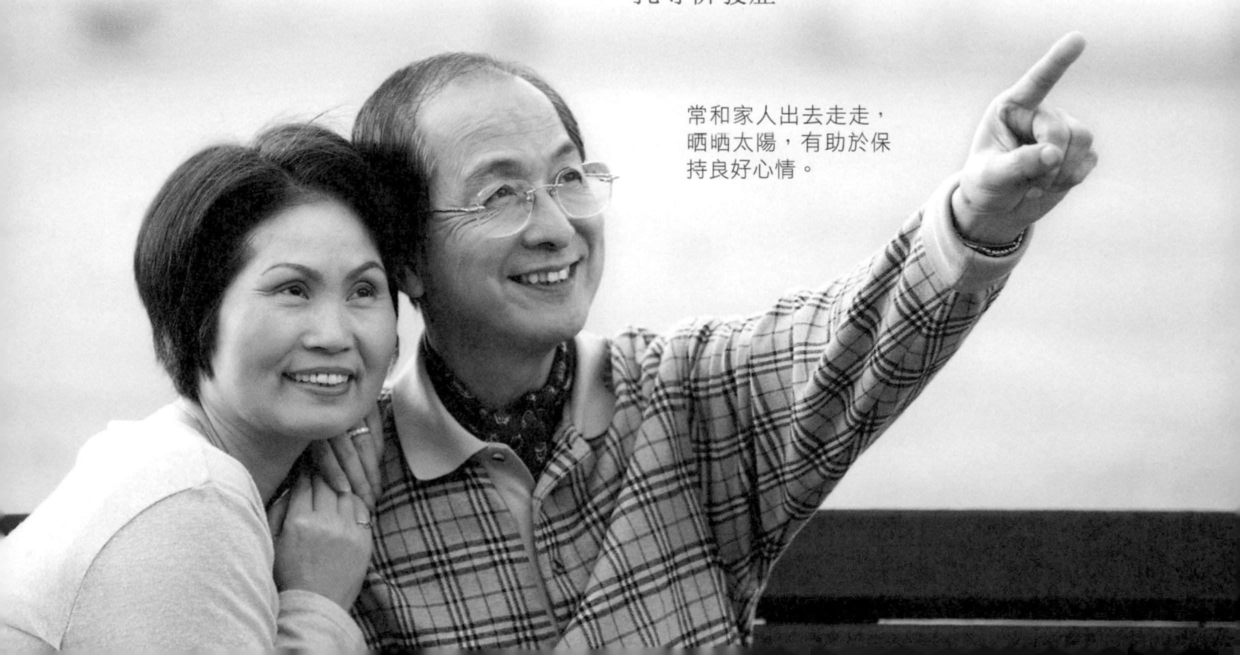

常和家人出去走走，晒晒太陽，有助於保持良好心情。

適度哭泣，胃也會輕鬆很多

「情緒胃」在哭泣中得到舒緩

心理學家指出，適當的哭泣有利於人的身心健康。強忍眼淚只會讓心理壓力升級，造成負面影響。因此，當人的心中久存壓抑而得不到發洩的時候，哭泣便成了一個很好的宣洩管道，能發揮減輕精神負擔的作用。

哭泣在減輕精神負擔的同時，也會舒緩胃部的很多不適症狀。

調查顯示，人在情緒低落的時候，很容易導致失眠，這會使胃的正常生理功能受到影響，從而導致食慾減退。而人因為熱量和營養成分的攝取量不足，精神只會越來越差，甚至出現悲觀輕生的念頭。這個時候，哭泣可以紓解心情，也可以緩解壞情緒對胃的影響。

但也要注意，小哭怡情，過度悲傷卻傷胃。適當的哭泣能舒緩胃腸的壓力，但指的並不是過度悲傷或嚎啕大哭，如果悲傷和憤怒情緒得到發洩後仍哭泣，就會傷害身體。因此，每次哭泣時間不宜過長，否則也很容易導致胃病。這是因為，長時間的哭泣會使情緒過於悲傷憂愁。而胃腸消化功能對情緒反應特別敏感，所以哭泣太久，會直接影響到胃腸功能，導致胃酸分泌減少，消化減慢，影響食慾，甚至誘發多種胃病。

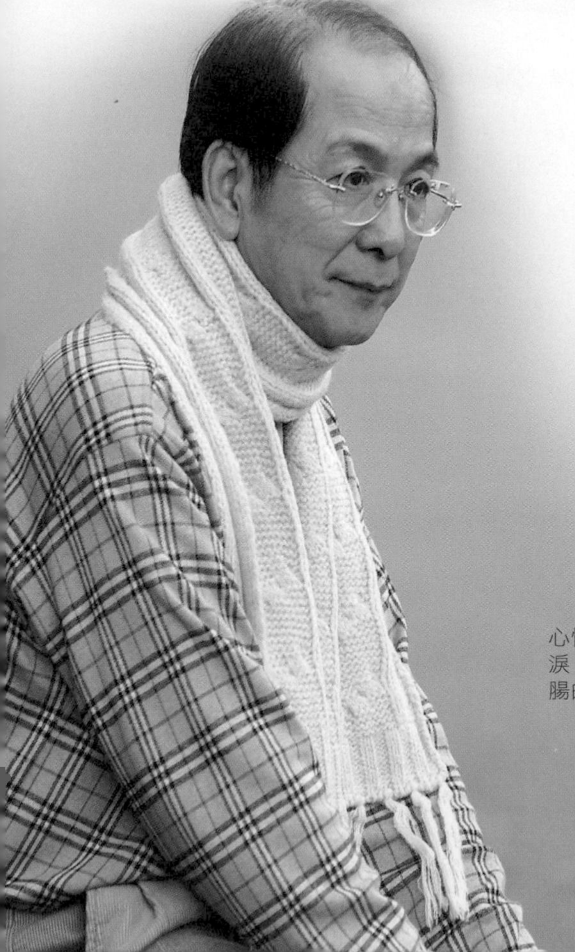

心情煩悶的時候，適度流一流淚，有助於排出毒素，緩解胃腸的壓力。

心情好，胃病胃痛遠離你

中醫認為，樂觀是一劑精神「良藥」，它能舒血氣、清食滯，對於胃腸疾病等常見慢性病的療效尤佳，甚至在一定程度上比用藥還管用。

現代醫學認為，樂觀的情緒能幫助胃病患者消除精神緊張，促使胃在良好的「身體環境」下規律運動，增加胃腸的主動性蠕動，並正常分泌胃液，以幫助消化，促進胃病的好轉。同時，開朗、樂觀的情緒還能減輕胃部疼痛、胃脹等不適感覺，從而增強患者對治癒常見慢性胃病的信心。

擁有好心情的八大妙招

1 多晒太陽多運動。晒太陽、跑步、轉圈、快走、游泳等戶外活動，是化解不良情緒的行之有效的措施之一。

2 靜下心來看本書。還記得書本散發的濃濃墨香嗎？還記得手指翻動書頁的溫柔觸感嗎？還記得上一次被書中的情節深深感動是什麼時候嗎？找個時間，沖杯咖啡，再一次回味那種感覺吧！

香蕉最好與早餐搭配，不宜空腹吃。

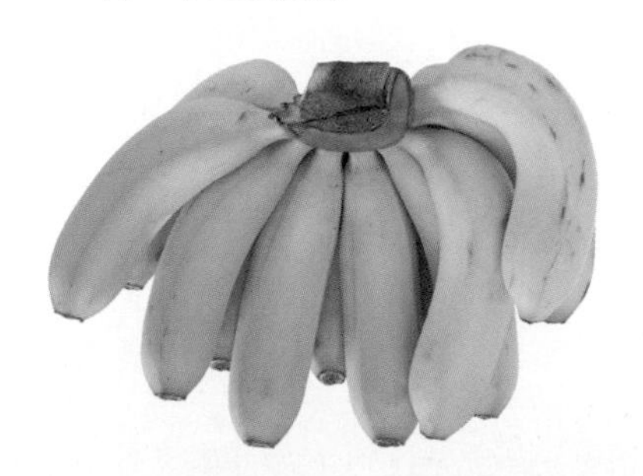

3 睡覺和聽音樂。睡眠有助於克服惡劣情緒，穩心定神。一覺醒來，心情就會好多了。音樂可使大腦產生一種鎮靜安神的物質，但要注意選對音樂。

4 觀山水和賞花草。青山綠水，鶯歌燕舞，會將你置於美好的情境中，心情便會被「快活化」。花草的顏色和氣味，有調解人情緒的作用。

5 洗淋浴。溫水淋浴，能令人放鬆，使大腦產生一種安神的活性分子，不快時，不妨洗洗淋浴，過後一定會一身輕鬆。

6 吃香蕉、奇異果、柳丁、橘子等水果。香蕉含有一種能幫助大腦產生五羥基色胺酸的物質，可減少不良激素的分泌，使人安靜、快活。柳丁等富含維他命 C，有助於緩解壓力。

7 學會與人建立情感連接。家人、朋友、同事、鄰居是周圍最熟悉的人，經常與周圍人聊天、傾訴，不但可以豐富自己的情感世界，擁有一個良好的人際關係，還能獲得很多解決問題和調節情緒的好方法，讓生活輕鬆快樂很多。

8 學習一門樂器或者繪畫。音樂、繪畫會大大提高自我感受世界、感受生活的能力，同時這些興趣愛好也可以挑戰自己，令自己產生自信心和成就感。

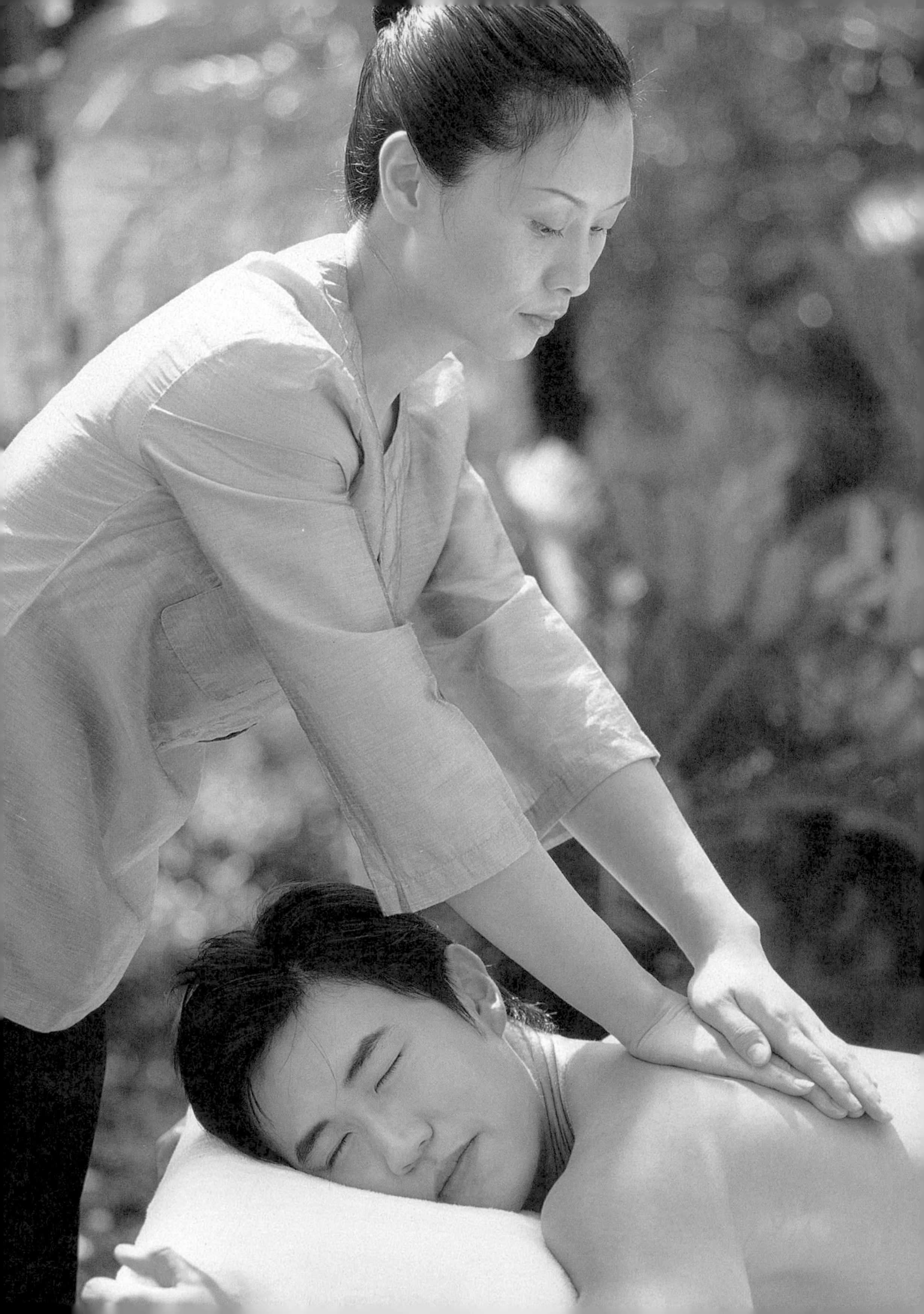

第七章 養胃在日常，沒事常按摩

有人說：「命要活得長，全靠經絡養。」可見經絡在養生中的重要性。對於注重養胃護胃的人而言，掌握一些經絡、穴位的自我保健和預防疾病的方法，也就等於有了一個隨身攜帶的「保健醫生」，而胃經更是我們養胃的福田。

常按足陽明胃經上的穴位

胃是氣血生成的地方，而氣血是人體能量最基本的保障。不論是治療疾病，還是保健養生，足陽明胃經都是首當其衝、不可忽視的。因此，不管你是想養顏、想健康、想長壽、想通體康泰，都不要忘了打通足陽明胃經，不要忘了胃經上的大穴。這些大穴，是不花錢的開胃、養胃方。

足陽明胃經屬胃，絡脾，並與心和小腸有直接聯繫。出現在足陽明胃經上的病症主要有：咽喉腫痛、鼻衄、齒痛、口眼歪斜、胸腹及下肢外側疼痛、足背痛、活動不利、胃脘痛、嘔吐、消化不良、腹脘脹滿、水腫等。

足陽明胃經循經圖

頭維
承泣
四白
巨髎
地倉
下關
頰車
大迎
人迎
水突
缺盆
氣舍
氣戶
庫房
屋翳
膺窗
乳中
乳根
不容
承滿
梁門
關門
太乙
滑肉門
天樞
外陵
大巨
水道
歸來
氣衝
髀關
伏兔
陰市
梁丘
犢鼻
足三里
上巨虛
條口
豐隆
下巨虛
解溪
衝陽
陷谷
內庭
厲兌

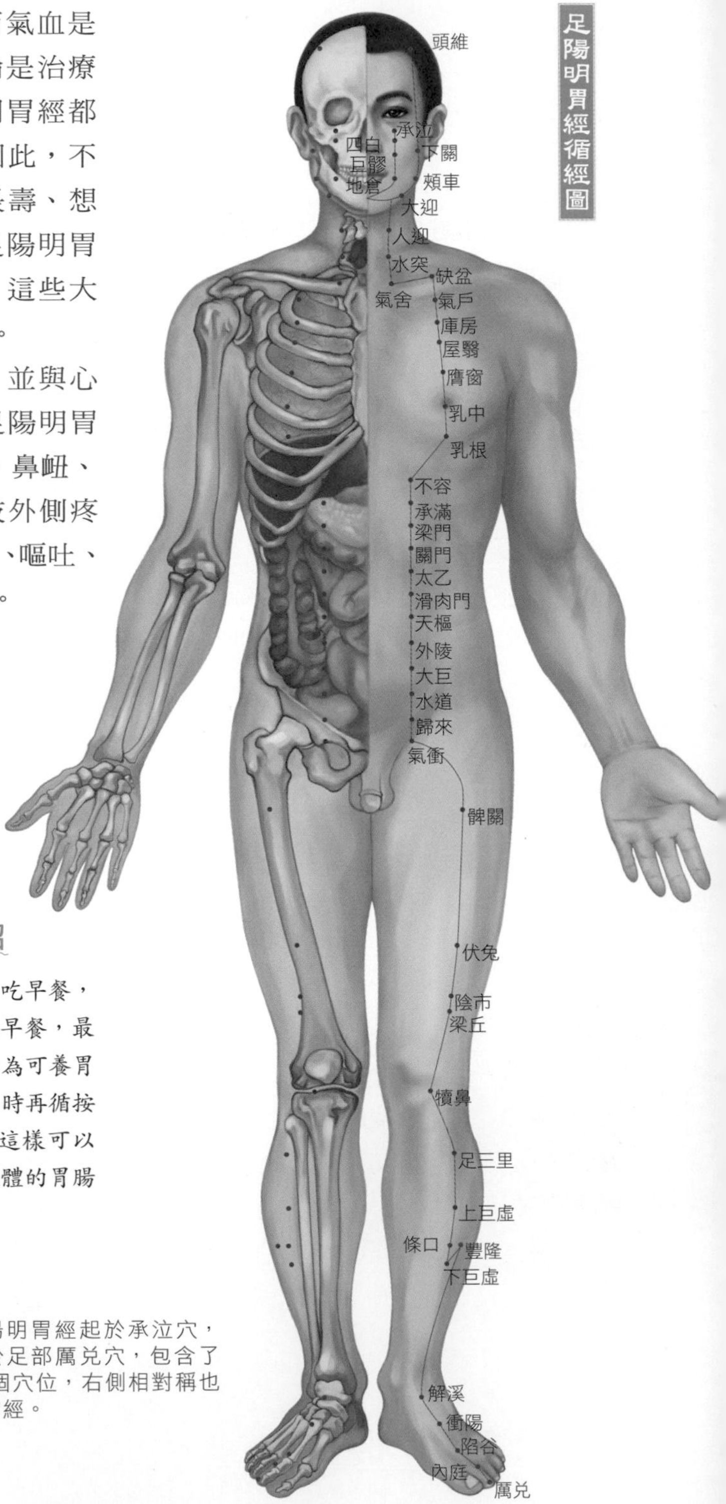

足陽明胃經起於承泣穴，止於足部厲兌穴，包含了45個穴位，右側相對稱也有胃經。

足陽明胃經養胃小妙招

7:00～9:00，是辰時。俗話說「辰時吃早餐，補充能量腸胃安」，人在此時間段吃早餐，最容易消化，吸收也最好。早餐應安排為可養胃的食品，如稀粥、麥片等。飯後1小時再循按足陽明胃經也是一個不錯的選擇，這樣可以啟動人體的「發電系統」，以調節人體的胃腸功能。

不容穴：調理慢性胃炎

養胃功效 此穴在上腹部，意指胃納水穀達到的最高處，不可再納。經常按揉不容穴，可調中和胃，緩解多種胃部不適。

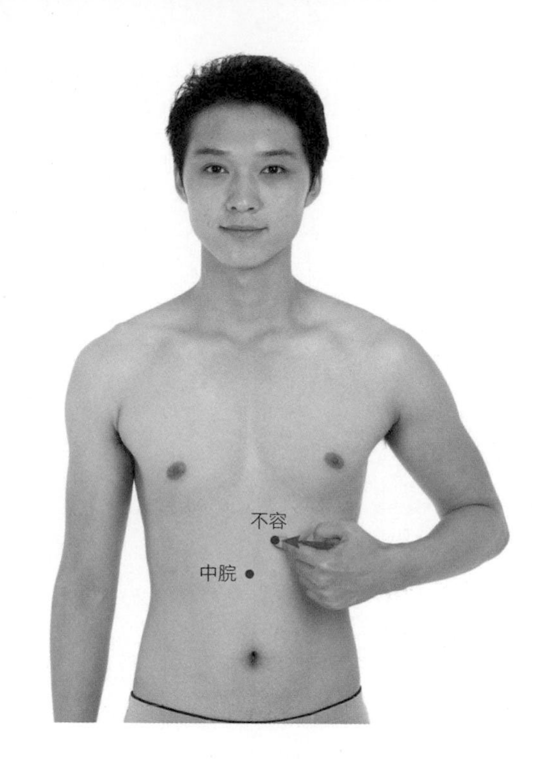

操作　手指指腹按壓此穴，力度要輕，每日按摩2次，每次兩三分鐘。

取穴　從肚臍向上兩個4橫指，再水平旁開3橫指，按壓有酸脹感處。

主治　慢性胃炎、腹脹、胃痛、嘔吐、食慾缺乏、口乾、肋下痛。

配伍　胃病：不容穴配中脘穴。

承滿穴：消食導滯的大穴

養胃功效 此穴在上腹部，意指胃納水穀至此充滿。經常按摩承滿穴，可和胃理氣，緩解胃痛。

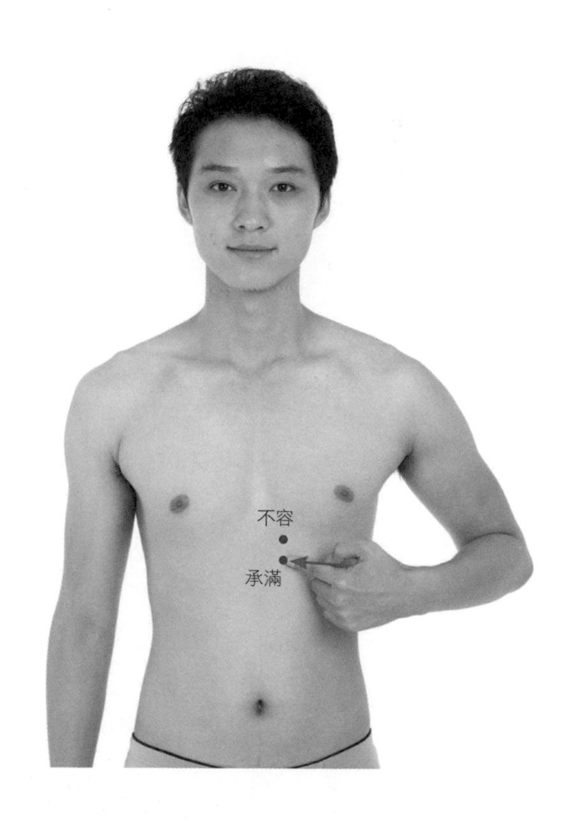

操作　手指指腹按壓此穴，力度較輕，左右穴各1～3分鐘。

取穴　不容穴垂直向下1橫指即是。

主治　積食、胃痛、嘔吐、腹脹、腸鳴、食慾缺乏、飲食不下、氣逆上喘、吐血、胃神經痛。

配伍　胃痛：承滿穴配足三里穴（見219頁）。

梁門穴：助消化，治胃痛

養胃功效 此穴在上腹部，寓意飲食入胃之門戶。經常按揉梁門穴，能有效改善消化吸收功能。

操作　手指指腹按壓梁門穴，左右穴各 1 ～ 3 分鐘。

取穴　承滿穴垂直向下 1 橫指處即是。

主治　胃痛、嘔吐、急慢性胃炎、腹脹、腸鳴、食慾缺乏、便溏、消化不良、十二指腸潰瘍。

配伍　胃痛：梁門穴配公孫穴（見 223 頁）、內關穴（見 231 頁）。

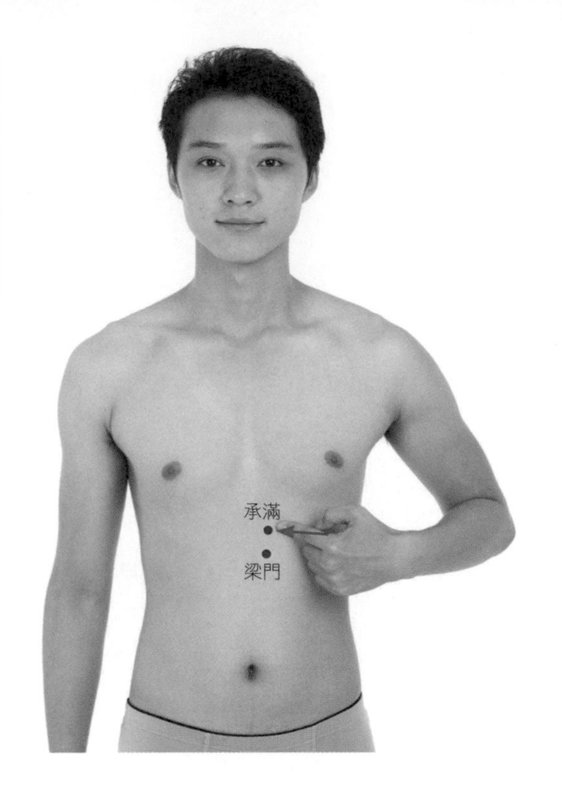

關門穴：胃腸不適就找它

養胃功效 此穴近胃脘下部，約當胃腸交界之關，有開有關，如同門戶。經常按摩關門穴可調理胃腸功能，緩解胃腸疾患。

操作　食指指腹按壓，左右穴各 1 ～ 3 分鐘。

取穴　從肚臍沿前正中線向上 4 橫指，再水平旁開 3 橫指處即是。

主治　嘔吐、腹部悶滿、食慾缺乏、腸鳴、積氣、腹水、便祕、瀉痢、遺尿等。

配伍　腸鳴、腹瀉：關門穴配水分穴。

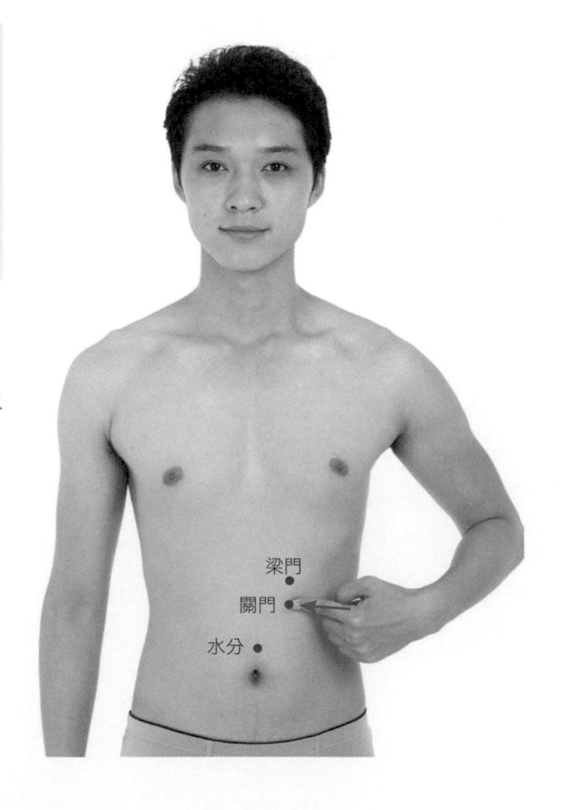

太乙穴：除心煩，和脾胃

養胃功效 此穴在胃脘下部，約當腹中央。經常按揉太乙穴，能除濕散熱，可治胃痛、心煩之症。

操作　手指指腹按壓此穴，可配合百會穴、心俞穴、神門穴、大陵穴或中脘穴。

取穴　從肚臍沿前正中線向上 3 橫指，再水平旁開 3 橫指處即是。

主治　心煩、胃痛、嘔吐、腹脹、腸鳴、食慾缺乏、急性胃腸炎。

配伍　胃痛：太乙穴配中脘穴。

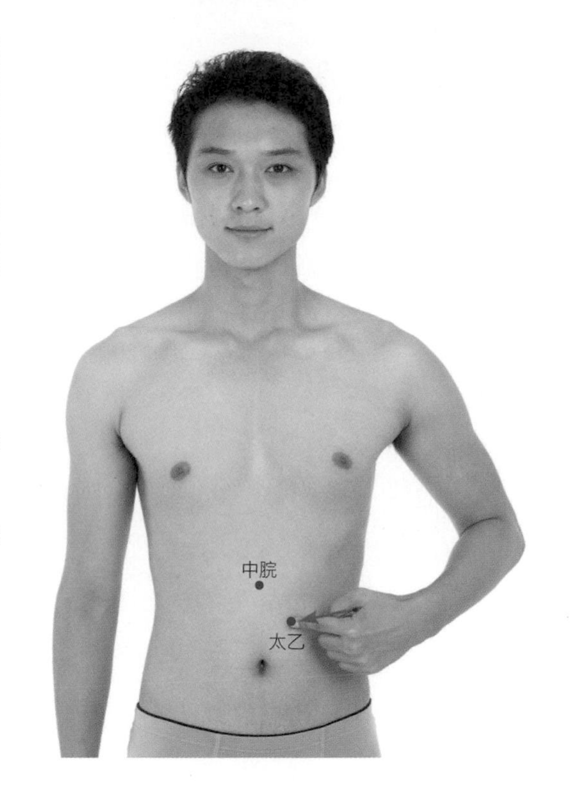

滑肉門穴：調理腸胃更減肥

養胃功效 此穴平臍上 1 寸，食物至此已分清泌濁，猶如精細食物通過之門戶。經常按摩滑肉門穴，能調理腸胃功能，緩解胃痛。

操作　手指指腹按壓此穴，左右穴各 1 ～ 3 分鐘。

取穴　從肚臍沿前正中線向上 1 橫指，再水平旁開 3 橫指處即是。

主治　胃痛、嘔吐、腹脹、腸鳴、食慾不振。

配伍　胃痛：滑肉門穴配足三里穴（見 219 頁）。

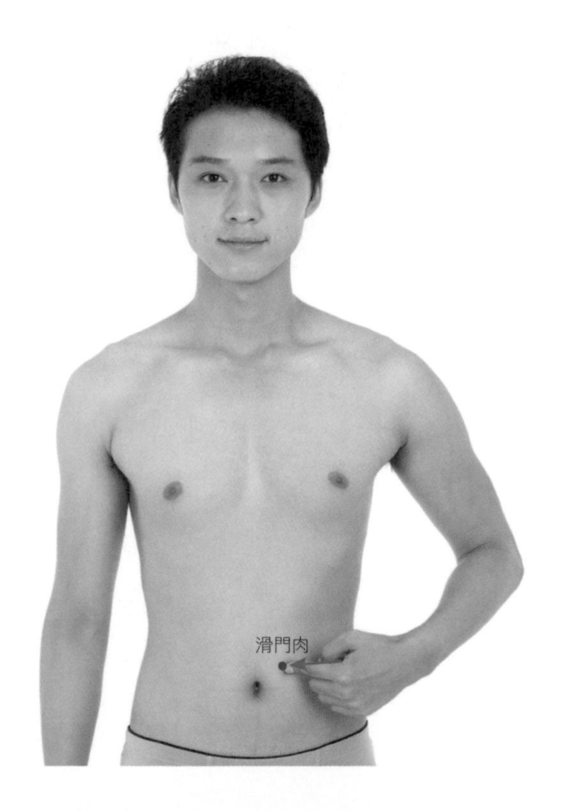

天樞穴：腹瀉便祕全搞定

養胃功效 穴位平臍，猶如天地之樞紐。堅持按摩天樞穴，可調中和胃、理氣健脾。

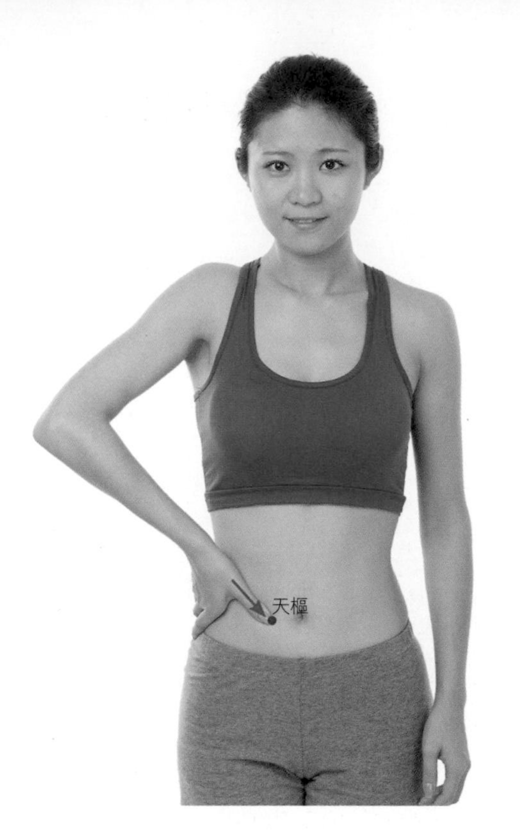

操作　拇指指腹按壓此穴，左右穴各 1 ～ 3 分鐘。

取穴　肚臍旁開 3 橫指，按壓有酸脹感處即是。

主治　吐瀉、腸痛、腸鳴、黃疸、水腫、肥胖、痛經、便祕、腹瀉、慢性腸炎等。

配伍　消化不良、腹瀉：天樞穴配足三里穴（見 219 頁）。

梁丘穴：治療胃疼的急救穴

養胃功效 此穴能反映胃功能的正常與否，從而發揮防病治病的作用。梁丘穴也是胃疼的急救穴位。

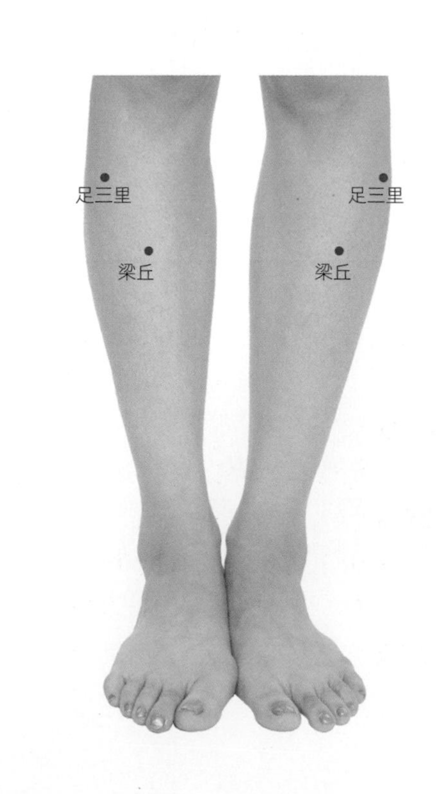

操作　大拇指或食指指腹按壓左右梁丘穴各兩三分鐘，用力宜稍重。

取穴　坐位，下肢用力蹬直，髕骨外上緣上方凹陷正中處即是。

主治　胃痛、腸鳴泄瀉、膝腳腰痛等。

配伍　胃病：梁丘穴配足三里穴（見 219 頁）、中脘穴（見 215 頁）。

足三里穴：第一保健穴

養胃功效 本穴是胃經的合穴，也是歷代保健養生者力推的保健強穴，可調補脾胃，促進氣血生化循環，發揮溫中散寒、提高免疫力的作用。

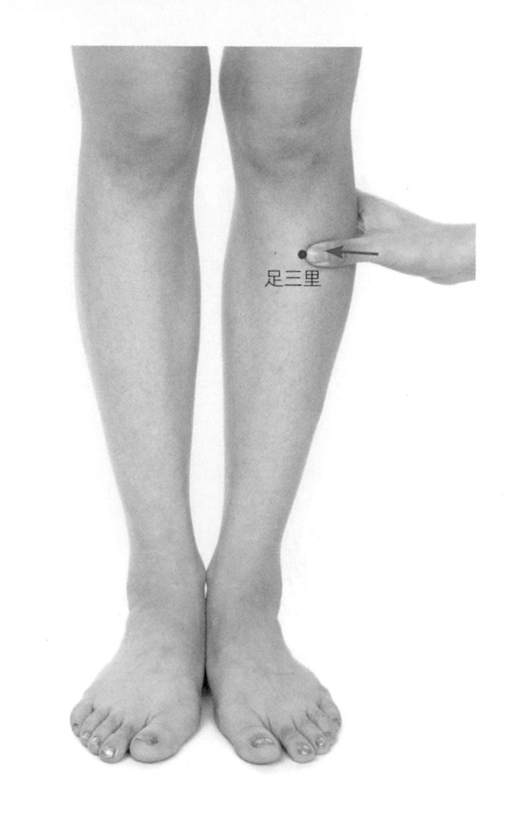

操作　大拇指或中指指腹在此穴按壓，每次 5 ～ 10 分鐘，力度以有酸脹、發熱感為宜。

取穴　站立，張開手掌放在同側的膝蓋上，保持虎口圍住膝蓋髕骨的外側，其餘四指自然向下，中指指尖處即是。

主治　急慢性胃腸炎、十二指腸潰瘍、胃下垂、痢疾、闌尾炎、腸梗阻、高血壓、高脂血症。

配伍　胃痛：足三里穴配中脘穴（見 215 頁）、梁丘穴（見 218 頁）。

上巨虛穴：按揉可治胃腸病

養胃功效 上巨虛穴可調腸胃、通經絡，且與大腸關係非常密切，對於平時因飲食失調所致的腹瀉、便祕有很好的療效。

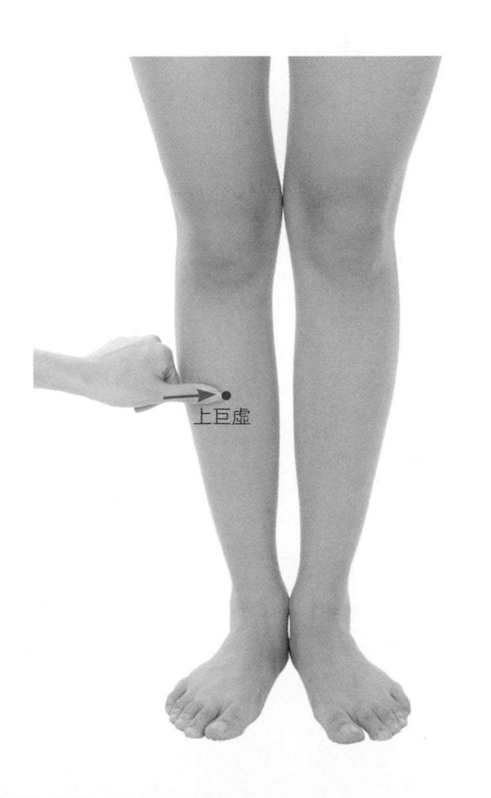

操作　大拇指或食指指腹垂直按壓此穴 1 ～ 3 分鐘，用力稍重。

取穴　坐位屈膝，足三里穴向下 4 橫指凹陷處即是。

主治　泄瀉、便祕、腹脹、腸鳴、腸癰。

配伍　急性胃腸炎：上巨虛穴配關元穴（見 227 頁）。

下巨虛穴：主治胃腸病症

養胃功效 本穴是小腸下合穴。下巨虛穴有調腸胃、通經絡、安神志之功效，常按此穴可減肥、瘦身、防治腸胃病症。

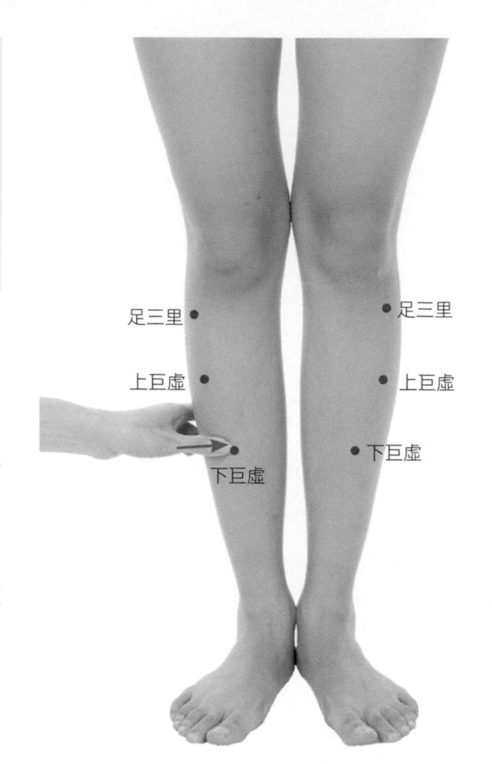

操作　大拇指或食指指腹垂直按壓此穴，用力稍重。

取穴　坐位屈膝，足三里穴向下 6 寸凹陷處即是。

主治　腸鳴、腹痛、便祕。

配伍　便祕：下巨虛穴配上巨虛穴、天樞穴（見 218 頁）。

豐隆穴：清胃熱，治咳嗽

養胃功效 胃經谷氣隆盛，至此處豐滿溢出於大絡。經常按揉豐隆穴，可調理脾胃兩經，治療各種胃腸疾病。

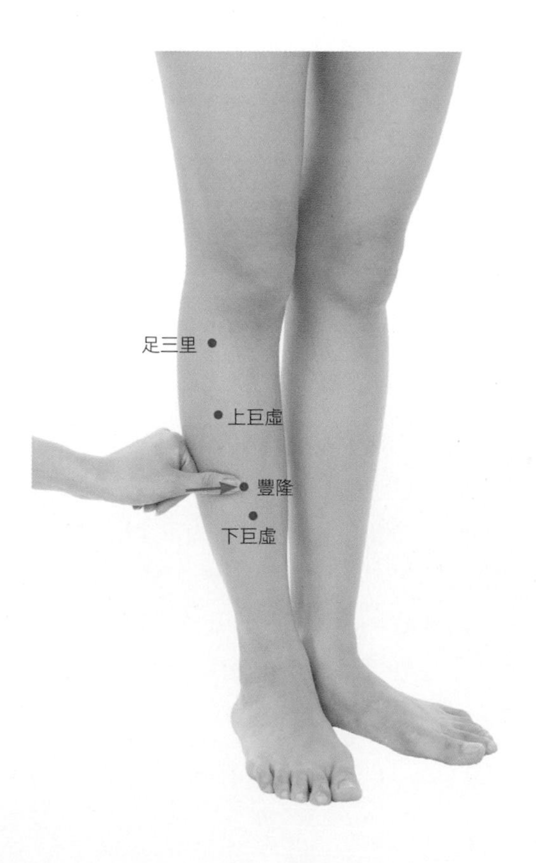

操作　大拇指指壓此穴，食指配合做扭擰的動作。

取穴　坐位屈膝，犢鼻穴與外踝尖連線中點，距離脛骨前脊 2 橫指處即是。

主治　胃痛、便祕、癲狂、癇症、多痳、臟躁、咳逆、哮喘。

配伍　咳嗽多痰：豐隆穴配肺俞穴（見 228 頁）、尺澤穴（見 231 頁）。

內庭穴：瀉胃火的關鍵穴

養胃功效 內庭穴最顯著的一個特點就是瀉胃火。經常按揉此穴，可清胃熱、化積滯、祛胃火。

操作　用拇指指腹按壓內庭穴，每側兩三分鐘，稍用力以感覺酸脹為宜。

取穴　正坐垂足或仰臥位，足背第二三趾之間，皮膚顏色深淺交界處即是。

主治　口臭、口腔潰瘍、鼻出血、胃酸、兩肋脹痛、便祕等因胃火過甚引起的不適症狀。

配伍　牙齦腫痛：內庭穴配合谷穴。

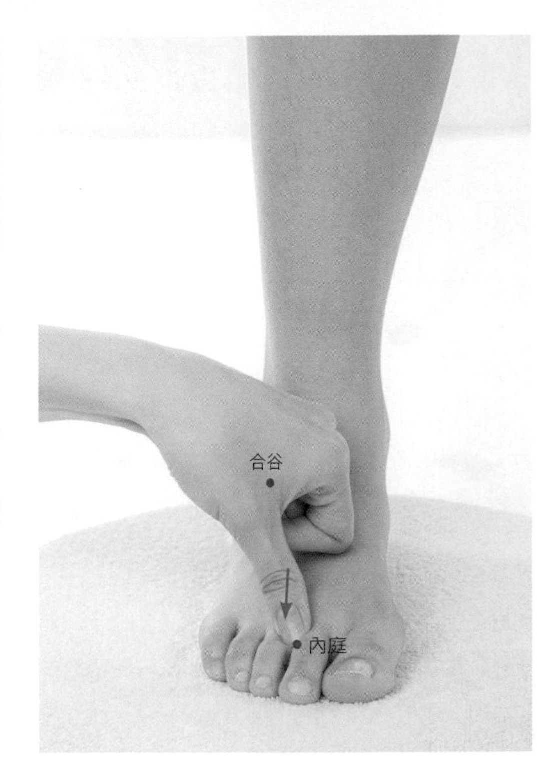

衝陽穴：除腹脹，促食慾

養胃功效 衝陽穴可診斷和治療各種胃腸疾病，經常按揉此穴，還可防治各種胃病。

操作　拇指指腹垂直按壓左右衝陽穴，每日 2 次，每次兩穴各 3 ～ 5 分鐘。

取穴　在足背最高處，兩條肌腱之間，按之有動脈搏動處。

主治　食慾缺乏、牙痛、嘔吐、腹脹、消化不良、關節疼痛等。

配伍　消化不良：衝陽穴配太白穴（見 223 頁）。

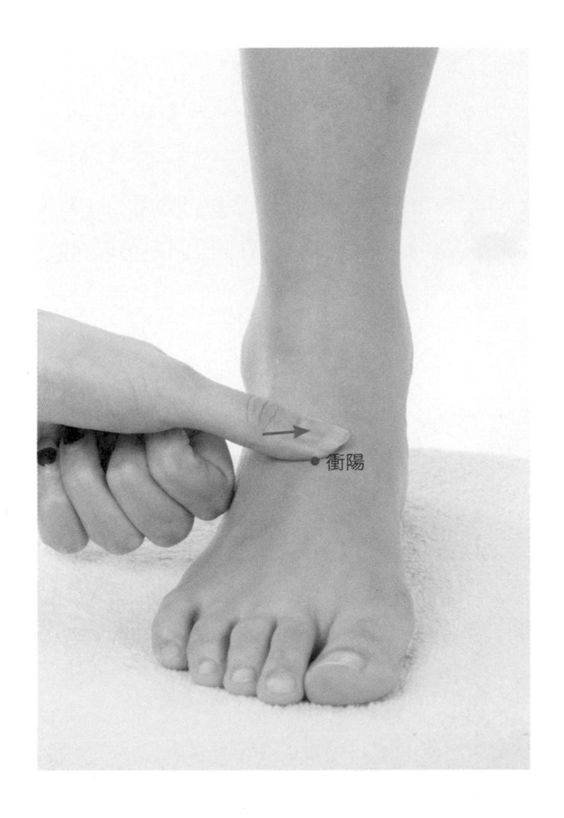

對症按摩見療效

打嗝

偶爾打嗝是正常的生理現象，若經常打嗝則要注意調養脾胃。中醫認為，打嗝與胃氣上逆有關。胃氣上逆，使橫膈膜痙攣收縮導致打嗝不止。按摩相關穴位，拍打足部經絡，是治療打嗝的好方法。

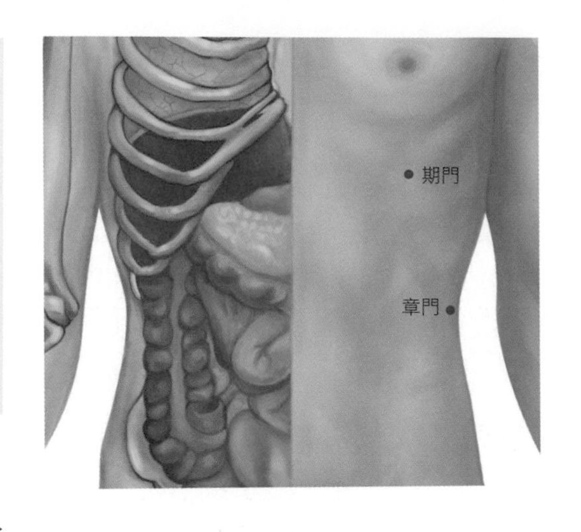

按摩脾經上的穴位

用拇指指腹按揉章門穴、期門穴兩三分鐘，直到有溫熱感為宜。此法能疏肝理氣以止嗝止嘔。

拍打背部膀胱經

拍打背部膀胱經。雙手空握拳，用拳面拍打或按壓背部膀胱經的循行部位（脊柱旁開 1.5 寸）。此方法可以溫腎助陽，尤其適合體寒的打嗝患者。

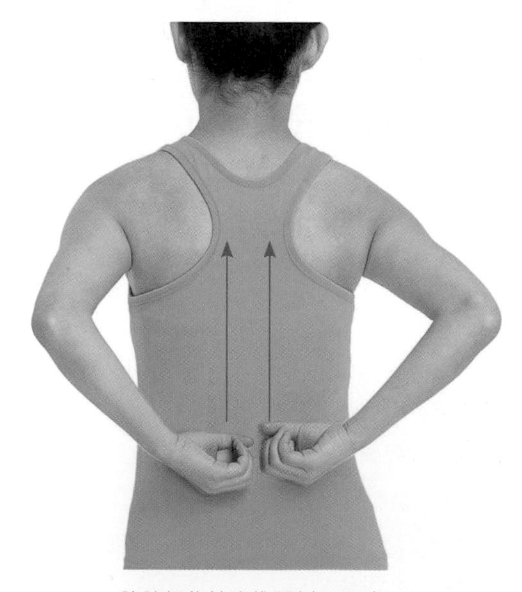

膀胱經位於脊椎兩側 1.5 寸。

缺乏食慾

缺乏食慾往往與脾氣虛弱有關。除了必要時食療之外，按摩與脾胃相關的穴位和足部的相關反射區，也可很好地調理食慾缺乏的症狀。

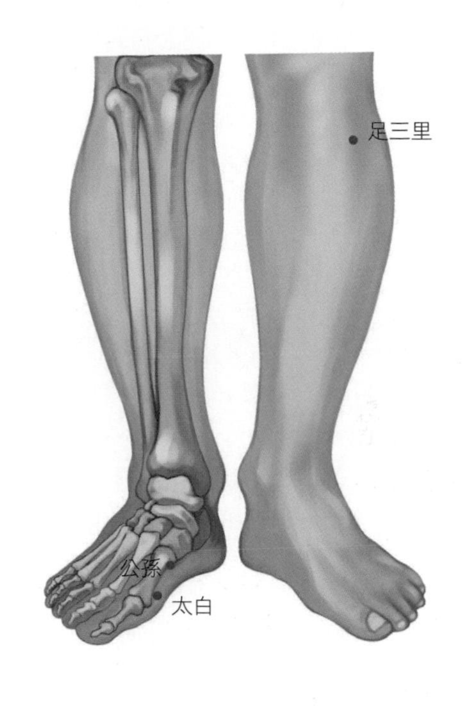

按摩與脾相關的穴位

患者仰臥位，按摩者坐在患者右側，在胃脘部先用揉法揉 15 分鐘，再於中脘穴（見 215 頁）用拇指推按 5 分鐘。接著分別揉足三里穴、公孫穴、太衝穴，每穴 1 分鐘。

按摩足部反射區

食慾不振者，可選擇足部的主要反射區如胃、十二指腸、腹腔神經叢，和輔助反射區如上半身淋巴系統、下半身淋巴系統、排泄、神經、消化、內分泌、免疫和運動系統等進行按摩，每日 1 次，每次按摩 30 分鐘，10 日為 1 個療程。

太衝

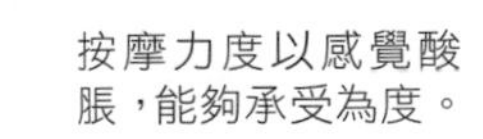
按摩力度以感覺酸脹，能夠承受為度。

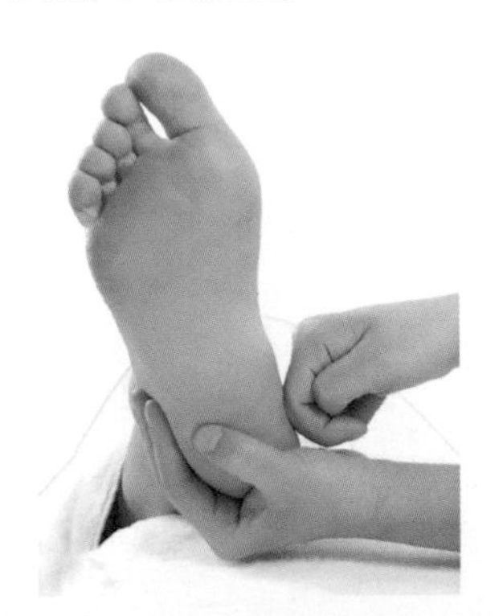
手指彎曲，以指節的力量按摩。

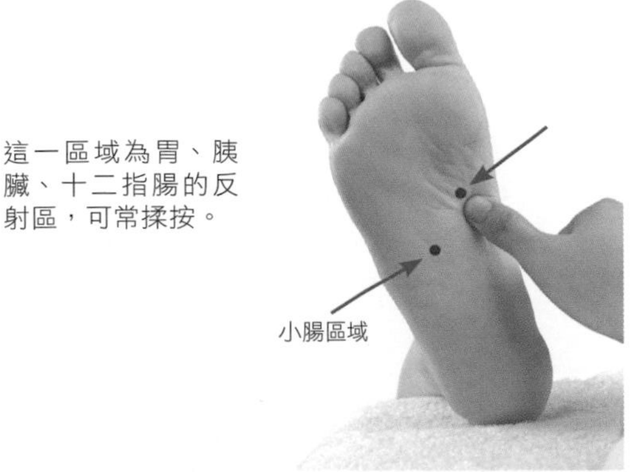

這一區域為胃、胰臟、十二指腸的反射區，可常揉按。

胃痛

胃痛的發生與脾胃虛弱、脾胃受寒、肝脾不和或者是內有濕熱等原因有一定關係，可根據自己的實際情況選擇相應的按摩方法來對症調理，從而達到健脾益氣、和胃止痛的目的。

幽門
中脘
陰都
下脘
天樞
肚臍

按摩最好早晚各一次，如清晨起床前和臨睡前。

按摩足三里、陰都、下脘、幽門穴

這些穴位具有和胃健脾功效，對食慾缺乏、腹脹、胃痛有一定的輔助治療效果。治療胃痛、便祕、腹脹等胃腸疾病時，可按摩這些穴位，每次5分鐘左右。

按摩中脘穴、天樞穴

先用手掌或食指、中指、無名指三指在臍上腹部摩腹10圈左右，再在中脘穴處按摩5～10分鐘。或用指尖點按天樞穴兩三分鐘，以酸脹為度。

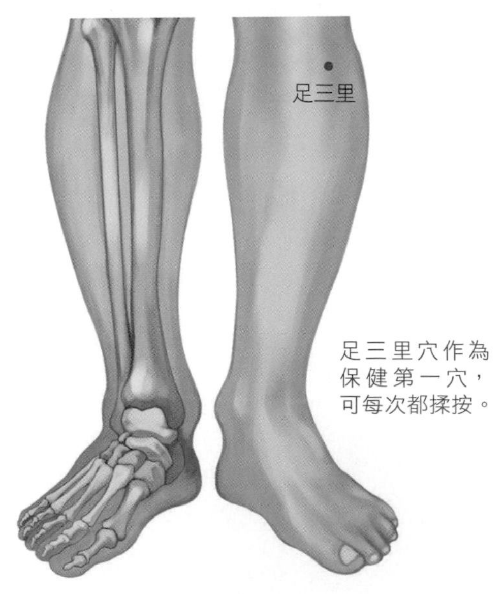

足三里穴作為保健第一穴，可每次都揉按。

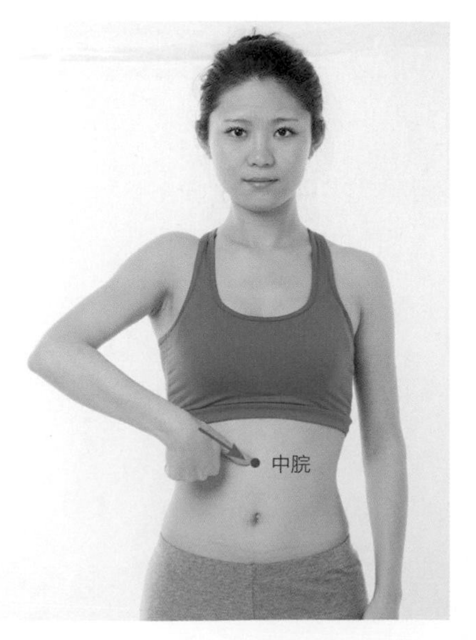

揉按中脘穴時，力度不宜大，以免產生不適感。

胃潰瘍

腹部疼痛是本病的主要症狀。胃潰瘍的疼痛多在餐後 1 小時內出現，經一兩小時後逐漸緩解，部分患者可無症狀，嚴重的情況下可導致胃出血。胃潰瘍的發生主要與肝失疏泄，橫犯胃腑有關，此時可按摩一下有疏肝和胃作用的穴位。

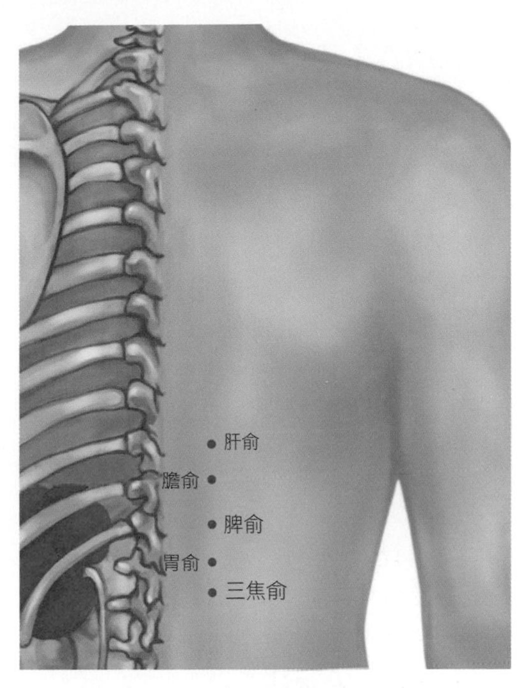

肝俞穴、膽俞穴、脾俞穴、胃俞穴、三焦俞穴位於脊椎兩側 1.5 寸足太陽膀胱經上。

按摩疏肝和胃的穴位

胃潰瘍患者可以按揉肝俞、膽俞、脾俞、胃俞、三焦俞這些穴位來健脾益胃，提高脾胃的運化能力。每次選擇兩三個穴位，每個穴位按揉 5 ～ 10 分鐘。

按摩足部反射區

胃潰瘍患者還可選擇足部反射區如胃、脾、胰、橫結腸、降結腸等反射區來增強脾胃的運行能力，促進潰瘍的好轉。每次按摩 30 分鐘，10 日為 1 個療程。

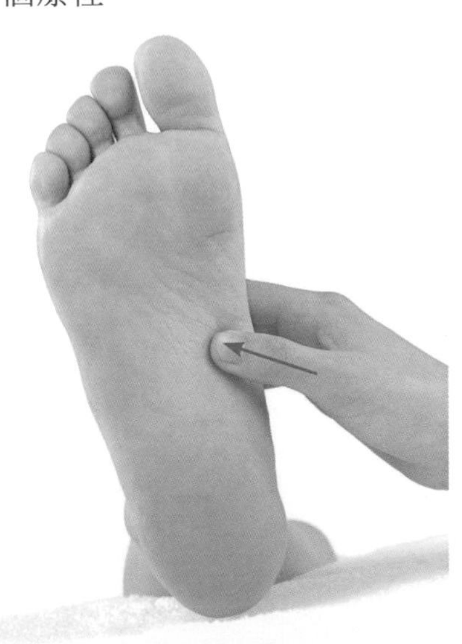

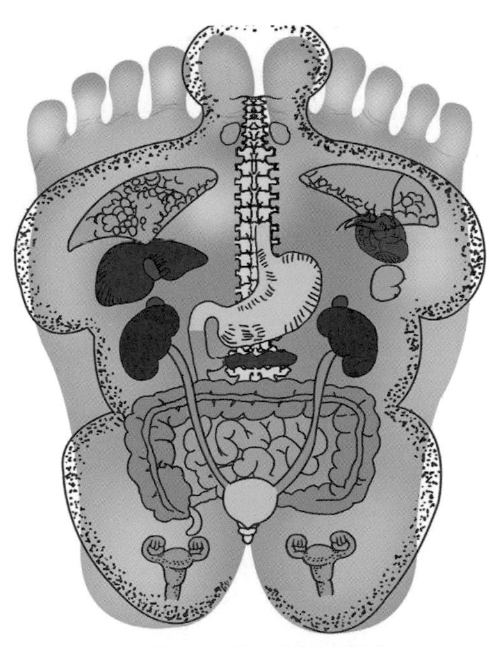

可對照著足部胃腸反射區來揉按。

胃炎

無論是慢性胃炎、急性胃炎，還是淺表性胃炎、胃潰瘍等胃病，都屬於中醫「胃脘痛」的範疇。中醫認為，胃炎的主要原因是氣血不暢。通則不痛，痛則不通，所以有胃炎症狀者，可從活血化瘀、理氣調中角度進行胃炎的防治。

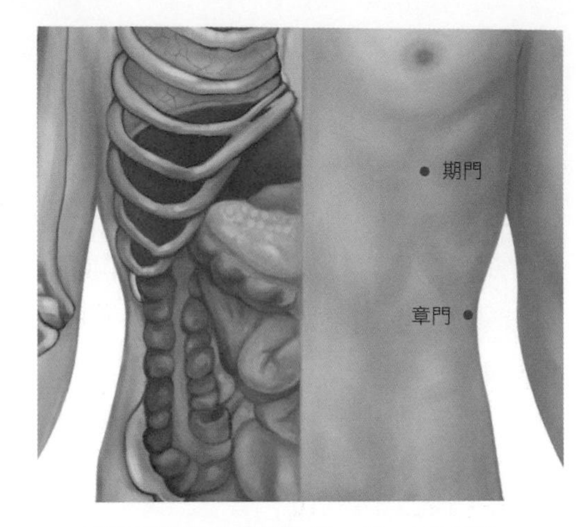

章門穴位於人體側腹部，第 11 肋骨游離端的下方。期門穴位於胸部，當乳頭直下，第 6 肋間隙，前正中線旁開 4 寸。

按摩章門穴、期門穴

用拇指指腹按揉章門穴、期門穴兩三分鐘，直到有溫熱感為宜。

按摩足部的反射區

按摩足部的胃、十二指腸、肝、腎、膀胱、輸尿管等反射區，來疏調脾胃氣機，促進氣血運行，以止痛、消脹。每次可按摩 3 ～ 5 分鐘，每天按摩 1 次。按摩前用溫水泡腳，效果更好。

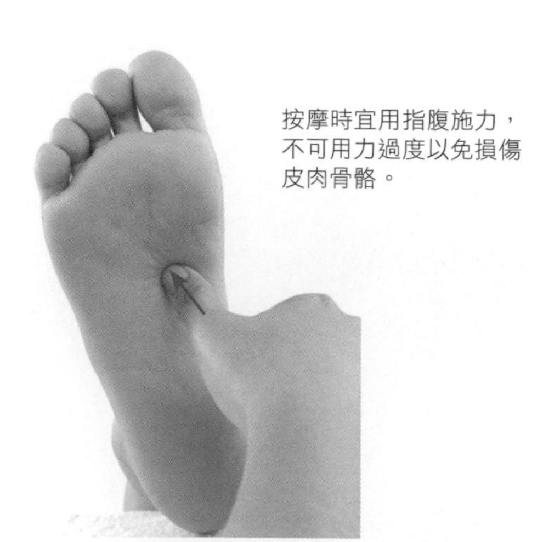

按摩時宜用指腹施力，不可用力過度以免損傷皮肉骨骼。

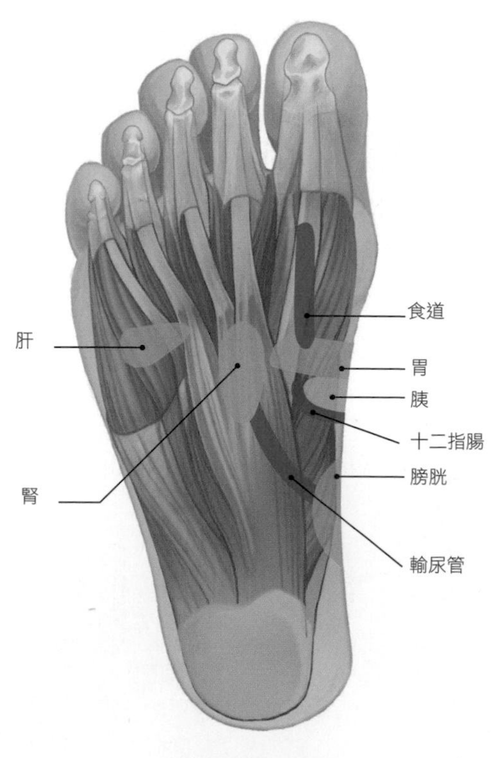

足部反射區示意圖

胃下垂

脾氣和胃氣虧虛的時候，胃腑就會下垂。暴飲暴食、喜食膏粱厚味，或者勞倦過度、久病臥床者，都很容易患上胃下垂。此時，不妨多按摩脾經上的穴位，來調理和防範一下。

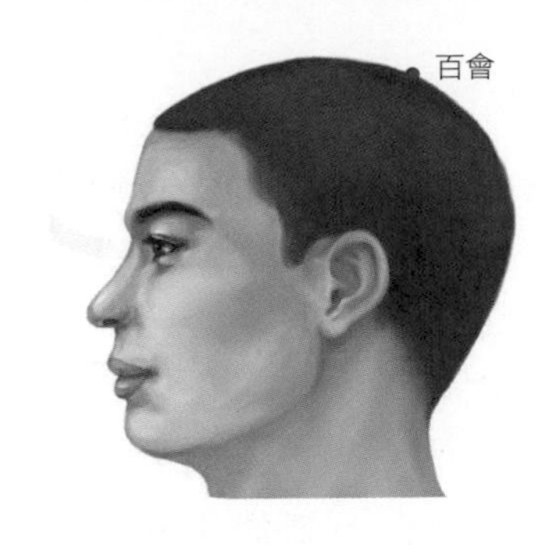

按摩脾經上的穴位

用手指指腹依次按摩百會穴、中脘穴、下脘穴、氣海穴、關元穴、足三里穴、胃俞穴、脾俞穴、三陰交穴等，每次可以選 3 ～ 5 個穴位，但是每次百會穴均為必按穴位。實證的患者用中等力度按摩，虛證的患者手法要輕柔。

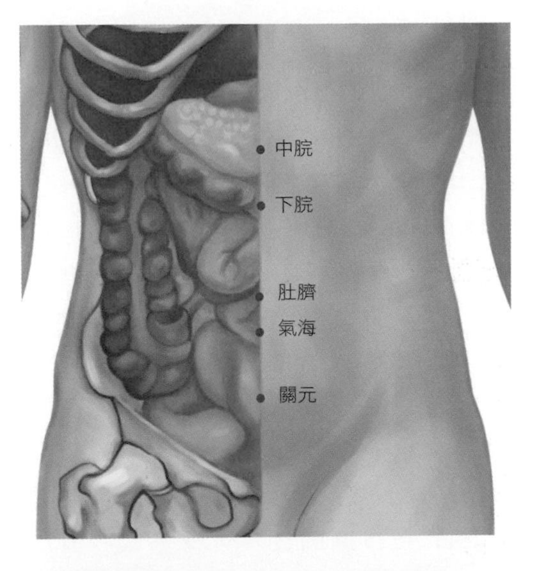

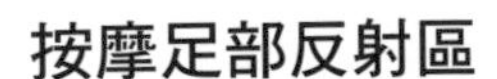

按摩足部反射區

可選擇足部的主要反射區如胃、十二指腸、腹腔神經叢等反射區，也可以選擇輔助反射區如上半身淋巴系統、下半身淋巴系統、排泄、神經、消化、內分泌、免疫和運動系統等進行按摩，每日 1 次，每次按摩 30 分鐘，10 日為 1 個療程。

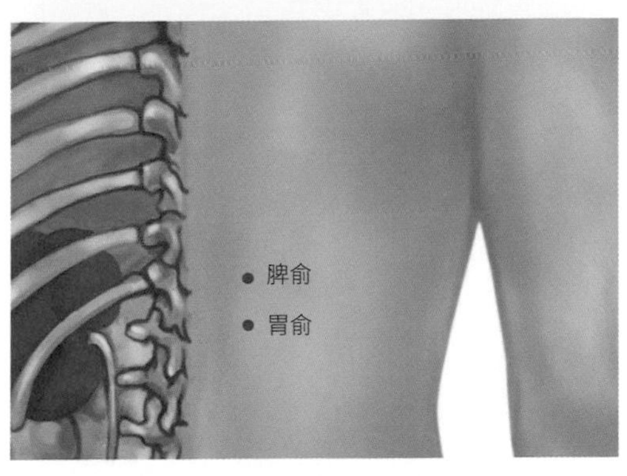

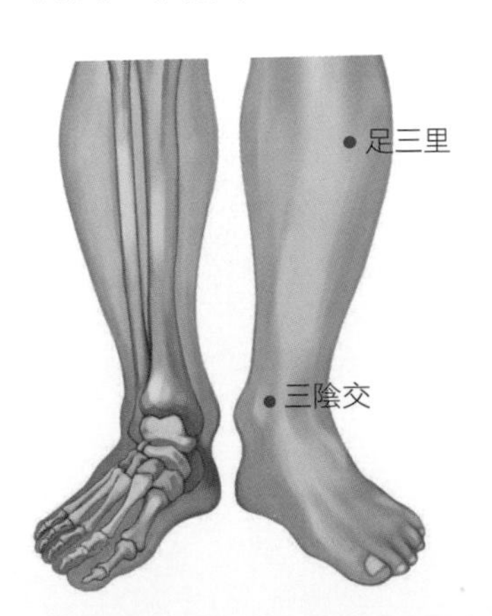

逆流性食道炎

逆流性食道炎是由胃、十二指腸內容物逆流入食道引起的食道炎症性病變。中醫認為其與情緒不暢、氣機上逆有一定關係。另外與寒邪犯胃、脾胃虛弱等也有關係。可以從疏肝和胃、補脾胃之氣來著手進行調理。

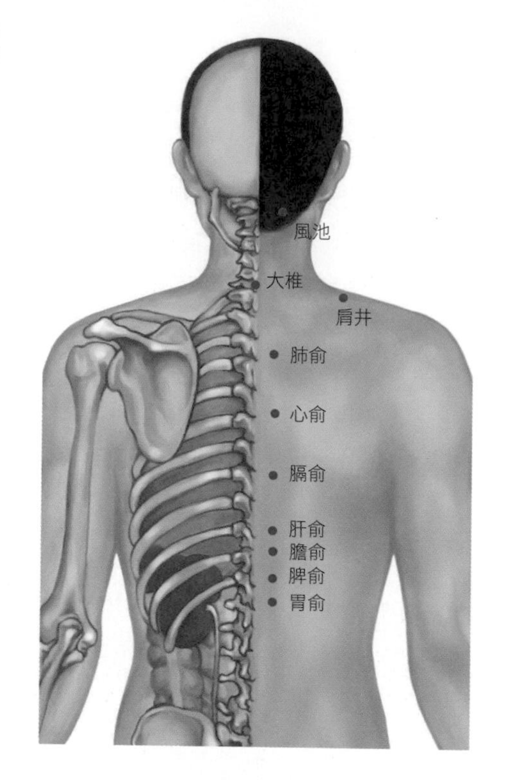

在相關穴位上拔罐

逆流性食道炎患者可以在風池、肩井、天突、膻中、上脘，中脘、大椎、肺俞、膈俞、心俞、肝俞、脾俞等穴位上拔罐。每次任選五六個穴位，用閃火法在穴位上拔罐，每次留罐 10 分鐘左右。

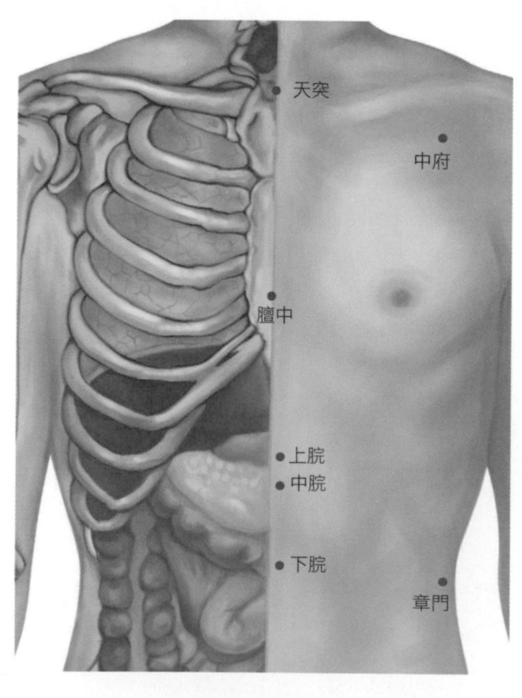

按摩手足部反射區

逆流性食道炎患者可以經常推按手足上的胃反射區、脾反射區、肝反射區、胰反射區來疏肝和胃，調節腸胃功能。

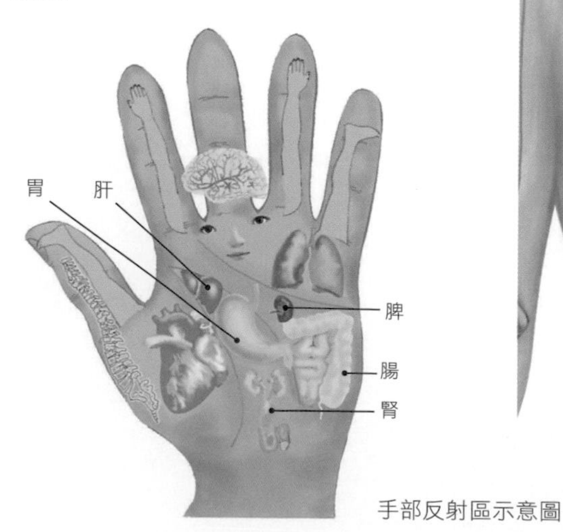

手部反射區示意圖

腹瀉

過食生冷，或感受風寒後引起的腹瀉，中醫稱之為「寒瀉」；腸胃積熱，或外受暑濕引起腹瀉，稱為「熱瀉」；父母餵養不當，或孩子吃得過多引起的腹瀉，稱為「傷食瀉」；久病久瀉，或身體虛弱引起腹瀉，稱為「脾虛瀉」。因為導致腹瀉的原因不同，所以調理應要結合自己的實際情況選擇最適合的方法。

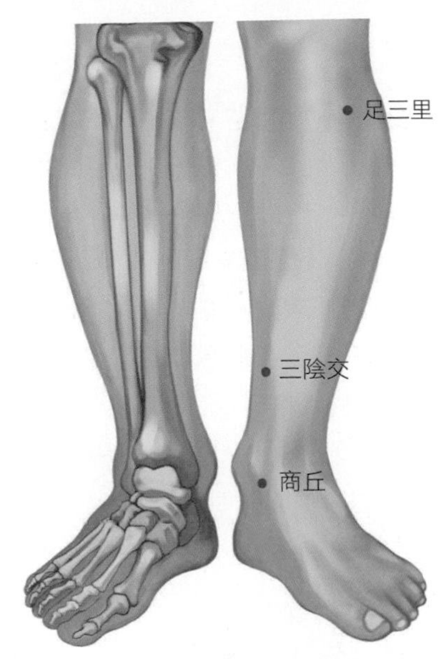

按摩脾經、胃經上的穴位

沿著脾經和胃經的循行部位輕輕推按，並重點按摩三陰交穴、陰陵泉穴、商丘穴、足三里穴等，每個穴位點按一兩分鐘。久瀉的小兒患者，順著脾經和胃經，從下向上推按；感受邪氣的實證患者，逆著脾經和胃經，從上向下推按。

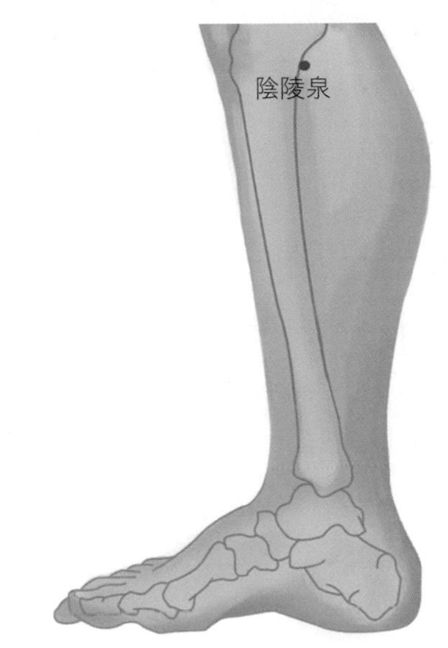

按摩神闕穴

以肚臍為中心，用手掌逆時針摩腹 20 圈左右，手法要輕柔，待腹部感覺溫暖，再以掌心按揉神闕穴，直到有溫熱感為宜。

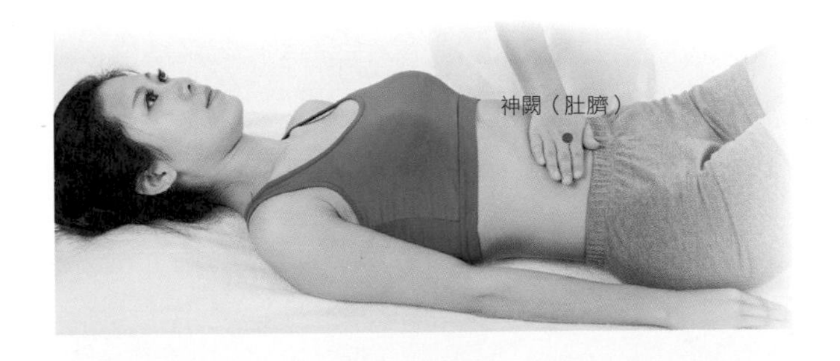

便祕

脾胃氣虛，推動力不足，就容易導致便祕的發生。另外，腸道陰虛水分不足，也會導致便祕的發生。情緒不遂、久坐、飲食不節，導致氣血循環能力差，影響脾胃的推動力，也是不可忽視的原因。按摩可以緩解便祕。

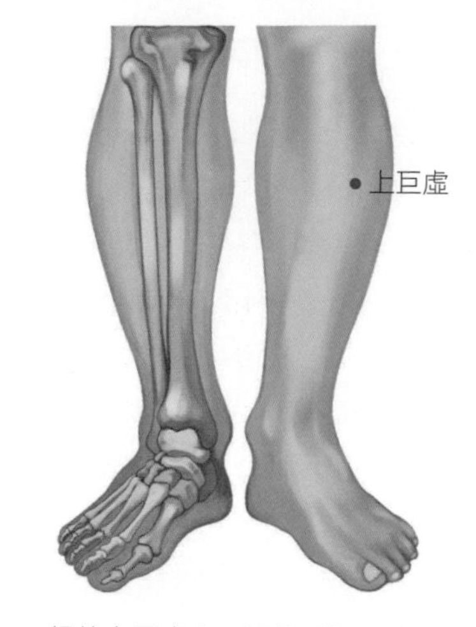

揉按上巨虛穴，還能緩解下肢水腫。

按摩胃經上的穴位

用指腹依次按摩天樞穴、上巨虛穴。這兩個穴位是治療便祕的基本穴位，無論哪種類型的患者都可以按摩，每個穴位按摩 3 ～ 5 分鐘，每天 1 次。體內有濕熱的話可以加按合谷穴、曲池穴、湧泉穴。氣虛的話按氣海穴、脾俞穴（見 225 頁）、關元穴。

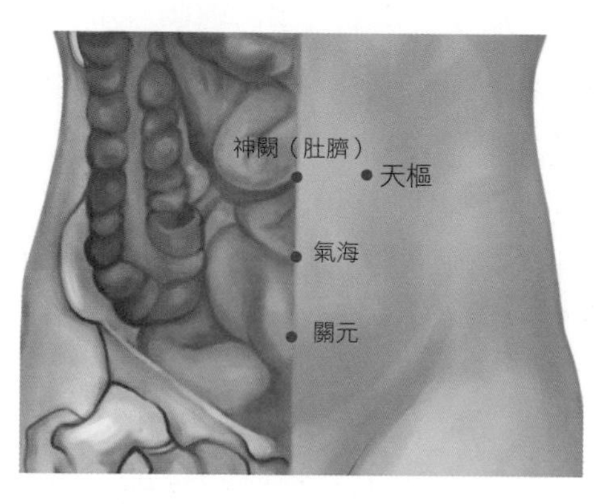

揉按此 3 穴位，每天 15 分鐘。

按摩足部反射區按摩

食、中指併攏彎曲叩拳，按摩足上的脾、胃、十二指腸、小腸、結腸反射區及周邊區（見 225 頁），能促進腸胃蠕動，緩解便祕。每次可按摩 1 分鐘。

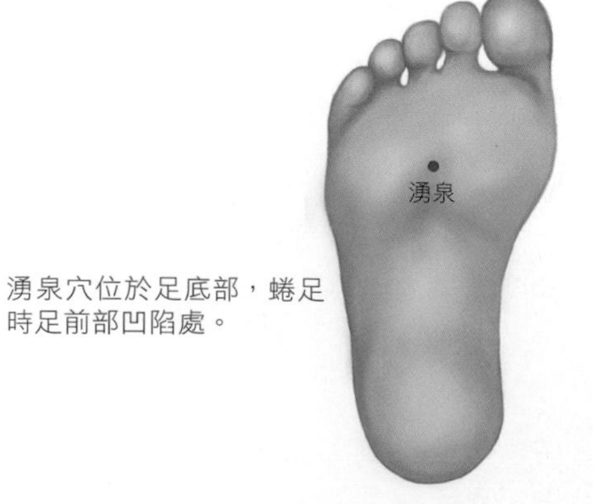

湧泉穴位於足底部，蜷足時足前部凹陷處。

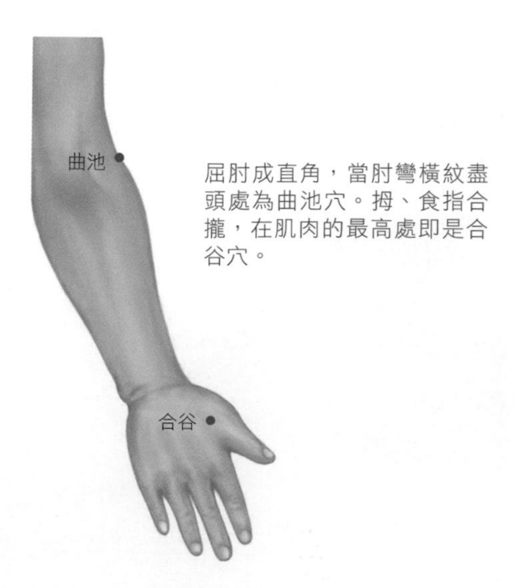

屈肘成直角，當肘彎橫紋盡頭處為曲池穴。拇、食指合攏，在肌肉的最高處即是合谷穴。

脾胃虛弱型口腔潰瘍

中醫認為，口腔潰瘍的發生主要與脾胃虛弱有關係。脾胃虛弱、氣機不暢，會阻礙營養吸收，導致口唇失養，使之可能有口腔潰瘍的發生。另外，內有濕熱，也是口腔潰瘍發生的主要原因之一。對於口腔潰瘍的調理，可以從按摩的角度來著手進行。

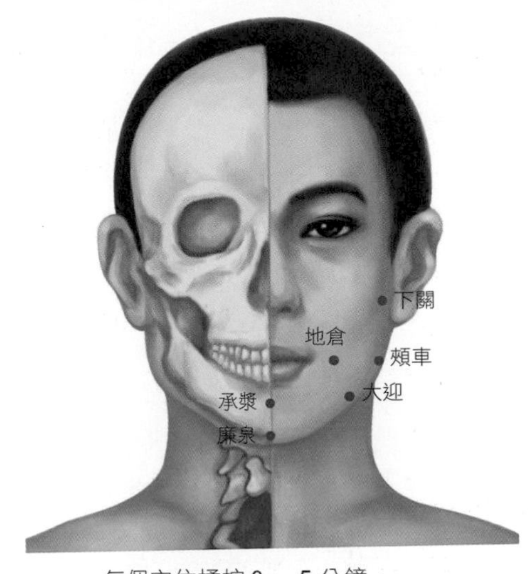

每個穴位揉按 3 ～ 5 分鐘。

按摩口唇周圍的穴位

用指腹依次按摩口周的穴位，如地倉穴、頰車穴、下關穴、承漿穴、廉泉穴，每個穴位 3 ～ 5 分鐘。此方法適合各種類型的口腔潰瘍患者。

針刺清濕熱穴位

取手部的中衝穴和腳部的厲兌穴。在這兩個穴位處，用碘酒或酒精消毒。然後用注射針的針頭，快速地刺一下，擠出幾滴血即可。這種方法可疏泄脾經的濕熱，尤其適合實證的患者。但是在家操作可能有一定的危險性，建議大家最好去醫院進行治療。

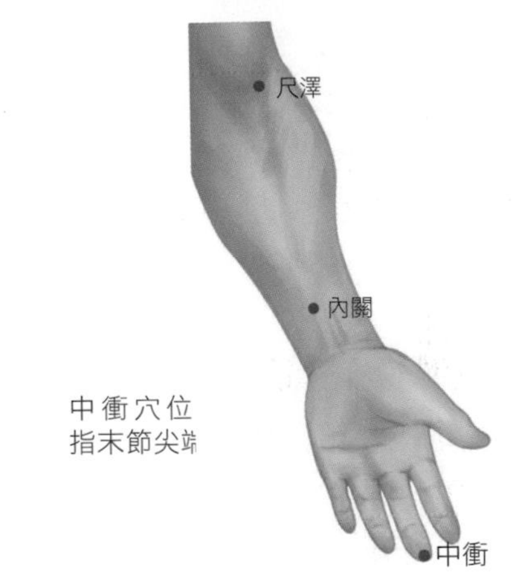

中衝穴位指末節尖端

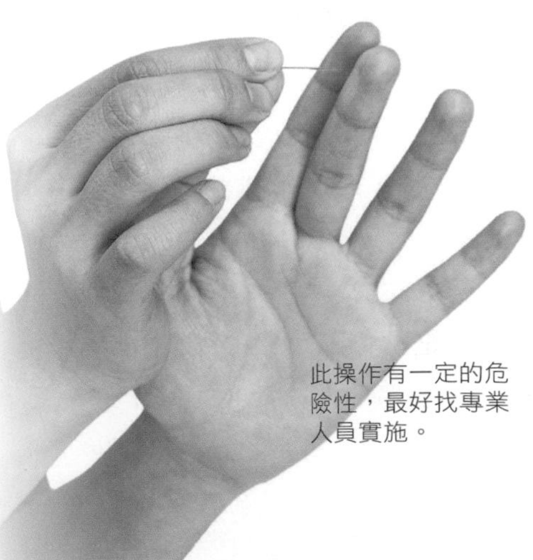

此操作有一定的危險性，最好找專業人員實施。

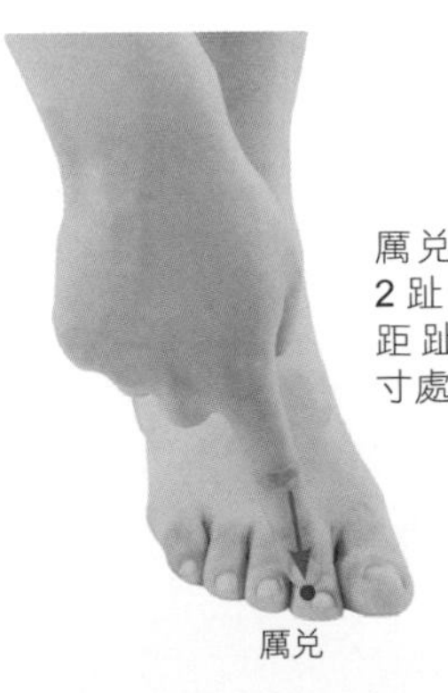

厲兌穴位於足第2趾末節外側，距趾甲角 0.1 指寸處。

附錄：四季養胃

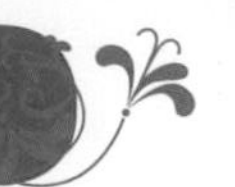

中醫認為，春、夏、秋、冬，四時陰陽之氣不同，護養調理身體應順應四時變化，人體才能長久保持健康。脾胃也是如此。

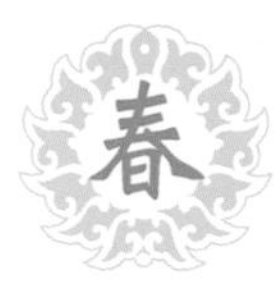

春

春季是萬物復甦的季節，胃也到了活躍的時候，而且受到肝氣影響，春季養胃尤要注意保持愉悅的心情。

保持心情愉快、樂觀的情緒

保持好心情，避免憂鬱、焦慮、生氣等情緒及心理狀態。中醫認為，胃是人體的第二張臉，如果情緒愉悅、高興，胃的各種功能發揮正常，消化液分泌、胃腸的蠕動都會加強，人的胃口會很好，一旦處於憂傷、精神壓力大時，胃液酸度和胃蛋白酶含量增高，胃黏膜會充血，就會感覺胃不適。所以，為了了健康，應做好精神、情緒和心理的自我調控，多感受生活中美好的事，遇到煩心事時，也要及時調節心情，積極尋找解決辦法，讓胃「笑口常開」。

勞逸結合，適當鍛鍊身體增強體質

春季隨著天氣轉暖，人的情緒也會變得更好，這時適當出去走一走，鍛鍊身體，不僅能提高身體免疫力，對胃腸也是很好的促進和鍛鍊。每天晚飯後，在庭院裡走 30 分鐘，或者跑跑步，能紓解一天的壓力，也能讓胃腸更健康。

多吃健脾養胃粥

春季，天氣乾燥，很多人都開始吃點涼拌菜、蘸醬菜等，其實這樣做讓嘴巴爽快了，但是對胃腸不好。此時儘量少吃生冷、肥甘及粗糙、過硬、酸、辛辣等刺激性食物，避免暴飲暴食或飢飽失調。可常吃些具有健脾益胃的食物，如薏米、山藥、紅棗、茯苓、芡實、芋頭、馬鈴薯等，用來煮粥食用更好。

經典春季養胃粥

花生山藥粥

材料：山藥 100 克，花生仁 30 克，白米 50 克。

做法：❶ 山藥去皮，洗淨，切丁；花生仁、白米分別洗淨。❷ 砂鍋中放入足量清水，大火煮開，放入白米、花生仁，邊攪拌，邊小火煮 5 分鐘。❸ 蓋上蓋，小火煮 15 分鐘，放入山藥丁，再煮 10 分鐘左右即可。

養胃功效 能補中益氣、健胃消食，但有胃、十二指腸潰瘍者宜注意花生不宜多放，或者將花生磨成粉更好。

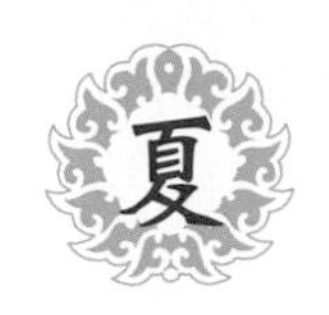

夏季氣溫高、濕度大，病菌繁殖快，食物易腐敗，是急性胃腸炎的高發期，而且夏季瓜果蔬菜豐富，人們貪涼，也很容易發生胃腸不適。因此，夏季除了要注意飲食衛生外，還有注意飲食和生活的調理，避免患胃病。

飲食以溫、軟、淡、素、鮮為宜

食物宜溫暖、軟、清淡，多吃蔬菜、水果，食材要新鮮，這是夏季養胃腸的最基本要求。平時飲食還應注意定時定量，少量多餐，細嚼慢嚥，可適當多吃紅棗、薏米、糯米粥，不要吃過冷、過燙、過硬、過辣、過黏的食物，以及過量的水果。

調整心態，保持運動

受夏季天氣影響，人們容易焦慮不安、煩躁惱怒，從而出現食慾減退、腹脹疼痛、腹瀉或便祕交替等「腸道症候群」，還可能會導致消化性潰瘍、慢性胃炎加重或復發。

因此，調整好心態，清晨和傍晚適度運動也是十分重要的。

別讓胃腸著涼

夏季天氣炎熱，人體血管高度舒張，胃血管也同樣舒張，驟然降溫會使胃黏膜毛細血管收縮，使胃腸道的血流量減少，防禦能力降低，而且會刺激胃腸道黏膜，引起胃腸道痙攣，導致腹部絞痛和腹瀉。

因此，空調溫度控制在 27℃左右為宜，室內外溫差 3 ～ 5℃為佳，空調出風口別直對身體。還要注意少喝冷飲，冷飲喝著雖然很舒服，對胃腸卻不好。相反，夏季更宜喝點熱茶，吃點熱麵，刺激毛細血管廣泛舒張，將體內的熱量排出。「以熱解熱」才是真正解暑的措施。

經典夏季養胃粥

牛奶山藥燕麥粥

材料：燕麥片 100 克，山藥 50 克，鮮牛奶 200 毫升。

做法：❶ 山藥去皮，洗淨，切丁。❷ 鍋中加水，放燕麥片大火煮開，放入山藥丁，一邊攪拌一邊繼續煮。❸ 待山藥丁熟爛時，倒入牛奶，攪拌均勻即可。

養胃功效 燕麥可美容瘦身；牛奶富含優質蛋白，可彌補燕麥營養缺陷；山藥健脾和胃，三者搭配尤為適合脾胃虛弱者。

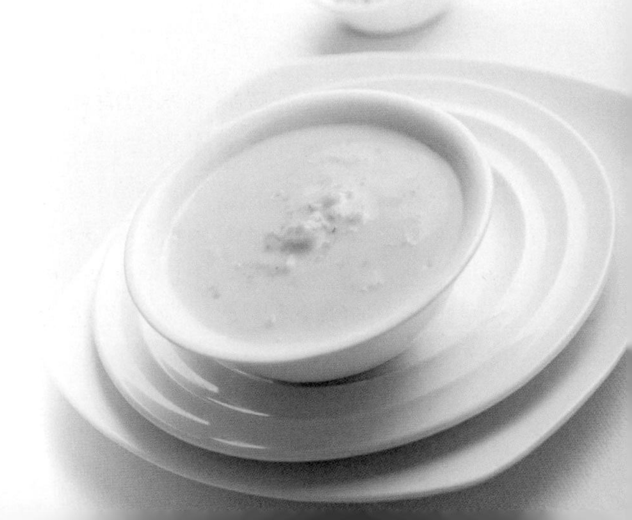

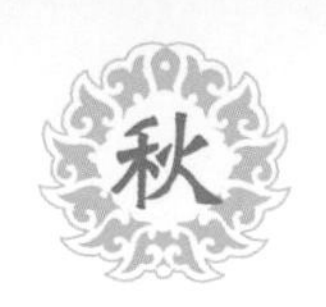

在秋季，人體受到秋涼的刺激後，血液中的組胺酸增多，胃酸分泌增加，胃腸發生痙攣性收縮，自身的抵抗力和對氣候適應性均有所下降。因此，胃部常出現不適者應格外小心，以防舊病復發。

注意保暖

秋涼之後，晝夜溫差變化大，患有慢性胃病的人要根據氣候的變化適時增添衣服。同時夜晚睡覺時要蓋好被子，以防因腹部受涼而導致胃痛、腹瀉的發生或加重。

保持精神愉快，情緒穩定

胃病患者在秋季應該避免憂鬱、緊張、憤怒、焦慮等不良的情緒刺激，注意勞逸結合，防止過度疲勞。平時還應加強體育鍛鍊，提高身體的抵抗力，增強人體對季節的適應性，從而減少胃病的發生。

不要暴飲暴食

隨著秋季氣溫的下降，食慾也隨之旺盛，食量大增，秋天又是豐收的季節，瓜果大量上市，有的人難免暴飲暴食，致使胃腸負擔加重，功能紊亂，導致胃病的發生。此時，還應像以往一樣每餐吃八分飽，多吃新鮮的蔬菜水果，而且宜烹製後再食，少吃生冷食物。

經典秋季養胃粥

薏米南瓜粥

材料：薏米 30 克，白米 50 克，南瓜 40 克。

做法：❶ 薏米、白米分別洗淨；南瓜去皮、瓤，切塊。❷ 薏米與白米加適量水，放入鍋中，大火燒開後，轉小火熬煮至米將熟。❸加南瓜塊，煮至米熟即可食用。如喜歡甜味，還可以加適量冰糖。

養胃功效 薏米、南瓜能調節脾胃，兩者搭配煮粥，能滋陰養胃，可做晚餐常食。

紅薯二米粥

材料：小米、白米各 50 克，紅薯 150 克。

做法：❶ 小米、白米分別淘洗乾淨；紅薯洗淨，去皮，切片或塊。❷ 白米放入鍋中，加適量水，大火燒開，放入小米，小火煮 20 分鐘。❸放入紅薯塊，燒開後，改小火煮至紅薯熟爛即可。

養胃功效 小米有養胃健脾的功效；白米含有種類豐富的胺基酸，可以彌補小米胺基酸種類缺陷；紅薯含有豐富膳食纖維，三者搭配可刺激腸胃蠕動，緩解便祕。

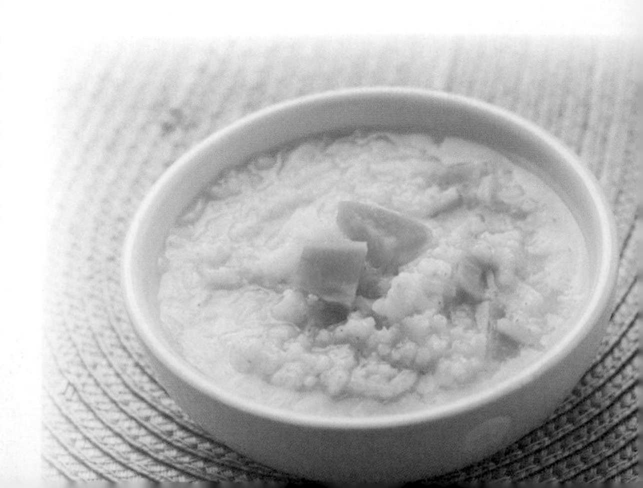

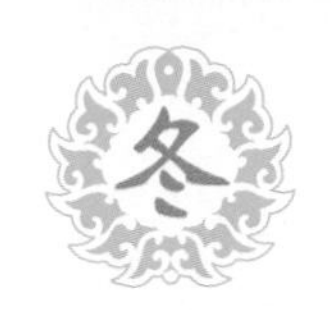

冬季是胃炎及潰瘍病容易發作的季節。原有胃病史的人更容易復發，甚至引起胃出血、胃穿孔等嚴重併發症。冬季該怎樣預防胃病復發呢？

防寒保暖最重要

冬季最重要的就是要做好防寒保暖，尤其要做好上腹部的保暖，如穿上保暖作用好的棉背心來避免胃部受涼。外出時要穿合適的衣物，防冷風刺激，儘量避免逆風行走。

多吃熱食

冬季天氣寒涼，要多吃暖和的食物，熱麵、熱湯，讓胃腸暖暖的，自然就會提高抵抗力。

另外，還要注意飲食宜選溫軟、清淡、易於消化的食物，忌食生冷食物，忌食過辣、過酸等對胃刺激性強的食物。進食時宜細嚼慢嚥、少量多餐，勿飢飽不均。並堅決戒除菸、酒、濃茶和咖啡。

確保睡眠充足

冬季養胃還要注意精神要放鬆，睡眠要充足，勿過度勞累。中醫認為，冬季身體陽氣收斂，養生宜早睡晚起，護養胃腸也是如此，每天最好 23 點之前入睡，早上 7 點起床，儘量不要熬夜。熬夜過程中，胃腸會持續分泌胃液，會對胃腸黏膜產生傷害，更容易患胃病。

經典冬季養胃粥

芡實核桃山藥粥

材料：白米 50 克，芡實米、核桃仁各 20 克，山藥 30 克。

做法：❶ 白米、芡實米分別洗淨；山藥去皮，洗淨，切塊。❷ 芡實米加足量水，放入鍋中，大火煮開，改小火煮 15 分鐘，放入白米，再煮 10 分鐘。放入核桃仁、山藥，煮至粥成。

養胃功效 芡實米有收斂鎮靜作用；山藥有補腎助陽的功效，與核桃、白米搭配能健脾補腎。

蛋花粥

材料：白米 50 克，雞蛋 1 顆，白糖適量。

做法：❶ 白米洗淨，加足量水，放入鍋中，大火煮開，改小火熬煮 15 ～ 20 分鐘。❷ 雞蛋打散，滑入粥中，攪勻。❸待粥成蛋熟時，調入白糖攪勻即可。

養胃功效 白米與雞蛋搭配，完美地結合了碳水化合物和蛋白質，既營養又養胃，非常符合人體對早餐的營養需求。

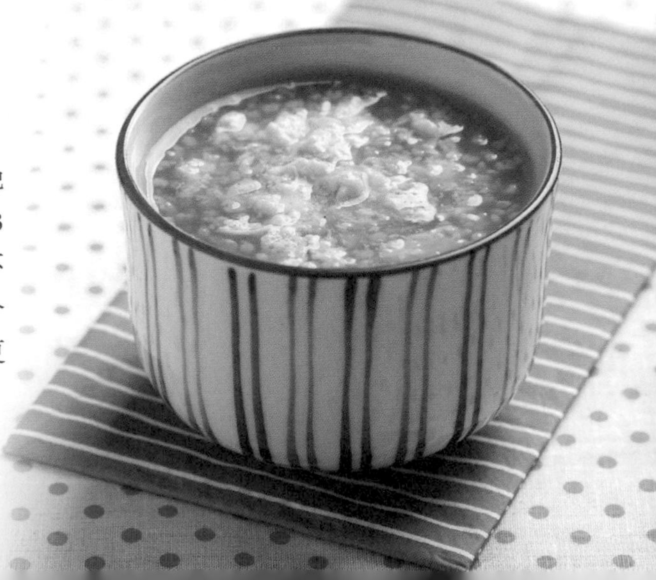

養胃健脾，你吃對了嗎？

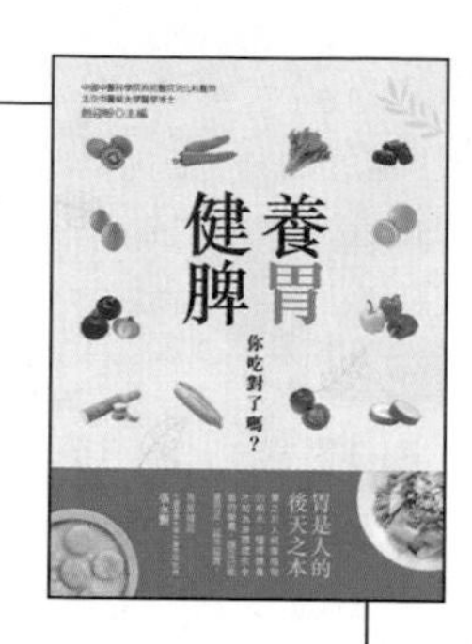

作　　者　趙迎盼

發 行 人　林敬彬
主　　編　楊安瑜
副 主 編　黃谷光
助理編輯　杜耘希
內頁編排　詹雅卉（帛格有限公司）
封面設計　彭子馨（Lammy Design）
編輯協力　陳于雯、曾國堯

出　　版　大都會文化事業有限公司
發　　行　大都會文化事業有限公司
11051台北市信義區基隆路一段432號4樓之9
讀者服務專線：（02）27235216
讀者服務傳真：（02）27235220
電子郵件信箱：metro@ms21.hinet.net
網　　址：www.metrobook.com.tw

郵政劃撥　14050529 大都會文化事業有限公司
出版日期　2016年12月初版一刷
定　　價　380元
ISBN　978-986-5719-90-6
書　　號　Health+98

◎本書由中國輕工業出版社授權繁體字版之出版發行

Cover Photography: IMAGEMORE / a056070, MIX62001, MIX62034, MIX62048
Contents Photography: IMAGEMORE / 19589047 (P12-13), 19663030 (P15), 19715044 (P32-33), 19715020 (P208)

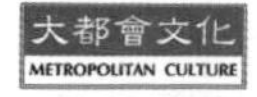

國家圖書館出版品預行編目（CIP）資料

養胃健脾，你吃對了嗎？／趙迎盼 主編 -- 初版. --
臺北市：大都會文化事業有限公司：大都會文化發行，2016. 12
240面；17×23公分
ISBN 978-986-5719-90-6（平裝）

1.食療　2.保健常識

418.91　　105021120

大都會文化 讀者服務卡

書名：養胃健脾，你吃對了嗎？

謝謝您選擇了這本書！期待您的支持與建議，讓我們能有更多聯繫與互動的機會。

A. 您在何時購得本書：______年______月______日

B. 您在何處購得本書：___________書店，位於___________（市、縣）

C. 您從哪裡得知本書的消息：

1.□書店 2.□報章雜誌 3.□電台活動 4.□網路資訊

5.□書籤宣傳品等 6.□親友介紹 7.□書評 8.□其他

D. 您購買本書的動機：（可複選）

1.□對主題或內容感興趣 2.□工作需要 3.□生活需要

4.□自我進修 5.□內容為流行熱門話題 6.□其他

E. 您最喜歡本書的：（可複選）

1.□內容題材 2.□字體大小 3.□翻譯文筆 4.□封面 5.□編排方式 6.□其他

F. 您認為本書的封面：1.□非常出色 2.□普通 3.□毫不起眼 4.□其他

G. 您認為本書的編排：1.□非常出色 2.□普通 3.□毫不起眼 4.□其他

H. 您通常以哪些方式購書：（可複選）

1.□逛書店 2.□書展 3.□劃撥郵購 4.□團體訂購 5.□網路購書 6.□其他

I. 您希望我們出版哪類書籍：（可複選）

1.□旅遊 2.□流行文化 3.□生活休閒 4.□美容保養 5.□散文小品

6.□科學新知 7.□藝術音樂 8.□致富理財 9.□工商企管 10.□科幻推理

11.□史地類 12.□勵志傳記 13.□電影小說 14.□語言學習（_____語）

15.□幽默諧趣 16.□其他

J. 您對本書（系）的建議：

K. 您對本出版社的建議：

讀者小檔案

姓名：______________ 性別：□男 □女 生日：____年____月____日

年齡：□20歲以下 □21～30歲 □31～40歲 □41～50歲 □51歲以上

職業：1.□學生 2.□軍公教 3.□大眾傳播 4.□服務業 5.□金融業 6.□製造業

7.□資訊業 8.□自由業 9.□家管 10.□退休 11.□其他

學歷：□國小或以下 □國中 □高中／高職 □大學／大專 □研究所以上

通訊地址：

電話：（H）______________（O）______________ 傳真：______________

行動電話：______________ E-Mail：______________

◎謝謝您購買本書，歡迎您上大都會文化網站（www.metrobook.com.tw）登錄會員，或至Facebook（www.facebook.com/metrobook2）為我們按個讚，您將不定期收到最新的圖書訊息與電子報。

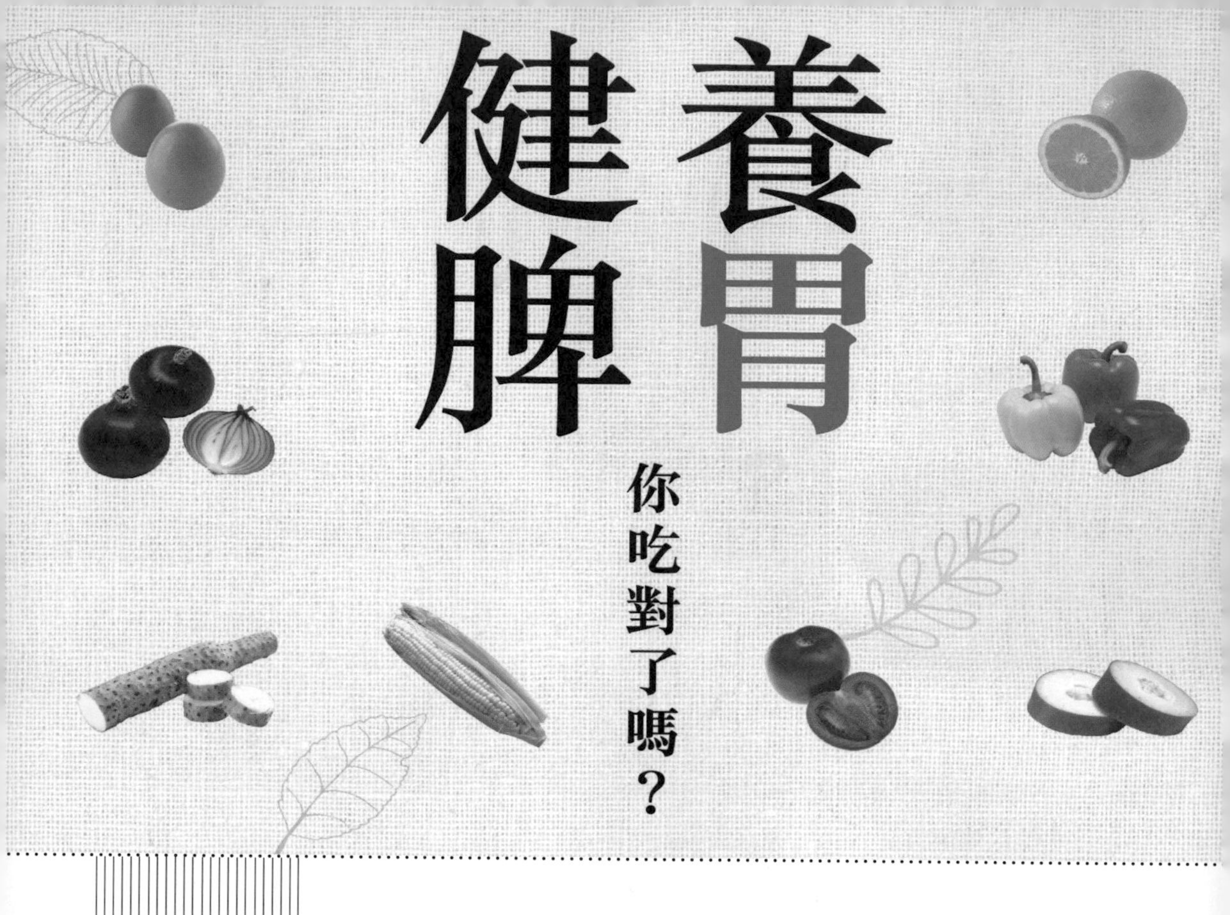

北區郵政管理局
登記證北台字第9125號
免貼郵票

大都會文化事業有限公司

讀者服務部 收

11051台北市基隆路一段432號4樓之9

寄回這張服務卡〔免貼郵票〕
您可以：
◎不定期收到最新出版訊息
◎參加各項回饋優惠活動

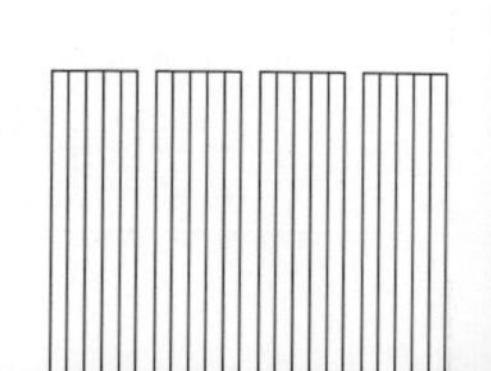

98-04-43-04

郵政劃撥儲金存款單

收款帳號：1 4 0 5 0 5 2 9

金額 新台幣（小寫）	億	仟萬	佰萬	拾萬	萬	仟	佰	拾	元

收款戶名：大都會文化事業有限公司

寄款人 □他人存款 □本戶存款

姓名

地址 □□□-□□

電話

主管：

經辦局收款戳

虛線內備供機器印錄用請勿填寫

通訊欄（限與本次存款有關事項）

我要購買以下書籍

書名	單價	數量	合計

購書金額未滿600元，另加收60元國內掛號郵資或貨運專送運費。

總計數量及金額：共＿＿＿本，合計＿＿＿元

◎寄款人請注意背面說明

◎本收據由電腦印錄請勿填寫

郵政劃撥儲金存款收據

收款帳號戶名

存款金額

電腦紀錄

經辦局收款戳

郵政劃撥存款收據注意事項

一、本收據請妥為保管，以便日後查考。
二、如欲查詢存款入帳詳情時，請檢附本收據及已填妥之查詢函向任一郵局辦理
三、本收據各項金額、數字係機器印製，如非機器列印或經塗改或無收款郵局收訖章者無效。

大都會文化、大旗出版社讀者請注意

一、帳號、戶名及寄款人姓名地址各欄請詳細填明，以免誤寄；抵付票據之存款，務請於交換前一天存入。
二、本存款單金額之幣別為新台幣，每筆存款至少須在新台幣十五元以上，且限填至元位為止。
三、倘金額塗改時請更換存款單重新填寫。
四、本存款單不得黏貼或附寄任何文件。
五、本存款金額業經電腦登帳後，不得申請撤回。
六、本存款單備供電腦影像處理，請以正楷工整書寫並請勿摺疊。帳戶如需自印存款單，各欄文字及規格必須與本單完全相符；如有不符，各局應婉請寄款人更換郵局印製之存款單填寫，以利處理。
七、本存款單帳號與金額欄請以阿拉伯數字書寫 。
八、帳戶本人在「付款局」所在直轄市或縣(市)以外之行政區域存款，需由帳戶內扣收手續費 。

如果您在存款上有任何問題，歡迎您來電洽詢
讀者服務專線：(02)2723-5216(代表線)
為您服務時間：09：00～18：00(週一至週五)

大都會文化事業有限公司　　讀者服務部

交易代號：0501、0502 現金存款　0503票據存款　2212 劃撥票據託收